Lesenswert

vor der Ausbildung

zum Pflegehelfer

in der

Intensivpflege

MARTIN STERLING

Inhaltsverzeichnis

Einführung: Die Schlüsselrolle der Pflegekraft in der Intensivpflege — 17

Eine Hauptfunktion in einem lebenswichtigen Dienst — 18

- Definieren Sie die Intensivpflegehelferin. — 18
- Darstellung des besonderen Kontexts der Intensivpflege. — 19
- Interdisziplinarität: Zusammenarbeit mit Ärzten, Krankenschwestern und anderen Gesundheitsfachkräften. — 22

Die Bedeutung des Menschen in einem hochtechnisierten Umfeld — 25

- Der Beziehungsaspekt: Patient und Familie. — 25
- Umgang mit Emotionen und Stress in einem Dienst mit hohem Druck. — 28

Kapitel 1: Die Intensivpflege verstehen 33

Definition und Ziele der Intensivpflege 34

- Geschichte der Intensivpflege. 34
- Hauptziele: überwachen, stabilisieren, schnell eingreifen. 37

Organisation der Intensivstation 40

- Die verschiedenen Ebenen der Intensivpflege (Intensivstation, Reanimation usw.). 40
- Unterschiede zu anderen Krankenhausabteilungen (Notaufnahme, Chirurgie). 43
- Technisches Material: Monitore, Beatmungsgeräte, Infusionspumpen. 47

Häufige Krankheiten in der Intensivpflege 51

- Sepsis, Polytrauma, Ateminsuffizienz, Herzinsuffizienz. 51
- Notfallmanagement: septischer Schock, Herzstillstand, akute Atemnot 54
- Multidisziplinarität bei der Behandlung kritischer Patienten. 57

Kapitel 2: Der Alltag des Pflegehelfers auf der Intensivstation — 63

Die Grundversorgung: Ein notwendiges Fachwissen — 64

- Hygiene und Komfort in kritischen Situationen. — 64
- Vorbeugung von Druckgeschwüren und häufige Mobilisierung. — 67
- Überwachung der Vitalzeichen: Blutdruckmessung, Sauerstoffsättigung, Temperatur — 70

Die Arbeit in der Zusammenarbeit — 73

- Interaktion mit Krankenschwestern: Befolgung von Anweisungen, Weitergabe entscheidender Informationen. — 73
- Teilnahme am Umgang mit intubierten und beatmeten Patienten. — 76
- Verwaltung von medizinischem Material: Hilfe bei der Vorbereitung, Pflege, Desinfektion. — 79

Umgang mit Notfallsituationen — 82

- Die Rolle der Pflegekraft bei der kardiorespiratorischen Reanimation. — 82

- Anpassung der eigenen Praxis angesichts einer sich entwickelnden Situation. ... 85
- Reagieren Sie auf eine schnelle Verschlechterung des Zustands des Patienten. ... 88

Kapitel 3: Technische Fertigkeiten und spezifische Handgriffe in der Intensivpflege ... 93

Technische Gesten unter Aufsicht ... 94

- Hilfe beim Legen von Kathetern, Harnkathetern und nasogastrischen Sonden. ... 94
- Umgang mit komplexen Drainagen und Verbänden. ... 97
- Unterstützung bei der Blutentnahme und anderen diagnostischen Untersuchungen. ... 100

Die konstante Überwachung des kritischen Patienten ... 104

- Erkennen Sie die Anzeichen einer Atemnot, einer hämodynamischen oder neurologischen Notlage. ... 104
- Interpretieren Sie unter der Aufsicht von Krankenschwestern Vitalwerte und klinische Zeichen. ... 107

- ○ Steuerung der Kommunikation mit Ärzten und dem übrigen Team angesichts schneller Veränderungen des Patientenzustands. — 110

Hygiene- und Aseptikprotokolle in der Intensivpflege — 114

- ○ Prävention von nosokomialen Infektionen. — 114
- ○ Einhaltung strenger aseptischer Protokolle. — 117
- ○ Pflege von invasiven medizinischen Geräten: Katheter, Drainagen, Sonden. — 121

Kapitel 4: Der psychologische und emotionale Ansatz in der Intensivpflege — 125

Der Pflegehelfer im Angesicht der Not des Patienten — 126

- ○ Sich an bewusste und unbewusste Patienten anpassen. — 126
- ○ Umgang mit Schmerzen und emotionalem Wohlbefinden — 129
- ○ Aktives Zuhören und Einfühlungsvermögen am Krankenbett kritischer Patienten. — 133

Die Familie des Patienten begleiten — 136

- Aufnahme und Information der Familie: unterstützen, ohne zu diagnostizieren. ... 136
- Die Rolle des Vermittlers zwischen dem Pflegeteam und den Angehörigen. ... 139
- Umgang mit den intensiven Emotionen der Familien: Angst, Wut, Kummer. ... 142

Kapitel 5: Kommunikation in der Intensivpflege : Eine delikate Kunst ... 147

Kommunikation mit dem Pflegeteam ... 148

- Informationsweitergabe: Briefing und Debriefing zu Beginn und am Ende der Schicht. ... 148
- Wie wichtig es ist, klare Anweisungen zu geben und bei der Übertragung gründlich zu sein. ... 151

Schlechte Nachrichten überbringen können ... 154

- Wie man mit der Familie in Krisensituationen oder am Lebensende umgeht. ... 154
- Strategien, um eine empathische und respektvolle Haltung aufrechtzuerhalten. ... 158

- Umgang mit komplexen Fragen und medizinischer Unsicherheit. 161

Nonverbale Kommunikation mit dem bewusstlosen Patienten 164

- Die Bedeutung des Ansatzes, auch bei bewusstlosen Patienten. 164
- Gesten und Verhaltensweisen am Bett eines Intensivpatienten. 168

Kapitel 6: Behandlungssicherheit auf der Intensivstation 173

Vorbeugung von Infektionen 174

- Standard- und spezifische Vorsichtsmaßnahmen: Sich selbst und die Patienten schützen. 174
- Handhygiene: eine Schlüsselgeste bei der Prävention von nosokomialen Infektionen. 177
- Protokoll im Falle eines Patienten mit ansteckenden Krankheiten (Isolierung, zusätzliche Vorsichtsmaßnahmen). 181

Sicherheit bei der Mobilisierung von Patienten 184

- Techniken zur sicheren Mobilisierung von intubierten, beatmeten oder mit invasiven Geräten versorgten Patienten. 184

	○ Vermeidung von Stürzen und Unfällen beim Transfer.	188
	○ Schutz der Mitarbeiter vor Muskel- und Skelettverletzungen: Gute ergonomische Praxis.	191

Management von Arzneimittelrisiken — 195

- ○ Sichere Verabreichung von Medikamenten — 195
- ○ Überprüfung und doppelte Kontrolle der kritischen Dosen. — 199
- ○ Zu vermeidende Fehler und besondere Vorsichtsmaßnahmen in der Intensivpflege. — 203

Kapitel 7: Palliativpflege auf der Intensivstation — 209

Palliativpflege auf der Intensivstation verstehen — 210

- ○ Unterschied zwischen Reanimation und Palliativmedizin. — 210
- ○ Wann und wie man von der Reanimation zu einer palliativen Betreuung übergehen sollte. — 213
- ○ Die Rolle der Pflegekraft bei diesem Übergang. — 216

Begleitung am Lebensende — 220

- Dem Patienten am Lebensende Komfort bieten. — 220
- Die Familie in den letzten Momenten unterstützen: zuhören und anwesend sein. — 223
- Umgang mit Emotionen im Angesicht des Todes: Wie der Pfleger sich selbst schützen und mit seinem eigenen emotionalen Stress umgehen kann. — 226

Ethik in der Palliativmedizin — 230

- Dilemmata im Zusammenhang mit dem Abbruch von Behandlungen und der Einschränkung der Pflege. — 230
- Therapeutische Verbissenheit versus Patientenbegleitung. — 233
- Entscheidungen, die mit der Familie und dem medizinischen Team geteilt werden. — 237

Kapitel 8: Die Besonderheiten der pädiatrischen Intensivpflege — 241

Die Besonderheiten der Kinderbetreuung Kritisch — 242

- Physiologische und psychologische Unterschiede bei der Betreuung von Kindern. — 242

- Die Behandlung von Schmerzen und Angst bei Kindern auf der Intensivstation.   246

Die Rolle der Eltern bei der Betreuung des Kindes   251

- Teamarbeit mit der Familie: Die Bedeutung der Einbeziehung der Eltern.   251
- Eltern in einem Moment der Not unterstützen.   256

Häufige Erkrankungen in der pädiatrischen Intensivpflege   261

- Atemwegserkrankungen, schwere Infektionen, schwere Unfälle.   261
- Der Umgang mit Säuglingen und Kleinkindern auf der Intensivstation.   266

Kapitel 9: Die Besonderheiten der geriatrischen Intensivpflege   273

Herausforderungen bei der Behandlung älterer Patienten in der Intensivpflege   274

- Altersspezifische Komplikationen (Gebrechlichkeit, Polypathologie, Verletzlichkeit).   274
- Anpassung der Intensivpflege an die Bedürfnisse älterer Menschen.   279

Ethische Probleme am Lebensende bei älteren Patienten   285

- ○ Antizipation von Entscheidungen am Lebensende bei älteren Menschen auf der Intensivstation. 285
- ○ Arbeiten Sie mit der Familie und dem Patienten zusammen, um den Willen zu respektieren. 291

Schlussfolgerung: Die Berufung des Pflegehelfers in der Intensivpflege 297

- Auf die Bedeutung der Funktion des Pflegehelfers für das Gleichgewicht des Pflegeteams zurückkommen. 298
- Ermutigung der jüngeren Generation, sich in diesem anspruchsvollen und lohnenden Fachgebiet weiterzubilden und zu entfalten. 302
- Perspektiven für die zukünftige Entwicklung des Berufs eröffnen. 308

« Die Intensivstation ist mehr als nur ein hochtechnisierter Ort; sie ist ein Ort, an dem das Leben am seidenen Faden hängt, an dem jede Geste zählt und an dem sich die Menschlichkeit des Pflegers in seiner Fähigkeit offenbart, Trost und Hoffnung zu spenden, selbst in den kritischsten Momenten. »

Einführung

Die Schlüsselrolle des Pflegers auf der Intensivstation

Eine Hauptfunktion in einem lebenswichtigen Dienst

○ Definieren Sie die Intensivpflegehelferin.

Die Pflegekraft in der Intensivpflege nimmt eine zentrale Stellung innerhalb des Pflegeteams ein, in einer Umgebung, in der jede Sekunde zählt. Diese medizinische Fachkraft, die oft als wichtige Stütze der Krankenschwestern und Ärzte angesehen wird, spielt eine umfassendere und komplexere Rolle, als man sich vorstellen könnte. Da sie im Herzen einer Abteilung arbeitet, in der ständig technisch versiert und wachsam gearbeitet wird, ist die Pflegekraft eine unumgängliche Säule, um eine qualitativ hochwertige Pflege von Patienten zu gewährleisten, die sich oft in kritischen Situationen zwischen Leben und Tod befinden.

Ihre Hauptaufgabe besteht darin, für das Wohlbefinden und die Hygiene der Patienten zu sorgen - Aufgaben, die zwar einfach erscheinen mögen, auf der Intensivstation aber besonders lebenswichtig sind. Diese Hygienemaßnahmen beschränken sich nicht auf eine einfache körperliche Pflege, sondern sind Teil einer Dynamik zur Vermeidung nosokomialer Infektionen, die auf solchen Stationen verheerend sein können. Jede Bewegung ist präzise, jede Berührung kalkuliert, um jedes Ansteckungsrisiko zu vermeiden.

Der Intensivpflegehelfer beschränkt sich jedoch nicht nur auf die sogenannten "Basisaufgaben". Er ist ein aufmerksamer Beobachter, der darin geschult ist, die kleinsten Veränderungen im Zustand des Patienten zu erkennen. In einer Abteilung, in der die Patienten oft nicht kommunizieren können oder zu schwach sind, um ihr Unbehagen auszudrücken, wird der Pfleger zu ihren Augen, Ohren und ihrer Stimme. Durch seine Nähe zum Patienten ist er oft der Erste, der eine Veränderung der Atmung, eine subtile Veränderung der Hautfarbe oder ein ungewöhnliches Verhalten bemerkt, das auf eine Verschlechterung hindeuten könnte. In diesem Moment wird er in enger Zusammenarbeit mit den Krankenschwestern tätig, um wertvolle Informationen weiterzugeben, an denen sich klinische Entscheidungen orientieren können.

In der Intensivpflege ist der Krankenpflegehelfer unter der Aufsicht von Krankenpflegern auch an technischen Handlungen beteiligt, z. B. an der Installation und Überwachung von medizinischen Geräten wie Sonden, Kathetern oder auch Beatmungssystemen. Diese Arbeit erfordert eine gründliche Kenntnis des Materials und die Fähigkeit, mit millimetergenauer Präzision in einer Umgebung zu handeln, in der der kleinste Fehler dramatische Folgen haben kann.

Die Rolle des Pflegehelfers erstreckt sich auch auf die emotionale Betreuung, sowohl der Patienten als auch ihrer Familien. In dieser Abteilung, in der Hoffnung und Verzweiflung ständig nebeneinander stehen, muss der Pflegehelfer in der Lage sein, Menschlichkeit zu zeigen. Er ist oft derjenige, der dem Patienten am nächsten steht und eine ständige Präsenz gewährleistet. Sei es durch ein tröstendes Wort, eine Hand auf der Schulter oder einfach einen beruhigenden Blick, er hilft, eine von Technologie und Dringlichkeit beherrschte Welt menschlicher zu gestalten. Seine Rolle bei den Familien ist zwar diskret, aber ebenso grundlegend. Wenn eine Mutter, ein Vater oder ein Ehepartner nach Antworten sucht oder ihre Ängste zum Ausdruck bringt, kann der Pflegehelfer da sein, um zuzuhören, zu beruhigen und zu begleiten, ohne zu urteilen.

- Darstellung des besonderen Kontexts der Intensivpflege.

Die Intensivstation ist eine ganz besondere Welt im Krankenhaus. Es ist ein Ort, an dem die Schwere der klinischen Situation eine ständige Wachsamkeit erfordert und das Leben der Patienten oft von hochtechnischen Fähigkeiten und Entscheidungen abhängt, die unter Zeitdruck getroffen werden müssen. Die Atmosphäre ist hochspezialisiert und gleichzeitig zutiefst menschlich, denn obwohl mit komplexen Geräten gearbeitet wird und die Pflege in einem strengen technischen Rahmen stattfindet, ist das Bedürfnis nach Einfühlungsvermögen, Zuhören und Trost allgegenwärtig.

Der Kontext der Intensivpflege unterscheidet sich zunächst einmal durch die Art der Patienten, die in diese Abteilung aufgenommen werden. Es handelt sich um Menschen in kritischem Zustand, die an schweren und manchmal mehrfachen Erkrankungen leiden und deren Lebensgleichgewicht extrem gefährdet ist. Ob es sich um Patienten mit schweren Traumata, dekompensierten akuten oder chronischen Krankheiten oder um Patienten nach schweren chirurgischen Eingriffen handelt, eines haben sie alle gemeinsam: Ihr Zustand erfordert eine kontinuierliche Überwachung und ein schnelles Eingreifen bei der geringsten Störung ihrer lebenswichtigen Funktionen.

Diese Überwachung beruht auf einer Reihe von ausgeklügelten Geräten. Die Patienten sind oft an eine Vielzahl von Überwachungsgeräten angeschlossen, die ihre Vitalparameter wie Herzfrequenz, Blutdruck, Sauerstoffsättigung oder Hirndruck in Echtzeit messen. Die Intensivstation zeichnet sich somit durch ein technologisches Umfeld aus, in dem jeder Datensatz zählt und jede Zahl streng und genau interpretiert werden muss, da sie auf eine bevorstehende Verschlechterung hinweisen kann. Doch diese Daten allein reichen nicht aus. Es sind das Auge und das Fachwissen des Pflegepersonals, die diese rohen Informationen in lebensrettende Maßnahmen umwandeln.

Abgesehen von rein technischen Aspekten ist die Intensivstation von einem einzigartigen Arbeitsrhythmus geprägt, der oft intensiver ist als in anderen Krankenhausabteilungen. Der Zeitbegriff hat hier eine besondere Dimension: Er dehnt sich aus, wenn man auf ein Zeichen der Besserung wartet, kann sich aber auch abrupt zusammenziehen, wenn sich der Zustand eines Patienten verschlechtert und in Sekundenschnelle eingegriffen werden muss. Jedes Teammitglied muss bereit sein, sofort zu reagieren, und zwar in perfekter Abstimmung mit seinen Kollegen. Diese ständige Reaktionsfähigkeit ist ein integraler Bestandteil der Kultur der Intensivpflege, in der Teamarbeit von entscheidender Bedeutung ist. Jeder, ob Arzt, Krankenschwester, Pfleger oder Techniker, hat eine klar definierte Rolle, und eine reibungslose Kommunikation ist entscheidend, um die Sicherheit der Patienten zu gewährleisten.

Das Umfeld der Intensivpflege erfordert auch ein besonderes psychologisches Management, sowohl für das Personal als auch für die Familien. Stress ist allgegenwärtig und wird durch den Ernst der medizinischen Situation und die ständige Ungewissheit über die Entwicklung der Patienten genährt. Dieser emotionale Druck in Verbindung mit der Forderung nach technischer Strenge erfordert von den Pflegekräften eine starke Belastbarkeit und die Fähigkeit, unter allen Umständen die Nerven zu behalten. Für die Familien ist das Warten in dieser Abteilung oft eine Quelle intensiver Angst, da sie mit der Zerbrechlichkeit des menschlichen Lebens konfrontiert werden, manchmal zum ersten Mal. Sie schwanken zwischen der Hoffnung, dass ihre Angehörigen wieder gesund werden, und der Angst, sie zu verlieren. Das Pflegepersonal muss sie in diesen Momenten der Unsicherheit begleiten und unterstützen, indem es ihnen klare Informationen liefert und ihnen zuhört.

Ein weiteres wichtiges Merkmal der Intensivpflege ist der multidisziplinäre Ansatz, der hier vorherrscht. Die Patienten leiden oft an multiplen Störungen, die mehrere lebenswichtige Systeme gleichzeitig betreffen: Herz, Atmung, Nieren, Neurologie usw. Die meisten Patienten sind nicht in der Lage, sich selbst zu helfen. Jede medizinische Disziplin kann zur Stabilisierung und Behandlung des Patienten herangezogen werden, und dies erfordert eine perfekte Synergie zwischen den medizinischen Teams. Die Zusammenarbeit ist somit ein Grundpfeiler der Arbeit auf der Intensivstation. Jeder bringt sein spezifisches Fachwissen ein, aber es sind der ständige Informationsaustausch und die gemeinsame Entscheidungsfindung, die eine umfassende und kohärente Behandlung ermöglichen.

Schließlich zwingt das Umfeld der Intensivstation zu einer ständigen Auseinandersetzung mit der medizinischen Ethik. In dieser Abteilung ist die Grenze zwischen Hoffnung und

Verzweiflung, zwischen Leben und Tod manchmal sehr schmal. Häufig stehen Entscheidungen über die zu leistende Pflege, das Ausmaß der Intervention oder auch über therapeutische Härte an. Dabei müssen sie nicht nur den medizinischen Zustand des Patienten, sondern auch seinen Willen, den seiner Familie und die Grenzen der Medizin berücksichtigen.

- Interdisziplinarität: Zusammenarbeit mit Ärzten, Krankenschwestern und anderen Gesundheitsfachkräften.

Interdisziplinarität ist eine der wichtigsten Grundlagen für den Betrieb der Intensivstation, einer Abteilung, in der die Komplexität der medizinischen Situationen eine reibungslose und konstante Zusammenarbeit zwischen einer Vielzahl von Gesundheitsfachkräften erfordert. Hier arbeiten Ärzte, Krankenschwestern, Pfleger, Physiotherapeuten, Ernährungswissenschaftler, Psychologen und andere Spezialisten nicht isoliert, sondern bilden ein miteinander verbundenes Netzwerk, dessen Hauptziel es ist, die bestmögliche Versorgung für Patienten mit oftmals kritischem Gesundheitszustand zu gewährleisten.

Diese Zusammenarbeit beschränkt sich nicht auf einen einfachen Informationsaustausch zwischen den verschiedenen Akteuren. Es handelt sich um eine echte Synergie, bei der jedes Teammitglied sein einzigartiges Fachwissen einbringt und sich gleichzeitig auf die Kompetenzen der anderen stützt. In der Intensivpflege sind die Krankheitsbilder der Patienten oft komplex und multifaktoriell und erfordern einen 360-Grad-Ansatz. Die Fähigkeit, Hand in Hand zu arbeiten, wird daher unerlässlich, um sicherzustellen, dass alle Aspekte des Zustands des Patienten, seien sie physiologischer, psychologischer oder sozialer Natur, berücksichtigt werden.

Ärzte der Intensivstation sind oft die Dirigenten dieses multidisziplinären Teams. Sie legen die Grundzüge der Behandlung fest, stellen Diagnosen, passen die Therapie an den klinischen Verlauf an und treffen Entscheidungen, die für das Überleben der Patienten entscheidend sind. Ihre Arbeit wäre jedoch unmöglich ohne die tägliche Unterstützung durch andere Berufsgruppen, insbesondere Krankenschwestern und Pfleger, die eine ständige Überwachung gewährleisten und eine Schlüsselrolle bei der Umsetzung der verordneten Pflege spielen. Ärzte müssen auch eng mit anderen Fachärzten wie Kardiologen, Lungenfachärzten oder Nephrologen zusammenarbeiten, wenn der Patient mehrere Organausfälle hat. Jeder dieser Spezialisten bringt eine andere Perspektive ein und ermöglicht so einen feineren Ansatz, der der Komplexität des Falles besser gerecht wird.

Die Rolle der Krankenschwestern in der Intensivpflege ist ebenso zentral. Sie sind die wichtigsten Vermittler zwischen Ärzten und anderen Mitgliedern des Pflegeteams und stehen gleichzeitig an vorderster Front am Patientenbett. Ihre Fähigkeit, zu beobachten, subtile Veränderungen im klinischen Zustand zu analysieren und schnell zu reagieren, ist von entscheidender Bedeutung. Sie übernehmen auch viele technische Aufgaben, wie z. B. die Überwachung von Infusionen, die Steuerung von Beatmungsgeräten oder die Verabreichung von Medikamenten. Gemeinsam mit den Pflegehelfern sorgen sie dafür, dass der Patient die Grundpflege erhält, sind aber auch aktiv an der ständigen Neubewertung des Zustands des Patienten beteiligt. Ihre enge Beziehung zu den Ärzten ist daher von entscheidender Bedeutung, da sie entscheidende Informationen liefern, die die medizinischen Entscheidungen direkt beeinflussen.

Die Pflegekräfte spielen eine subtilere, aber ebenso grundlegende Rolle in diesem Kompetenznetz. Neben der Komfort- und Hygienepflege gewährleisten sie eine kontinuierliche Präsenz bei den Patienten. Diese Nähe ermöglicht es ihnen oft, die ersten Anzeichen von Unbehagen oder Verschlechterungen zu erkennen, die von den Überwachungsgeräten nicht immer sofort erfasst werden. Ihre Rolle als Beobachter, verbunden mit einer klaren Kommunikation mit Krankenschwestern und Ärzten, macht sie zu wichtigen Gliedern in der Pflegekette. Darüber hinaus tragen sie aktiv zur Aufrechterhaltung einer keimfreien Umgebung bei, was auf einer Station, auf der die Patienten besonders anfällig für nosokomiale Infektionen sind, von entscheidender Bedeutung ist.

Die Interdisziplinarität in der Intensivpflege beschränkt sich nicht auf die Triade aus Ärzten, Krankenschwestern und Pflegekräften. Auch andere Berufsgruppen spielen eine unverzichtbare Rolle bei der Betreuung der Patienten. Physiotherapeuten beispielsweise werden regelmäßig eingesetzt, um bei der Mobilisierung der Patienten zu helfen, Komplikationen aufgrund längerer Immobilität vorzubeugen und bei der Entwöhnung von der Beatmung zu helfen, indem sie an der Rehabilitation der Atmung arbeiten. Ernährungswissenschaftler ihrerseits sorgen dafür, dass die Ernährungsbedürfnisse der Patienten, die durch die Krankheit oder die Behandlung oft stark beeinträchtigt sind, angemessen berücksichtigt werden. Sie erstellen geeignete Ernährungspläne, sei es durch enterale oder parenterale Ernährung, um die Genesung der Patienten zu unterstützen.

Psychologen und Sozialarbeiter bringen eine menschliche und emotionale Dimension in diese umfassende Betreuung ein. Denn Intensivpatienten und auch ihre Familien erleben oft Momente extremen Stresses, der Angst und sogar der Trauer. Emotionales und psychologisches Leid muss ebenso ernsthaft behandelt werden wie körperliches Leid. Psychologen bieten Unterstützung für Patienten, die trotz ihres kritischen Zustands möglicherweise Trost oder Hilfe bei der Bewältigung ihrer Ängste benötigen. Sie sind auch eine wertvolle Unterstützung für Familien, die manchmal mit schwierigen Entscheidungen oder Trauer konfrontiert sind. Sozialarbeiter wiederum helfen dabei, die Entlassung aus der Intensivpflege und den Übergang zu anderen Formen der Pflege zu koordinieren, wobei sie die sozialen, finanziellen und familiären Bedürfnisse des Patienten berücksichtigen.

Die Arbeit in diesem interdisziplinären Umfeld erfordert daher nicht nur technisches und klinisches Fachwissen, sondern auch Kommunikationsfähigkeiten und eine ausgeprägte Fähigkeit zur Zusammenarbeit. Jedes Teammitglied muss sich auf den anderen verlassen können, auf dessen Fähigkeiten vertrauen und die Bedeutung der Rolle jedes Einzelnen erkennen. Teambesprechungen, regelmäßige Briefings sowie informeller Austausch sind wichtige Momente, in denen diese Fachkräfte sich koordinieren, ihre Beobachtungen austauschen und die Pflegepläne entsprechend anpassen.

Die Bedeutung des Menschen in einem hochtechnisierten Umfeld

◦ Der Beziehungsaspekt: Patient und Familie.

Der Beziehungsaspekt in der Intensivpflege ist von entscheidender Bedeutung, da er über die technischen Gesten und die klinische Überwachung hinausgeht und ins Menschliche eintaucht, wo die Verletzlichkeit des Patienten und die Ängste der Familie aufeinandertreffen. In diesem Rahmen, in dem Maschinen und ausgeklügelte Behandlungen zu dominieren scheinen, wird die Verbindung zwischen dem Pfleger, dem Patienten und seiner Familie zu einer grundlegenden Dimension der Betreuung. Diese Verbindung ist oft genauso entscheidend wie die medizinischen Eingriffe selbst, denn sie trägt zur Gelassenheit des Patienten, zu seinem Vertrauen in das Behandlungsteam und zur emotionalen Unterstützung seiner Angehörigen bei.

Der Patient auf der Intensivstation befindet sich häufig in einer sehr fragilen Situation, sowohl physisch als auch psychisch. Er kann bei Bewusstsein sein, aber von Maschinen abhängig, oder er kann bewusstlos sein und um sein Überleben kämpfen. In diesem Zusammenhang wird der Beziehungsaspekt mit dem Pfleger zu einem Schlüsselfaktor für sein Wohlbefinden. Der Patient kann sich verloren fühlen, Angst vor der hypertechnologischen Umgebung haben und machtlos gegenüber seinem Zustand sein. Der Pfleger, sei es ein Pflegehelfer, Krankenpfleger oder Arzt, muss dann eine beruhigende Rolle spielen. Dies geschieht nicht nur durch Worte, sondern auch durch fürsorgliche Gesten, durch eine beruhigende Präsenz und durch die Fähigkeit, ein Klima des Vertrauens zu schaffen. Ein Lächeln, ein wohlwollender Blick, ein tröstendes Wort können in diesen Momenten großer Verletzlichkeit ebenso therapeutisch sein wie eine Behandlung.

In dieser Umgebung, in der es dem Patienten möglicherweise schwerfällt zu verstehen, was mit ihm geschieht, in der Schmerzen, Angst und Furcht vor dem Unbekannten vorherrschen, wird die Kommunikation zu einem wesentlichen Element. Der Pfleger muss nicht nur klar und deutlich erklären, was passiert, sondern auch seine Rede an den Zustand des Patienten anpassen. Sie müssen sanft und geduldig sprechen, Fragen beantworten, ohne jemals infantil zu werden, und die Stille respektieren, wenn das Sprechen zu schwerfällig wird. Für einen bewussten Patienten auf der Intensivstation ist diese menschliche Bindung oft der einzige Stabilitätsanker in einem Meer von Unsicherheiten.

Wenn der Patient bewusstlos ist oder sich in einem Zustand befindet, der zu kritisch ist, um zu kommunizieren, ändert sich diese Beziehung, bleibt aber genauso wichtig. Der Pfleger wird dann zu einem Vermittler zwischen dem Patienten und seinem eigenen Körper, der die Zeichen interpretiert, die Pflege an die physiologischen Reaktionen anpasst und dafür sorgt, dass der Patient die bestmögliche Behandlung erhält, auch wenn er sie nicht verstehen oder genießen kann. Manchmal kann er sich sogar an bewusstlose Patienten wenden, mit ihnen sprechen, ihnen die Handlungen erklären, die er gleich durchführen wird, und so eine menschliche Verbindung jenseits des Bewusstseins aufrechterhalten, als grundlegende Achtung der Würde des Patienten, selbst in der Bewusstlosigkeit.

Der Beziehungsaspekt in der Intensivpflege beschränkt sich nicht auf die Beziehung zum Patienten. Sie erstreckt sich auch auf seine Angehörigen, die eine wesentliche Rolle bei seiner Genesung spielen und die ebenfalls mit intensiven Gefühlsniveaus konfrontiert sind. Für die Familie ist die Situation oft eine destabilisierende Prüfung, bei der der Alltag in Erwartung von Neuigkeiten ausgesetzt ist, bei der sich Ungewissheit und Hoffnung mit der Angst vor dem Verlust eines geliebten Menschen vermischen. Das Pflegepersonal muss sich dann in dieser emotionalen Komplexität zurechtfinden, indem es darauf achtet, zu informieren, zu beruhigen, aber auch den Ängsten und Fragen der Angehörigen zuzuhören.

Die Familie wird in gewisser Weise zum verlängerten Arm des Patienten. In der Intensivpflege müssen die Pflegekräfte häufig mit den Angehörigen interagieren, um ihnen medizinische Informationen über die Entwicklung der Situation zu geben, aber auch um wichtige Informationen über den Willen und die Vorlieben des Patienten zu sammeln, wenn er nicht mehr in der Lage ist, diese zu äußern. An dieser Stelle erhält der Beziehungsaspekt eine grundlegende ethische und menschliche Dimension. Der Pfleger muss Taktgefühl und Einfühlungsvermögen an den Tag legen und gleichzeitig transparent über den Zustand des Patienten berichten, auch wenn die Nachrichten schwer zu hören sind.

Die Art und Weise, wie Informationen an die Familie weitergegeben werden, ist ein entscheidender Aspekt dieser Beziehung. Es geht nicht nur darum, medizinische Daten zu nennen, sondern sie in einfachen, zugänglichen Worten zu erklären und gleichzeitig ehrlich über die Prognose zu berichten. Transparenz ist unerlässlich, muss aber mit Mitgefühl einhergehen. Familien in Not die Wahrheit zu sagen, erfordert eine heikle Mischung aus Offenheit und Wohlwollen. Manchmal müssen Pfleger mit Situationen umgehen, in denen die Familien unter Schock stehen, es leugnen oder emotional stark belastet sind. In solchen Momenten wird die Menschlichkeit der Pflegekräfte ebenso wichtig wie ihre technische Expertise.

Darüber hinaus müssen die Betreuer verstehen, dass jede Familie andere Erwartungen und Bedürfnisse hat. Manche Familien wünschen sich detaillierte und häufige Informationen, während andere eher distanzierte Aktualisierungen bevorzugen, da sie Zeit brauchen, um das Erfahrene zu verarbeiten. Es ist daher äußerst wichtig, sich anzupassen, auf die Bedürfnisse der einzelnen Familien einzugehen und anzuerkennen, dass ihr Leid berechtigt ist. Pflegekräfte spielen oft eine Rolle als moralische Unterstützung, indem sie nicht nur da sind, um Fragen zu beantworten, sondern auch, um in Momenten der Stille und Ungewissheit eine tröstende Präsenz zu bieten.

Neben der Information und der emotionalen Unterstützung muss das Pflegepersonal auch die Rolle der Familie bei medizinischen Entscheidungen anerkennen und respektieren können, insbesondere wenn die Frage der therapeutischen Verbissenheit oder der Palliativpflege aufkommt. In diesen schwierigen Momenten muss die Beziehung zwischen dem Behandlungsteam und der Familie auf Vertrauen, Zuhören und Zusammenarbeit aufgebaut werden. Das Pflegepersonal muss sicherstellen, dass die Angehörigen in die Diskussion über Behandlungsmöglichkeiten einbezogen werden und sich respektiert fühlen, unabhängig davon, wie die Entscheidung letztendlich ausfällt.

- Umgang mit Emotionen und Stress in einem Dienst mit hohem Druck.

Der Umgang mit Emotionen und Stress auf einer Hochdruckstation wie der Intensivstation ist eine tägliche Herausforderung für jedes Mitglied des Pflegeteams. Die Intensivstation ist ein Umfeld, in dem Leben und Tod ständig nebeneinander existieren, in dem Entscheidungen schnell getroffen werden müssen, oft unter Zeitdruck, und in dem sich die Patienten in kritischen Zuständen befinden, die manchmal nahe am Irreversiblen sind. Diese Realität schafft ein Umfeld, in dem Anspannung allgegenwärtig ist und der Umgang mit Stress und Emotionen ebenso wichtig wird wie die Beherrschung technischer Fertigkeiten.

Der Stress in der Intensivpflege ist vielfältig. Er entsteht durch den Ernst der medizinischen Situation, das hohe Arbeitstempo, die Verantwortung, die jede Entscheidung mit sich bringt, und oft auch durch die Ungewissheit über die Entwicklung der Patienten. Für das Pflegepersonal kann der Druck, sofort auf eine Verschlechterung des Zustands eines Patienten reagieren oder an Notfallwiederbelebungen teilnehmen zu müssen, überwältigend sein. Hinzu kommt die emotionale Belastung, wenn Patienten und Familien mit Momenten extremer Verletzlichkeit konfrontiert werden. Diese Anhäufung von Stressfaktoren erfordert einen rigorosen Umgang mit ihnen, da sie sonst zu Burnout oder Erschöpfung führen können.

Der erste Schritt zur Bewältigung dieses Stresses besteht darin, anzuerkennen, dass diese Emotionen legitim und unvermeidbar sind. Die Arbeit in der Intensivpflege setzt Pflegekräfte intensiven und manchmal traumatischen Situationen aus, in denen die Konfrontation mit Leid und Tod häufig vorkommt. Es ist von entscheidender Bedeutung, die emotionalen Auswirkungen dieser Arbeit nicht zu verleugnen. Ein Teil dieser Bewältigung besteht darin, sich bewusst zu machen, dass diese Emotionen kein Zeichen von Schwäche sind, sondern normale menschliche Reaktionen auf extreme Umstände. Diesen Ansatz zu verfolgen, ermöglicht es, die eigenen emotionalen Grenzen zu akzeptieren, was für die Entwicklung geeigneter Coping-Strategien von grundlegender Bedeutung ist.

Eine der Schlüsselstrategien zur Bewältigung von Stress in der Intensivpflege ist die Unterstützung unter Kollegen. Gegenseitige Hilfe und Solidarität innerhalb des Teams sind wertvolle

Ressourcen. Jedes Teammitglied, ob Arzt, Krankenschwester oder Pfleger, teilt die gleiche Realität und kann den erlittenen Druck nachvollziehen. Der regelmäßige Austausch unter Kollegen ermöglicht es, Emotionen zu verbalisieren, Schwierigkeiten zu teilen, aber auch, nach einer besonders anstrengenden Situation Dampf abzulassen. Formelle oder informelle Momente der Nachbesprechung bieten die Gelegenheit, auf schwierige Interventionen zurückzukommen, zu analysieren, was passiert ist, und auszudrücken, was man vielleicht empfunden hat. Dies hilft nicht nur, gemeinsam zu lernen, sondern auch, angesammelte Spannungen abzubauen. Diese Momente des Austauschs sind unerlässlich, um den Zusammenhalt des Teams zu wahren und einer emotionalen Isolation vorzubeugen, die den Stress noch verschlimmern kann.

Eine weitere effektive Möglichkeit, mit Stress umzugehen, ist die Entwicklung von Atem- und Entspannungstechniken, selbst in den intensivsten Momenten. In einem oft hektischen Dienst ist es von entscheidender Bedeutung, sich selbst einige Sekunden Zeit zu nehmen, um tief durchzuatmen, sich zu zentrieren und die körperliche Anspannung vorübergehend zu lösen. Diese Pause, so kurz sie auch sein mag, hilft, Abstand zu gewinnen, eine gewisse innere Ruhe wiederherzustellen und zu verhindern, dass Adrenalin und Angst völlig die Kontrolle übernehmen. Einige Pflegekräfte praktizieren auch außerhalb ihrer Arbeitszeit Meditations- oder Achtsamkeitstechniken, um einen besseren Umgang mit Stress im Alltag zu entwickeln. Diese Methoden helfen dabei, sich neu zu zentrieren und besser mit den Emotionen umzugehen, die in einem so anspruchsvollen Umfeld unweigerlich auftauchen.

Die Arbeit in der Intensivpflege bedeutet auch, dass man lernt, zu kompartimentieren, d. h. persönliche Emotionen von der unmittelbaren Arbeitssituation zu trennen. Das bedeutet nicht, gefühllos oder distanziert zu werden, sondern vielmehr die Fähigkeit zu entwickeln, bestimmte Emotionen vorübergehend beiseite zu schieben, um sich auf die Dringlichkeit der Situation konzentrieren zu können. Dadurch wird vermieden, dass man von den Emotionen überwältigt wird, wenn man schnell handeln muss. Allerdings muss diese Fähigkeit zur Kompartimentierung mit einer nachträglichen Selbstreflexion einhergehen. Nach der Intervention ist es wichtig, die unterdrückten Emotionen nicht weiter anstauen zu lassen, sondern sie zu verarbeiten, sei es durch Gespräche mit Kollegen, einem Vorgesetzten oder gegebenenfalls einem Psychologen.

Zur Stressbewältigung gehört auch eine effektive Selbstorganisation. Wenn man seine Verantwortlichkeiten genau kennt und die technischen Aufgaben beherrscht, verringert sich die mit der Ungewissheit verbundene mentale Belastung. Dadurch kann jede Situation mit mehr Gelassenheit angegangen werden und das Gefühl, überfordert zu sein, wird reduziert. Intensivpfleger müssen sich ständig auf unvorhergesehene Situationen einstellen, aber eine gute Vorbereitung, gründliche Kenntnisse der Verfahren und eine strikte Anwendung der Protokolle stärken das Selbstvertrauen und halten die Panik in kritischen Momenten in Grenzen.

Trotz all dieser Strategien ist es jedoch entscheidend zu erkennen, dass Stressbewältigung nicht ohne ein umfassendes Gleichgewicht zwischen Berufs- und Privatleben möglich ist. Die Arbeit auf einer Intensivstation ist eine anspruchsvolle Aufgabe, und um auf Dauer bestehen zu können, ist es von entscheidender Bedeutung, dass man sich auch außerhalb des Dienstes um sich selbst kümmert. Dazu gehören ausreichende Ruhezeiten, Entspannungsmomente mit Angehörigen und Aktivitäten, bei denen man sich körperlich und emotional erholen kann. Abstand von der Arbeit zu gewinnen, nach einem besonders anstrengenden Dienst abschalten zu können und sich Zeit für sich selbst zu gönnen, sind Schlüssel zur Vermeidung von Erschöpfung.

Es ist auch wichtig, die innerhalb des Krankenhauses verfügbaren Ressourcen zu nutzen, wie z. B. die psychologische Unterstützung, die dem Pflegepersonal angeboten wird. Immer mehr Einrichtungen erkennen die Bedeutung der emotionalen Betreuung für Angehörige der Gesundheitsberufe, insbesondere für diejenigen, die auf Intensivstationen arbeiten. Diese Dienste ermöglichen es den Pflegekräften, mit geschulten Fachkräften über ihre Erfahrungen zu sprechen, einen Teil der angesammelten emotionalen Last abzuladen und zu verhindern, dass der Stress zu groß wird.

Kapitel 1

Intensivpflege verstehen

Definition und Ziele der Intensivpflege

    ◦   Geschichte der Intensivpflege.

Die Geschichte der Intensivpflege ist eng mit der Entwicklung der modernen Medizin und den Fortschritten bei der Behandlung kritischer Patienten verbunden. Dieser medizinische Bereich, der heute aus den Krankenhäusern nicht mehr wegzudenken ist, entstand aus der Notwendigkeit einer intensiven und kontinuierlichen Pflege von Patienten, deren Überleben von einer ständigen Überwachung und schnellen Eingriffen abhing. Es handelt sich um eine relativ neue Disziplin, die sich im Laufe des 20. Jahrhunderts allmählich herausgebildet hat und von technologischen Fortschritten und Veränderungen in der Art und Weise, wie die Notfall- und Wiederbelebungsmedizin verstanden wird, geprägt wurde.

Die Ursprünge der Intensivpflege gehen auf das Ende des 19. Jahrhunderts zurück, als die Krankenhäuser begannen, sich der Notwendigkeit einer strengeren Überwachung von Risikopatienten bewusst zu werden. Zu dieser Zeit ermöglichten Fortschritte in der Anästhesie und Chirurgie komplexere Operationen an Patienten, was diese jedoch auch neuen postoperativen Komplikationen aussetzte. Die Notwendigkeit, Menschen in der kritischen Phase der Genesung nach größeren Operationen engmaschig zu überwachen, wurde somit zu einer Priorität. Zu dieser Zeit gab es jedoch noch keine Intensivstationen, wie wir sie kennen. Schwerverletzte Patienten wurden einfach unter der Aufsicht des Krankenhauspersonals gehalten, ohne besondere Ausrüstung zur Überwachung ihrer Vitalwerte.

In den 1950er Jahren begann die moderne Idee der Intensivpflege Gestalt anzunehmen. Ein entscheidender Wendepunkt war die große Poliomyelitis-Epidemie, die Europa und die USA heimsuchte. Die Poliomyelitis führt bei vielen Patienten zu Atemlähmungen und die Ateminsuffizienz wird zu einer der häufigsten Todesursachen. Der Anästhesist Dr. Bjørn Ibsen richtet 1952 in Dänemark eine Einrichtung ein, die als erste

Intensivstation gilt. Er erkannte, dass die Lungen von Patienten mit Poliomyelitis durch eine verlängerte mechanische Beatmung künstlich gestützt werden konnten - ein Konzept, das zu dieser Zeit revolutionär war. Ibsen führt somit ein Protokoll ein, bei dem Patienten mit Atemnot von Hand beatmet werden, und zwar mithilfe von Pflegeteams, die sich ohne Unterbrechung abwechseln. Diese Innovation rettete Tausende von Leben und ebnete den Weg für die moderne mechanische Beatmung, die ein Eckpfeiler der Intensivpflege ist.

Auf diesem Erfolg aufbauend, verbreitet sich das Konzept der Intensivpflege in den folgenden Jahren. Die Krankenhäuser begannen, Spezialabteilungen zu entwickeln, in denen die schwersten Patienten mithilfe geeigneter technischer Hilfsmittel kontinuierlich überwacht werden konnten. In dieser Zeit wurden auch die ersten mechanischen Beatmungsgeräte eingeführt, Geräte, die die Atmung der Patienten zuverlässiger und dauerhafter übernehmen konnten als die manuelle Beatmung. Die Entstehung dieser Geräte fällt auch mit der Entwicklung der ersten Überwachungsmonitore zusammen, mit denen die Vitalwerte in Echtzeit überwacht werden können: Herzfrequenz, Blutdruck und Sauerstoffsättigung. Diese Innovationen verändern die Art und Weise, wie Patienten in kritischen Situationen betreut werden, grundlegend und machen eine kontinuierliche Überwachung rund um die Uhr möglich.

Die 1960er und 1970er Jahre markieren mit dem Aufkommen der medizinischen Reanimation und der zunehmenden Spezialisierung dieser Disziplin einen neuen Abschnitt in der Geschichte der Intensivpflege. Durch Fortschritte in der Pharmakologie, der Herzchirurgie, der Nierendialyse und der Beatmungspflege konnten die Überlebenschancen der Patienten weiter verbessert werden. Darüber hinaus werden die Pflegeteams stärker strukturiert und es entstehen spezielle Ausbildungsgänge, in denen Ärzte, Krankenschwestern und Pfleger für die besonderen Anforderungen der Intensivpflege geschult werden. Die Herz-Lungen-Wiederbelebung, die ursprünglich nur in

Operationssälen durchgeführt wurde, wird nun in diesen speziellen Abteilungen praktiziert, in denen jede Minute zählt.

Gleichzeitig beginnt die Intensivpflege, sich in Unterspezialisierungen zu unterteilen, um spezifischen Bedürfnissen gerecht zu werden. Es entstehen Intensivstationen, die sich mit Herzerkrankungen, Traumata oder der Intensivpflege von Neugeborenen befassen. Diese Spezialisierung ermöglicht eine noch gezieltere und effizientere Behandlung der Patienten je nach ihren Erkrankungen.

In den 1980er und 1990er Jahren werden neue Technologien eingeführt, die die Intensivpflege noch weiter revolutionieren. Die Computerisierung der Stationen ermöglicht eine verstärkte und genauere Überwachung der Patienten. Computergesteuerte Infusionspumpen, Herzunterstützungsgeräte und fortschrittliche Überwachungsgeräte werden zu gängigen Bestandteilen des Arsenals der Intensivpflege. Auch die Reanimationstechniken entwickeln sich weiter, insbesondere mit der Einführung der kontinuierlichen positiven Druckbeatmung (CPAP), die die Behandlung von Patienten mit akuter Atemnot verbessert. Diese technischen Fortschritte gehen mit einer Erweiterung der Pflegeteams einher, zu denen nun auch Spezialisten für Ernährung, Physiotherapie und sogar Psychologen gehören, um den ganzheitlichen Bedürfnissen der Patienten und ihrer Familien gerecht zu werden.

Die Entwicklung der Intensivpflege an der Wende zum 21. Jahrhundert hat auch eine zunehmende ethische Fragestellung mit sich gebracht. Da die Medizin immer leistungsfähiger wird, wird die Grenze zwischen Lebensverlängerung und therapeutischer Härte zu einer großen Herausforderung. Fachkräfte in der Intensivpflege stehen vor schwierigen Dilemmas, insbesondere wenn es darum geht, zu entscheiden, wann es angemessen ist, eine Behandlung abzubrechen, die das Leben künstlich verlängert, ohne Hoffnung auf Genesung. Diese ethischen Fragen haben zur Entwicklung strenger Protokolle und zu weiteren

Überlegungen über die Rolle der Palliativmedizin in der Intensivpflege geführt.

Die Intensivpflege ist heute das Herzstück moderner Krankenhäuser und verändert sich mit der Einführung neuer Technologien wie künstlicher Intelligenz und Telemedizin immer weiter. Diese Innovationen ermöglichen eine noch präzisere Fernüberwachung der Patienten und eröffnen neue Perspektiven für die Behandlung kritischer Patienten, da sie insbesondere eine bessere Antizipation von Komplikationen ermöglichen. Intensivstationen spielen eine Schlüsselrolle in der Spitzenmedizin, sei es bei der Betreuung von Patienten nach großen chirurgischen Eingriffen, bei der Bewältigung von Schockzuständen oder bei der Behandlung komplexer, multifaktoriell bedingter Erkrankungen.

- Hauptziele: überwachen, stabilisieren, schnell eingreifen.

Die Intensivstation ist eine Abteilung, in der jeder Augenblick zählt und in der die Hauptziele auf drei wesentliche Imperative reduziert werden können: überwachen, stabilisieren und schnell eingreifen. Diese drei Säulen bilden den Kern der Aufgaben des Pflegepersonals, und ihre perfekte Ausführung ist entscheidend für das Überleben und die Genesung schwer kranker oder verletzter Patienten. Die Maßnahmen sind eng miteinander verknüpft und greifen nahtlos ineinander, um eine proaktive und reaktive Behandlung zu ermöglichen, die der Schwere der auf der Intensivstation auftretenden Situationen gerecht wird.

Überwachen ist die erste und beständigste Aufgabe in der Intensivpflege. Auf dieser Station befinden sich die Patienten oft in einem kritischen Zustand, und die Entwicklung ihres Zustands kann innerhalb von Minuten oder sogar Sekunden kippen. Aus diesem Grund ist eine sorgfältige, kontinuierliche und oftmals automatisierte Überwachung von entscheidender Bedeutung.

Jeder Patient ist an hochentwickelte Überwachungsgeräte angeschlossen, die seine Vitalparameter in Echtzeit messen: Herzfrequenz, Blutdruck, Sauerstoffsättigung, Atemfrequenz, Körpertemperatur und manchmal auch spezifischere Indikatoren wie den Hirndruck oder den Säure-Basen-Haushalt. Diese Daten werden kontinuierlich gesammelt und auf Bildschirmen angezeigt, wo sie vom Pflegepersonal überwacht werden.

Die Überwachung beschränkt sich jedoch nicht auf die Beobachtung der Maschinen. Das Pflegepersonal, seien es Ärzte, Krankenschwestern oder Pfleger, spielt eine entscheidende Rolle bei der klinischen Beurteilung des Patienten. Sie achten nicht nur auf die Zahlen, sondern auch auf subtile klinische Anzeichen: eine Veränderung der Hautfarbe, eine schwerere Atmung, ungewöhnliche Bewegungen oder einen starren Blick. Sie achten auf die Beschwerden der Patienten, ihre Reaktionen auf die Behandlung und auf jede Veränderung ihres Verhaltens oder ihres Allgemeinzustands. Diese menschliche Überwachung ist von entscheidender Bedeutung, da sie dazu beiträgt, Anzeichen einer Verschlechterung zu erkennen, noch bevor die Maschinen sie wahrnehmen. In der Intensivpflege ist die Fähigkeit, einen Patienten aktiv zu überwachen und dabei die Informationen aus den Medizinprodukten mit der klinischen Beobachtung zu kombinieren, eine lebenswichtige Fähigkeit für alle Teammitglieder.

Sobald die Überwachung eingerichtet ist, besteht das nächste Ziel darin, die Patienten zu stabilisieren. Stabilisieren bedeutet in der Intensivpflege, die Vitalwerte auf ein mit dem Überleben vereinbares Niveau zu bringen und in einem sicheren Bereich zu halten. Patienten, die in diese Abteilung aufgenommen werden, weisen häufig Ausfälle in einem oder mehreren ihrer lebenswichtigen Systeme auf, sei es das Atmungs-, Herz-Kreislauf-, Nieren- oder neurologische System. Die oberste Priorität ist daher die Stabilisierung dieser Funktionen, um einen tödlichen Zusammenbruch zu verhindern.

Die Stabilisierung kann je nach Art des Versagens viele Formen annehmen. Für einen Patienten mit Atemversagen könnte dies Intubation und mechanische Beatmung bedeuten, um eine angemessene Sauerstoffversorgung des Gewebes zu gewährleisten. Für einen Patienten mit hämorrhagischem Schock könnte dies Bluttransfusionen und die Verabreichung intravenöser Flüssigkeiten bedeuten, um den Blutdruck wiederherzustellen und eine angemessene Perfusion der Organe zu gewährleisten. Wenn ein Patient einen Herzinfarkt erleidet, wird die Stabilisierung durch die rasche Verabreichung von Medikamenten zur Unterstützung der Herzfunktion, zur Erweiterung der Herzkranzgefäße und zur Verhinderung einer weiteren Schädigung des Herzmuskels erfolgen.

Zur Stabilisierung gehören auch vorbeugende Maßnahmen, die eine Verschlimmerung des Organversagens verhindern oder Komplikationen im Zusammenhang mit dem kritischen Zustand des Patienten vorbeugen sollen. Dazu kann die Verabreichung von Medikamenten zur Vermeidung von Infektionen gehören, die Behandlung von Elektrolytungleichgewichten oder die genaue Überwachung der Flüssigkeitszufuhr und -abgabe, um eine Überwässerung oder Dehydrierung zu verhindern. Letztendlich geht es darum, dass sich der Körper des Patienten stabilisiert, wieder ins Gleichgewicht kommt und die Voraussetzungen dafür geschaffen werden, dass mit der eigentlichen Behandlung begonnen werden kann.

Die dritte Säule der Intensivpflege, das schnelle Eingreifen, verkörpert vielleicht am besten die Dringlichkeit und das Fachwissen dieser Abteilung. In der Intensivpflege ist die Zeit ein entscheidender Faktor; die Fähigkeit, im Augenblick zu reagieren und eine schnelle Intervention einzuleiten, wenn sich der Zustand des Patienten verschlechtert, kann über Leben und Tod entscheiden. Dekompensationssituationen sind in der Intensivpflege häufig, und das Pflegepersonal muss bereit sein, bei Herzstillstand, akuter Atemnot, septischem Schock oder anderen lebensbedrohlichen Notfällen sofort einzugreifen.

Schnelle Hilfe erfordert nicht nur hohe technische Fähigkeiten, sondern auch eine perfekte Koordination zwischen den Teammitgliedern. Wenn die Situation es erfordert, weiß jeder genau, welche Rolle er zu spielen hat, sei es bei der Einleitung einer Herzmassage, der Verabreichung lebensrettender Medikamente, der Vorbereitung eines Beatmungsgeräts oder dem Legen einer zentralen Venenleitung. Dieses konzertierte und sofortige Eingreifen ist das Ergebnis eines strengen Trainings und einer reibungslosen Kommunikation innerhalb des Teams. Jede Sekunde zählt und es ist entscheidend, dass Entscheidungen schnell getroffen werden und die Handgriffe präzise sind.

Außerdem bedeutet schnelles Handeln nicht nur, auf unmittelbare Notfälle zu reagieren. Es bedeutet auch, mögliche Komplikationen zu antizipieren und proaktiv zu handeln, um sie zu verhindern. Intensivpfleger sollten der Entwicklung des Zustands des Patienten immer zwei oder drei Schritte voraus sein. Indem sie frühe Anzeichen einer Verschlechterung erkennen, können sie vorbeugende Maßnahmen einleiten, die Behandlung anpassen oder die Behandlungsstrategie ändern, bevor die Situation kritisch wird.

Organisation der Intensivstation

- Die verschiedenen Ebenen der Intensivpflege (Intensivstation, Reanimation usw.).

Die Intensivpflege ist in verschiedene Stufen unterteilt, die jeweils auf den Schweregrad des Zustands der Patienten und ihre spezifischen Bedürfnisse in Bezug auf Überwachung und medizinische Maßnahmen abgestimmt sind. Diese verschiedenen Ebenen, die häufig mit Begriffen wie "Intensivstation" (ISU), "Reanimation" oder auch "Intermediate Care" bezeichnet werden, spiegeln eine komplexe und strukturierte Organisation wider, die eine abgestufte Versorgung der Patienten entsprechend dem

Schweregrad ihres klinischen Zustands ermöglicht. Jede Stufe ist so konzipiert, dass sie spezifischen Anforderungen gerecht wird, mit medizinischen Teams und einer Infrastruktur, die der Komplexität der erforderlichen Pflege angepasst ist.

Die **Intensivstation (ICU)**, manchmal auch als "Continuous Care Unit" bezeichnet, ist die erste Stufe in der Skala der kritischen Pflege. Sie ist für Patienten gedacht, deren Zustand ernst, aber stabil ist, oder für Patienten, die sich in einer Phase der Genesung befinden, nachdem sie eine kritische Phase auf der Intensivstation überstanden haben. Auf der Intensivstation benötigen die Patienten weiterhin eine engmaschige Überwachung und Intensivpflege, aber ihr Zustand erfordert nicht den ständigen Einsatz schwerer Reanimationstechnologien wie invasive mechanische Beatmung oder vasoaktive Medikamente in Form von Dauerinfusionen. Hier werden die Vitalfunktionen mithilfe von Monitoren kontinuierlich überwacht, und die Krankenschwestern sind darin geschult, schnell auf eine plötzliche Verschlechterung des Zustands des Patienten zu reagieren. Die Eingriffe sind jedoch nicht so häufig oder komplex wie auf einer Intensivstation.

Patienten auf der Intensivstation können an verschiedenen Krankheiten leiden, z. B. an Ateminsuffizienz, die durch nicht-invasive Beatmung ausgeglichen wird, an einer stabilisierten Herzerkrankung oder an der postoperativen Erholung nach einer schweren Operation. Die Intensivstation ist häufig eine Übergangsstation: Patienten können direkt nach einem chirurgischen Eingriff oder einer akuten Episode aufgenommen werden, und sobald sich ihr Zustand stabilisiert hat, werden sie auf weniger intensive Stationen überwiesen oder nach Hause entlassen. Das Ziel der Intensivstation besteht also darin, eine verstärkte Überwachung zu bieten und gleichzeitig eine schrittweise Rückkehr zu einer eher standardmäßigen Versorgung zu ermöglichen.

Die zweite Stufe, die oft als **Reanimation** bezeichnet wird, stellt die höchste Stufe der kritischen Pflege dar. Die Intensivstationen sind Patienten vorbehalten, deren Vitalfunktionen stark beeinträchtigt sind und die komplexe und kontinuierliche Eingriffe benötigen, um versagende Organe am Leben zu erhalten. Diese Patienten können schwere Traumata, septische Schocks, akutes Herzversagen oder auch Atemstillstände, die eine mechanische Beatmung erfordern, erleiden. Auf der Intensivstation werden die Patienten mit modernsten Geräten wie Beatmungsgeräten, ECMO-Systemen (Extracorporeal Membrane Oxygenation) oder kontinuierlichen Dialysegeräten für Patienten mit Nierenversagen versorgt.

Patienten auf Intensivstationen sind aufgrund der Schwere ihrer Erkrankung häufig sediert oder in einem beeinträchtigten Bewusstseinszustand. Sie müssen ständig überwacht werden und ihre Behandlung muss häufig angepasst werden. Krankenschwestern und Pflegehelferinnen spielen dabei eine entscheidende Rolle, indem sie die Vitalparameter sorgfältig überwachen, bei invasiven technischen Maßnahmen wie dem Legen von zentralen Venenkathetern oder der Überwachung von Drainagen und Sonden mitwirken und Ärzte bei Notfalleingriffen unterstützen. Die Behandlung auf der Intensivstation ist multidisziplinär und schließt regelmäßig Spezialisten aus verschiedenen Fachbereichen wie Pneumologie, Nephrologie, Kardiologie und sogar Psychologen und Ernährungswissenschaftler ein, die zusammenarbeiten, um die Überlebenschancen des Patienten zu maximieren.

Es gibt auch spezielle Einheiten innerhalb der Intensivstation, die sich auf bestimmte Krankheitsbilder spezialisiert haben. So gibt es beispielsweise **neonatale Intensivstationen** für Frühgeborene oder Neugeborene in Not, **kardiologische Intensivstationen** für Patienten mit schweren Herzerkrankungen oder **chirurgische Intensivstationen** für die Betreuung von Patienten nach komplizierten Operationen. Jede Unterspezialität der Reanimation ist so konzipiert, dass sie die am besten geeignete Pflege für eine bestimmte Art von Versagen bietet, mit Teams, die für die Besonderheiten dieser Krankheiten ausgebildet sind.

Zwischen der Intensivstation und der Intensivstation befindet sich häufig die sogenannte **Intermediate Care**, die manchmal auch als **kontinuierliche Pflege** bezeichnet wird. Diese Stufe ist für Patienten gedacht, die nicht unmittelbar lebensbedrohlich erkrankt sind, aber dennoch einer strengeren Überwachung bedürfen als auf einer herkömmlichen Station. Die Intermediate Care wird häufig für Patienten verwendet, die aus der Intensivstation entlassen werden, aber noch nicht stabil genug sind, um auf eine konventionelle Station zu wechseln. Diese Stationen dienen als Brücke zwischen der Akutphase der Intensivpflege und der Rückkehr zu einem standardisierteren Pflegeniveau. Sie nehmen auch Patienten auf, die eine spezielle Behandlung benötigen, wie z. B. Hochgeschwindigkeitsinfusionen, eine engmaschige Herzüberwachung oder die postoperative Versorgung nach einem riskanten Eingriff.

Schließlich gehören zur Intensivpflege auch Stationen zur **unmittelbaren postoperativen Überwachung** (oder Aufwachraum), in denen die Patienten unmittelbar nach größeren Operationen überwacht werden. Diese Überwachung ist zwar nur vorübergehend, aber für die frühzeitige Erkennung von Komplikationen nach der Anästhesie oder der Operation von entscheidender Bedeutung. Diese Einheiten liegen häufig neben den Operationssälen und ermöglichen eine schnelle Behandlung bei unmittelbaren postoperativen Komplikationen.

- Unterschiede zu anderen Krankenhausabteilungen (Notaufnahme, Chirurgie).

Die Intensivpflege unterscheidet sich von anderen Krankenhausabteilungen wie der Notaufnahme oder der Chirurgie durch ihren zutiefst spezialisierten Charakter und ihre Organisation, die sich auf eine kontinuierliche Überwachung und komplexe Eingriffe konzentriert. Während alle diese Abteilungen ein gemeinsames Ziel haben - die Versorgung von Patienten in manchmal kritischen Situationen -, unterscheidet sich die Intensivpflege durch die Art und Weise, wie sie auf die Bedürfnisse der Patienten eingeht, die Schwere der behandelten Fälle und das erforderliche Maß an Fachkenntnissen und Wachsamkeit.

Beginnen wir mit einem Vergleich der Intensivpflege mit der Notaufnahme, die bei einer akuten Episode oft die Eingangstür für Patienten in das Krankenhaussystem darstellt. Die Notaufnahme ist dazu da, alle Arten von Patienten, unabhängig von ihrem Schweregrad, zur ersten Einschätzung und sofortigen Behandlung aufzunehmen. Patienten kommen oft unerwartet und mit unterschiedlichen Symptomen in die Notaufnahme und werden in einem als "Triage" bezeichneten Prozess nach dem Schweregrad ihres Zustands sortiert. Durch diese Triage werden die schwerwiegendsten Fälle priorisiert, damit sie so schnell wie möglich behandelt werden können. Die Versorgung in der Notaufnahme beruht daher häufig auf Sofortmaßnahmen zur Stabilisierung des Patienten, bevor er an eine geeignete Stelle weitergeleitet wird, sei es eine herkömmliche Station, ein Operationssaal oder eine Intensivstation.

In der **Intensivpflege** hingegen werden Patienten aufgenommen, die bereits als in kritischem Zustand befindlich identifiziert wurden und eine ständige Überwachung benötigen. Im Gegensatz zur Notaufnahme, in der die Patienten ad hoc beurteilt und nach Stabilisierung ihres Zustands an andere Abteilungen weitergeleitet werden, ist die Intensivpflege auf eine kontinuierliche Überwachung rund um die Uhr ausgelegt, bei der die lebenswichtigen Funktionen des Patienten ständig im Mittelpunkt stehen. Der größte Unterschied besteht hier darin, dass in der Intensivpflege jeder Patient als jederzeit verschlechterungsgefährdet angesehen wird, was nicht nur eine intensive technologische Überwachung erfordert, sondern auch die ständige Präsenz von Pflegekräften, die bereit sind, sofort einzugreifen. Während die Notaufnahme ein Ort des schnellen Krisenmanagements ist, ist die Intensivstation ein Ort des langwierigen und sorgfältigen Umgangs mit lebensbedrohlicher Instabilität.

Ein weiterer wichtiger Unterschied ist die Art der Versorgung, die in diesen beiden Abteilungen geleistet wird. In der Notaufnahme werden häufig nur Sofortmaßnahmen zur Wiederbelebung, Stabilisierung oder Behandlung akuter Symptome durchgeführt, wie z. B. das Stillen einer Blutung, die Intubation eines Patienten mit Atemnot oder die Notfallbehandlung eines Herzinfarkts. Wenn diese Maßnahmen abgeschlossen sind, wird der Patient in der Regel zur weiteren Betreuung in eine andere Abteilung verlegt. Auf der Intensivstation sind die Interventionen wesentlich komplexer und Teil einer Logik des kontinuierlichen Managements von Instabilität. Patienten können mehrere Tage oder sogar Wochen auf der Intensivstation bleiben, und jeder Moment erfordert eine ständige Anpassung der Behandlung, der lebenserhaltenden Geräte und der Pflegeprotokolle.

Auch die Rolle der **chirurgischen Abteilungen** unterscheidet sich erheblich von der Intensivpflege. In der Chirurgie wird der Patient für einen geplanten oder notfallmäßigen Eingriff aufgenommen, um eine bestimmte Erkrankung zu behandeln, z. B. eine Blinddarmentzündung, einen Knochenbruch, einen Tumor oder auch einen Eingriff am Herzen. Der chirurgische Eingriff selbst ist der zentrale Punkt dieser Abteilung mit einem klaren Ziel: eine Anomalie im Körper zu reparieren, zu entfernen oder zu korrigieren. Die Aufgabe der Chirurgen und des Operationsteams besteht darin, diesen Eingriff präzise durchzuführen und den Patienten in den folgenden Stunden zu stabilisieren.

Nach einer Operation werden Patienten häufig in den Aufwachraum oder auf eine postoperative Station verlegt, wo sie engmaschig auf unmittelbare Komplikationen im Zusammenhang mit dem Eingriff überwacht werden, wie z. B. Blutungen oder Atemprobleme. Diese Überwachung ist jedoch nur von kurzer Dauer, und sobald sich der Patient stabilisiert hat, wird er in der Regel in eine chirurgische Abteilung verlegt, in der die Pflege weniger intensiv ist.

Umgekehrt werden auf der Intensivstation Patienten versorgt, die sich selbst nach einer erfolgreichen Operation noch in einem äußerst fragilen Zustand befinden. Dies sind häufig Patienten, die sich einer schweren Operation wie einer Organtransplantation, einer komplexen Herzoperation oder einem Notfalleingriff nach einem schweren Trauma unterzogen haben und die eine ständige Überwachung benötigen, um sicherzustellen, dass ihre lebenswichtigen Funktionen weiterhin ordnungsgemäß funktionieren. Die Intensivstation ist daher der Ort, an dem die schwächsten postoperativen Patienten betreut werden, wenn ihre lebenswichtigen Funktionen weiterhin gefährdet sind. Die Überwachung von Patienten auf der Intensivstation geht weit über die unmittelbare postoperative Phase hinaus, wobei über einen längeren Zeitraum hinweg auf kleinste Veränderungen der Vitalparameter geachtet wird, um Organversagen, schwere Infektionen oder unvorhergesehene Komplikationen zu verhindern.

Die Intensivpflege unterscheidet sich von der Chirurgie auch durch die Art der verwendeten Ausrüstung und die erforderlichen Fähigkeiten. In der Chirurgie liegt der Schwerpunkt auf den Operationstechniken, wobei spezielle Geräte zum Öffnen, Erforschen und Reparieren des Körpers eingesetzt werden. In der Intensivpflege liegt der Schwerpunkt der Ausrüstung auf der Unterstützung der Vitalfunktionen: mechanische Beatmungsgeräte, Geräte zur kontinuierlichen Dialyse, Hochleistungsinfusionen, Multiparametermonitore u. a.. Das Pflegepersonal in der Intensivpflege muss den Umgang mit diesen komplexen Technologien beherrschen und in der Lage sein, die Parameter der Maschinen ständig an den sich ändernden Zustand des Patienten anzupassen.

Schließlich unterscheidet sich das Verhältnis zur Zeit zwischen der Intensivstation und diesen anderen Abteilungen grundlegend. In der Notaufnahme wird die Zeit in der Unmittelbarkeit gezählt: Bei der Erstversorgung kann jede Minute über das Überleben des Patienten entscheiden. In der Chirurgie wird die Zeit geplant: Eine Operation hat einen Anfang und ein Ende, und die im

Operationssaal verbrachte Zeit ist eine kontrollierte Größe, die entsprechend den Anforderungen des Eingriffs berechnet wird. Auf der Intensivstation ist das Verhältnis zur Zeit gleichzeitig dringend und verlängert. Es gibt eine ständige Wachsamkeit, um im Falle einer plötzlichen Verschlechterung sofort zu reagieren, aber diese Überwachung ist langfristig, da die Patienten tage- oder sogar wochenlang in diesem verletzlichen Zustand bleiben können. Jeder Augenblick ist potenziell kritisch, aber die Betreuung erstreckt sich über einen längeren Zeitraum und erfordert von den Pflegeteams eine besondere körperliche und geistige Ausdauer.

- Technisches Material: Monitore, Beatmungsgeräte, Infusionspumpen.

Technologische Geräte in der Intensivpflege spielen eine grundlegende Rolle bei der Behandlung von Patienten in kritischem Zustand. Diese Geräte wie Monitore, Beatmungsgeräte und Infusionspumpen ermöglichen eine ständige Überwachung und Intervention, die für das Überleben von Patienten mit beeinträchtigten Vitalfunktionen unerlässlich sind. Diese High-Tech-Geräte werden kontinuierlich eingesetzt, um physiologische Parameter zu überwachen, versagende Organe zu unterstützen und Behandlungen präzise zu verabreichen. Jedes dieser Geräte ist ein unverzichtbares Hilfsmittel für die Pflegeteams, da sie Daten in Echtzeit liefern und schnelle Eingriffe erleichtern, wenn sich der Zustand eines Patienten verschlechtert.

Der **Monitor** ist wohl das allgegenwärtigste Gerät auf der Intensivstation. Er ist über Elektroden, Sensoren oder Sonden direkt mit den Patienten verbunden und ermöglicht die ständige Überwachung der wichtigsten Vitalparameter. Diese Monitore messen Daten wie Herzfrequenz, Blutdruck, Sauerstoffsättigung, Atemfrequenz und manchmal sogar komplexere Indizes wie den Hirndruck oder die Blutgaswerte. Auf dem Bildschirm des Monitors werden diese Informationen in Echtzeit in Form von

Kurven und Zahlen angezeigt, sodass das Pflegepersonal selbst kleinste Veränderungen im Zustand des Patienten schnell erkennen kann. In der Intensivpflege ist diese kontinuierliche Überwachung von entscheidender Bedeutung, da selbst kleinste Veränderungen in einem dieser Parameter auf eine bevorstehende Verschlechterung hinweisen können. Die Monitore sind auch mit Alarmsystemen ausgestattet, die automatisch ausgelöst werden, wenn die Werte aus den für jeden Patienten festgelegten Normalbereichen herausfallen, wodurch die Aufmerksamkeit des Pflegepersonals sofort geweckt wird.

Die Genauigkeit und Reaktionsfähigkeit der Monitore ermöglicht nicht nur die Überwachung des Zustands der Patienten, sondern dient auch als Richtschnur für klinische Entscheidungen. So kann beispielsweise ein plötzlicher Abfall der Sauerstoffsättigung ein sofortiges Eingreifen erfordern, um die Sauerstoffversorgung des Patienten zu verbessern, während ein instabiler Blutdruck darauf hinweisen kann, dass die medikamentöse Behandlung dringend neu angepasst werden muss. Der Monitor wird so zu einem wichtigen Instrument, um Komplikationen vorauszusehen und die Behandlung in Echtzeit anzupassen. Gleichzeitig wird eine ständige Überwachung gewährleistet, selbst in Momenten, in denen der Patient bewusstlos ist oder nicht in der Lage ist, sein Unwohlsein auszudrücken.

Mechanische Beatmungsgeräte sind ein weiteres Schlüsselelement der Ausrüstung, die auf der Intensivstation verwendet wird, insbesondere bei Patienten mit Ateminsuffizienz. Diese Geräte sollen die Atemfunktion bei Patienten unterstützen oder vollständig ersetzen, deren Lungen nicht mehr in der Lage sind, eine ausreichende Sauerstoffversorgung des Blutes zu gewährleisten. Patienten mit akuter Atemnot, dekompensierter chronischer Ateminsuffizienz oder Patienten, die sich einer größeren Operation unterzogen haben, die eine längere Narkose erfordert, können alle ein Beatmungsgerät zum Atmen benötigen. Dieses Gerät funktioniert, indem mit Sauerstoff angereicherte Luft durch einen Endotrachealtubus (Intubation) oder ein Tracheostoma in die Lunge geblasen wird, oder indem bei weniger invasiven Formen wie der nicht-invasiven Beatmung Masken verwendet werden.

Mechanische Beatmungsgeräte ermöglichen die präzise Steuerung mehrerer Atemparameter, wie z. B. der Atemfrequenz, des bei jedem Atemzug eingeblasenen Luftvolumens und des Drucks, der zum Öffnen der Lunge erforderlich ist. Diese Feineinstellung ist von entscheidender Bedeutung, da sie es ermöglicht, die Beatmungsunterstützung an die spezifischen Bedürfnisse des einzelnen Patienten anzupassen, je nach Schweregrad der Ateminsuffizienz oder den Besonderheiten der Erkrankung. Das Beatmungsgerät bietet lebenswichtige Unterstützung, indem es eine angemessene Sauerstoffversorgung des Blutes aufrechterhält und Kohlendioxid abtransportiert, während es die Lunge entlastet. Es ist ein Gerät, das nicht nur das Leben von Patienten mit Atemnot verlängert, sondern ihnen auch eine Chance auf Erholung gibt, indem es die Lunge entlastet und die Heilung fördert.

Infusionspumpen hingegen sind für die präzise und kontinuierliche Verabreichung von Medikamenten und Flüssigkeiten an Patienten auf der Intensivstation unerlässlich. Mit ihnen können Substanzen direkt in das Gefäßsystem des Patienten infundiert werden, und zwar mit genau programmierten Durchflussraten. Diese Medikamente, seien es Vasopressoren zur Aufrechterhaltung des Blutdrucks, Schmerzmittel zur Bewältigung von Schmerzen, Sedativa, um den Patienten in einem Zustand kontrollierter Ruhe zu halten, oder Antibiotika zur Bekämpfung schwerer Infektionen, müssen äußerst sorgfältig verabreicht werden, da eine zu niedrige oder zu hohe Dosis gefährliche Folgen haben könnte.

Infusionspumpen verfügen über eine Schnittstelle, über die die genaue Dosis jedes Medikaments sowie die Geschwindigkeit, mit der es verabreicht werden soll, programmiert werden kann. Diese kontrollierte Verabreichung ist in der Intensivpflege besonders wichtig, da sich die Patienten oft in einem kritischen Zustand befinden, in dem die kleinste Anpassung erhebliche

Auswirkungen haben kann. Bei einem Patienten im Schockzustand muss beispielsweise die Durchflussrate der vasoaktiven Medikamente fein abgestimmt werden, um einen ausreichenden Blutdruck aufrechtzuerhalten, ohne kardiovaskuläre Komplikationen zu verursachen. Infusionspumpen ermöglichen diese Feinsteuerung und stellen gleichzeitig sicher, dass die Verabreichung der Medikamente kontinuierlich und ohne Unterbrechung erfolgt.

Neben diesen grundlegenden Funktionen werden Infusionspumpen häufig auch für die intravenöse Verabreichung von Flüssigkeiten verwendet, seien es gelöste Stoffe zur Rehydrierung des Patienten, Nährstoffe bei parenteraler Ernährung oder Blut bei Transfusionen. Sie sind außerdem mit Alarmsystemen ausgestattet, die Probleme wie eine Verstopfung in der Infusionsleitung, eine versehentliche Trennung oder das Ende der Infusion melden. Dieses Sicherheitsniveau gewährleistet, dass das Pflegepersonal sofort auf Fehlfunktionen aufmerksam gemacht wird, wodurch das Risiko für den Patienten minimiert wird.

Diese drei Geräte - Monitore, Beatmungsgeräte und Infusionspumpen - arbeiten auf der Intensivstation nicht isoliert voneinander. Sie werden synchronisiert eingesetzt, um eine umfassende und kontinuierliche Versorgung der Patienten zu gewährleisten. Beispielsweise wird ein mechanisch beatmeter Patient auch an einen Monitor angeschlossen, der die Wirksamkeit der Beatmung durch Messung der Sauerstoffversorgung des Blutes und des Kohlendioxidgehalts überwacht. Gleichzeitig werden über Infusionspumpen Medikamente zur Aufrechterhaltung des Blutdrucks oder zur Steuerung der Sedierung verabreicht, wodurch sichergestellt wird, dass alle lebenswichtigen Funktionen konsequent und gleichzeitig unterstützt werden.

Häufige Krankheiten in der Intensivpflege

- Sepsis, Polytrauma, Ateminsuffizienz, Herzinsuffizienz.

Sepsis, **Polytrauma**, **respiratorische Insuffizienz** und **Herzinsuffizienz** sind schwere Erkrankungen, die häufig auf der Intensivstation auftreten. Jede dieser Erkrankungen stellt eine große Herausforderung für das Pflegepersonal dar, da sie häufig mit einem Versagen der lebenswichtigen Funktionen einhergehen, das eine ständige Überwachung, intensive Behandlung und eine enge Koordination zwischen verschiedenen Spezialisten erfordert. Diese Erkrankungen zeichnen sich dadurch aus, dass sie schnelle Verschlechterungen hervorrufen und das Leben der Patienten bedrohen können, was sie zu medizinischen Notfällen macht, bei denen die Zeit und die Genauigkeit der Interventionen entscheidende Faktoren sind.

Sepsis ist eine schwere systemische Infektion, die auftritt, wenn der Körper unverhältnismäßig stark auf eine Infektion reagiert und eine Entzündungskaskade auslöst, die zu generalisierten Organschäden und multiplen Ausfällen führen kann. Dabei handelt es sich nicht einfach um eine lokale Infektion wie eine Lungenentzündung oder eine Harnwegsinfektion, sondern um eine unkontrollierte Reaktion des Körpers, die mehrere lebenswichtige Systeme gleichzeitig in Mitleidenschaft zieht. Eine Sepsis kann sich schnell zu einem septischen Schock entwickeln, bei dem der Blutdruck gefährlich absinkt und die Organe nicht mehr ausreichend mit Blut versorgt werden, was zum Versagen von Organen wie Nieren, Leber oder Lunge führen kann.

Auf der Intensivstation ist die Behandlung einer Sepsis ein Wettlauf gegen die Zeit. Der erste Schritt ist oft die schnelle Verabreichung von Breitbandantibiotika, um die Infektion, die die Sepsis verursacht, zu bekämpfen, auch bevor der Erreger genau identifiziert ist. Außerdem werden intravenöse Flüssigkeiten verabreicht, um den Blutdruck und die Durchblutung der Organe aufrechtzuerhalten. Wenn dies nicht ausreicht, werden vasoaktive

Medikamente eingesetzt, um den Blutkreislauf zu unterstützen. Eine mechanische Beatmung kann erforderlich sein, wenn die Lunge betroffen ist, und Techniken wie die Hämodialyse werden manchmal eingesetzt, um die Nieren bei Nierenversagen zu unterstützen. Der Schlüssel zum Erfolg bei der Behandlung von Sepsis liegt in der schnellen Erkennung und Behandlung, da jede Stunde zählt, um irreversibles Organversagen zu verhindern.

Polytrauma bezeichnet eine Situation, in der ein Patient mehrere schwere Verletzungen aufweist, die häufig durch Verkehrsunfälle, schwere Stürze oder schwere körperliche Angriffe verursacht werden. Diese Verletzungen betreffen in der Regel mehrere Körpersysteme, z. B. Knochenbrüche, traumatische Hirnverletzungen, innere Blutungen, Brust- und Bauchverletzungen oder Schädel-Hirn-Traumata. Polytrauma ist eine der komplexesten Situationen auf der Intensivstation, da es eine multidisziplinäre Behandlung erfordert, an der Chirurgen, Radiologen, Anästhesisten, Neurologen und andere Spezialisten beteiligt sind.

Auf der Intensivstation liegt die Priorität bei der Behandlung von Polytrauma darin, die Stabilität der lebenswichtigen Funktionen zu gewährleisten. Dies beginnt mit dem Management der Atemwege, um sicherzustellen, dass der Patient atmen kann, manchmal mithilfe einer mechanischen Beatmung, gefolgt von der Kontrolle von Blutungen, um einen hämorrhagischen Schock zu verhindern. Frakturen und andere orthopädische Verletzungen werden dringend behandelt, chirurgische Eingriffe können jedoch so lange aufgeschoben werden, bis der Zustand des Patienten stabil genug ist, um eine Operation zu überstehen. Das Polytrauma erfordert außerdem eine kontinuierliche Überwachung und eine sorgfältige Behandlung möglicher Komplikationen wie Infektionen oder Organversagen, die in den Tagen nach dem Unfall auftreten können.

Ateminsuffizienz ist ein Zustand, bei dem die Lunge keinen ausreichenden Gasaustausch gewährleisten kann, d. h. das Blut nicht mit Sauerstoff versorgt und das Kohlendioxid nicht abtransportiert. Dieses Atemversagen kann akut auftreten, z. B. bei einer schweren Lungenentzündung, einer Lungenembolie oder einem schweren Asthmaanfall, oder es ist die Folge einer dekompensierten chronischen Lungenerkrankung, wie der chronisch obstruktiven Lungenerkrankung (COPD). Ateminsuffizienz ist ein lebensbedrohlicher Notfall, da sie ohne Eingreifen schnell zu einer Hypoxie führen kann, d. h. zu einem Sauerstoffmangel im Gewebe, der zu Hirnschäden und zum Versagen anderer Organe führen kann.

In der Intensivpflege beruht die Behandlung von Ateminsuffizienz hauptsächlich auf der Unterstützung der Beatmung. Patienten mit Atemnot werden häufig intubiert und mechanisch beatmet, um sicherzustellen, dass ihre Lungen ausreichend mit Luft und Sauerstoff versorgt werden. Die Beatmung kann an die Bedürfnisse des Patienten angepasst werden, indem der Sauerstoffgehalt erhöht oder der Druck der eingeatmeten Luft verändert wird, um die Atmung zu optimieren. In manchen Fällen können fortschrittlichere Techniken wie die extrakorporale Membranoxygenierung (ECMO) erforderlich sein, um Patienten zu unterstützen, deren Lungen nicht auf herkömmliche Behandlungen ansprechen. Parallel dazu ist es entscheidend, die zugrunde liegende Ursache der Ateminsuffizienz zu behandeln, sei es eine Lungeninfektion, eine Flüssigkeitsansammlung in der Lunge (Lungenödem) oder ein Problem mit der Atemmuskulatur.

Schließlich tritt eine **Herzinsuffizienz** auf, wenn das Herz nicht in der Lage ist, genügend Blut zu pumpen, um den Bedarf des Körpers zu decken. Sie kann akut auftreten, wie bei einem Herzinfarkt, oder chronisch sein und sich im Laufe der Zeit aufgrund von Krankheiten wie Bluthochdruck oder Kardiomyopathie zunehmend verschlechtern. Bei Herzinsuffizienz kann sich Flüssigkeit in der Lunge (Lungenödem) und in anderen Teilen des Körpers ansammeln, was zu Atembeschwerden, Müdigkeit und Schwellungen der unteren Gliedmaßen führt. Wenn das Herz nicht mehr in der Lage ist, einen ausreichenden Blutdruck aufrechtzuerhalten, kann dies auch zu einem kardiogenen Schock führen, einer schweren Form der Herzinsuffizienz, bei der der Körper nicht mehr ausreichend mit Sauerstoff versorgt wird.

Auf der Intensivstation beruht die Behandlung der Herzinsuffizienz auf einer Kombination aus Medikamenten und Herzunterstützungsgeräten. Diuretika werden eingesetzt, um die Flüssigkeitsretention zu verringern, während Medikamente wie Inotropika und Vasopressoren verabreicht werden können, um die Kontraktionskraft des Herzens zu erhöhen und die Durchblutung zu verbessern. In schwereren Fällen können Kreislaufunterstützungsgeräte wie intraaortale Pumpen oder ventrikuläre Unterstützungsgeräte erforderlich sein, um das Herz vorübergehend zu unterstützen, bis sich seine Funktion verbessert hat oder bis eine Herztransplantation durchgeführt werden kann.

- Umgang mit Notfällen: septischer Schock, Herzstillstand, akute Atemnot

Das Notfallmanagement in der Intensivpflege ist ein Bereich, in dem jede Sekunde zählt und in dem schnelles und präzises Handeln den Unterschied zwischen Leben und Tod ausmachen kann. Zu den häufigsten und schwerwiegendsten Notfällen, mit denen Pflegeteams konfrontiert sind, gehören der **septische Schock**, der **Herzstillstand** und die **akute Atemnot**. Jede dieser Situationen erfordert eine sofortige und koordinierte Reaktion sowie umfassende Kenntnisse der Notfallprotokolle, da es sich um schwerwiegende Ausfälle der lebenswichtigen Systeme des menschlichen Körpers handelt.

Der **septische Schock** ist eine extrem schwere Form der Sepsis, einer generalisierten Infektion, bei der der Körper unverhältnismäßig stark reagiert und eine systemische Entzündung hervorruft. Beim septischen Schock führt diese Entzündungsreaktion zu einem drastischen Abfall des Blutdrucks, wodurch die Durchblutung lebenswichtiger Organe beeinträchtigt wird. Wenn nicht rasch gehandelt wird, führt dieses

Kreislaufversagen zu einem Multiorganversagen, das u. a. Nieren, Leber, Herz und Lunge in Mitleidenschaft zieht. Der septische Schock ist ein lebensbedrohlicher Notfall, denn wenn die Organe nicht ausreichend durchblutet werden, beginnt das Gewebe abzusterben, wodurch ein Teufelskreis entsteht, der den Zustand des Patienten weiter verschlechtert.

Auf der Intensivstation beruht die Behandlung des septischen Schocks auf einer schnellen und aggressiven Intervention. Oberste Priorität hat die Wiederherstellung des Blutdrucks und der Organperfusion durch die Verabreichung großer Mengen intravenöser Flüssigkeiten, oft durch Hochgeschwindigkeitsinfusionen. Wenn dies nicht ausreicht, werden vasoaktive Medikamente wie Noradrenalin eingesetzt, um die Blutgefäße zusammenzuziehen und den Kreislauf zu unterstützen. Gleichzeitig werden frühzeitig Breitbandantibiotika verabreicht, um die Infektion, die die Sepsis verursacht, zu bekämpfen, denn jede Stunde, die die Antibiotika zu spät verabreicht werden, erhöht das Sterberisiko. Das Pflegepersonal muss die Vitalparameter ständig überwachen und die Behandlung entsprechend der Reaktion des Patienten anpassen. Die Behandlung des septischen Schocks erfordert eine kontinuierliche Überwachung der betroffenen Organe mit unterstützenden Behandlungen, wie Dialyse bei Nierenversagen oder mechanische Beatmung, wenn die Lunge betroffen ist. Ziel ist es, die Spirale des Organversagens schnell umzukehren, bevor sie irreversibel wird.

Ein weiterer kritischer Notfall ist der **Herzstillstand**, der dadurch gekennzeichnet ist, dass das Herz plötzlich nicht mehr in der Lage ist, Blut zu pumpen, was zu einem sofortigen Bewusstseinsverlust und einem fehlenden Puls führt. Ohne sofortiges Eingreifen führt der Herzstillstand aufgrund des Sauerstoffmangels in den lebenswichtigen Organen, insbesondere im Gehirn, schnell zum Tod. Die Ursachen für einen Herzstillstand können vielfältig sein: Herzinfarkt, Herzrhythmusstörungen, Lungenembolie oder sogar eine Komplikation einer anderen zugrunde liegenden Erkrankung. Auf der Intensivstation ist der Herzstillstand aufgrund des kritischen Zustands der Patienten oft ein erwartetes Ereignis, muss aber immer als absoluter Notfall behandelt werden.

Die Behandlung eines Herzstillstands beruht auf der sofortigen Aktivierung des Protokolls **für die kardiopulmonale Reanimation (CPR)**. Sobald das Herz aufhört zu schlagen, wird eine externe Herzdruckmassage eingeleitet, um einen minimalen Blutkreislauf aufrechtzuerhalten und die lebenswichtigen Organe mit Sauerstoff zu versorgen, bis das Herz wieder in Gang gesetzt werden kann. Gleichzeitig wird ein Defibrillator eingesetzt, um Elektroschocks abzugeben, wenn der Herzstillstand auf eine Rhythmusstörung wie Kammerflimmern zurückzuführen ist. Auf der Intensivstation kann die Defibrillation sehr schnell durchgeführt werden, da die Überwachungsgeräte den Herzstillstand in Echtzeit erkennen können. Außerdem kann die Verabreichung von Medikamenten wie Adrenalin oder Amiodaron über bereits angelegte Venenleitungen schnell erfolgen. Die Rolle des Pflegepersonals ist entscheidend, um sicherzustellen, dass die HLW effektiv durchgeführt wird, mit einer hochwertigen Massage und einer angemessenen Unterstützung der Beatmung durch Intubation und mechanische Beatmung. Der Erfolg der Reanimation hängt nicht nur von der Schnelligkeit der Maßnahmen ab, sondern auch von der zugrunde liegenden Ursache des Herzstillstands, die schnell erkannt und behandelt werden muss, um einen Rückfall zu verhindern.

Akute Atemnot ist ein weiterer schwerer Notfall, der durch eine plötzliche Unfähigkeit der Lunge, einen effektiven Gasaustausch zu gewährleisten, gekennzeichnet ist, was zu Hypoxämie (Sauerstoffmangel im Blut) und Hyperkapnie (Kohlendioxidansammlung) führt. Dieser Zustand tritt häufig bei Erkrankungen wie Lungenödemen, schweren Lungenentzündungen, Lungenembolie oder dem akuten Atemnotsyndrom (ARDS) auf, das durch schwere Infektionen, Traumata oder Entzündungen der Lunge hervorgerufen werden kann. Akute Atemnot ist äußerst gefährlich, da ohne ausreichenden Sauerstoff die lebenswichtigen Organe, insbesondere das Gehirn und das Herz, schnell zu versagen beginnen.

In der Intensivpflege beruht die Behandlung von akuter Atemnot auf der Unterstützung der Beatmung. In den schwersten Fällen wird eine Intubation vorgenommen, um den Patienten an ein mechanisches Beatmungsgerät anzuschließen, das die Funktion der Lunge übernimmt, um Luft einzublasen und eine angemessene Sauerstoffversorgung aufrechtzuerhalten. Das Beatmungsgerät wird auf die spezifischen Bedürfnisse des Patienten eingestellt, wobei ständig Anpassungen vorgenommen werden, um den Druck, das Volumen der eingeblasenen Luft und die Sauerstoffkonzentration zu optimieren. In einigen Fällen, z. B. beim akuten Atemnotsyndrom (ARDS), sind lungenschonende Beatmungsstrategien wie die Verwendung niedriger Tidalvolumina und positiver End-of-Exspiration-Drücke (PEEP) erforderlich, um eine weitere Schädigung der Lunge zu verhindern.

Die Behandlung von Atemnot beschränkt sich nicht auf die Beatmung. Es ist auch entscheidend, die zugrunde liegende Ursache zu behandeln, sei es eine Infektion, eine Lungenembolie oder eine andere Erkrankung. Parallel dazu sind unterstützende Behandlungen wie Diuretika zur Verringerung von Flüssigkeitsansammlungen in der Lunge oder Antibiotika zur Behandlung einer Lungenentzündung unerlässlich. Ziel ist es, die Atemfunktion zu stabilisieren, während die Lunge allmählich heilen kann.

  ○ Multidisziplinarität bei der Behandlung kritischer Patienten.

Die Betreuung kritischer Patienten beruht auf einem Grundprinzip der Intensivpflege: der **Multidisziplinarität**. Angesichts der Komplexität der klinischen Zustände und der Vielzahl von Organversagen, die in dieser Abteilung häufig auftreten, kann keine Pflegekraft allein handeln. Das Überleben und die Genesung kritischer Patienten erfordern eine enge und koordinierte Zusammenarbeit zwischen verschiedenen Spezialisten und Gesundheitsfachkräften. Es ist dieser multidisziplinäre Ansatz, der durch die Kombination der sich ergänzenden Fachkenntnisse der einzelnen Teammitglieder eine umfassende, wirksame und auf den jeweiligen Patienten zugeschnittene Behandlung ermöglicht.

Auf der Intensivstation leiden Patienten häufig an komplexen Erkrankungen, die mehrere lebenswichtige Systeme gleichzeitig beeinträchtigen. Beispielsweise kann ein Patient, der nach einem schweren Trauma eingeliefert wird, an Atemversagen leiden, das die Behandlung durch einen Lungenspezialisten erfordert, an komplexen Knochenbrüchen, die einen orthopädischen Chirurgen erfordern, und an einem hämorrhagischen Schockzustand, der die Behandlung durch einen Anästhesisten und Kardiologen erforderlich macht. Ebenso kann eine Person mit septischem Schock eine Behandlung zur Stabilisierung des Blutdrucks, eine Atemunterstützung und eine Nierenbehandlung zur Bewältigung des akuten Nierenversagens benötigen. Angesichts dieser Komplexität ermöglicht ein multidisziplinärer Ansatz, jeden Aspekt der Erkrankung mit spezifischem Fachwissen anzugehen und gleichzeitig eine reibungslose Koordination zwischen den verschiedenen Behandlungen zu gewährleisten.

Einer der Hauptakteure dieser Multidisziplinarität ist der Intensivmediziner oder Intensivmediziner, der bei der umfassenden Betreuung der Patienten oft eine Dirigentenrolle einnimmt. Er ist dafür verantwortlich, die Versorgung zu koordinieren, die Maßnahmen zu überwachen und sicherzustellen, dass jedes Fachgebiet zum richtigen Zeitpunkt und in angemessener Weise mobilisiert wird. Der Reanimator arbeitet eng mit anderen Fachärzten zusammen, je nach den spezifischen Bedürfnissen des Patienten. Bei einer akuten Herzinsuffizienz wird beispielsweise ein Kardiologe hinzugezogen, um die Behandlung zu beurteilen und anzupassen. Wenn ein Patient intubiert und mechanisch beatmet wird, wird ein Pneumologe hinzugezogen, um den Zustand der Lunge zu beurteilen und die Beatmungsparameter anzupassen. Außerdem wird bei Auftreten einer Niereninsuffizienz ein Nephrologe hinzugezogen, der gegebenenfalls eine Dialyse einleitet.

Auch **Krankenschwestern, die auf Intensivpflege spezialisiert** sind, spielen in diesem multidisziplinären Team eine zentrale Rolle. Ihre Arbeit geht weit über die bloße Ausführung der ärztlichen Anordnungen hinaus. Sie sind die Augen und Ohren am Krankenbett, überwachen ständig die Vitalparameter und melden alle Veränderungen, die ein sofortiges ärztliches Eingreifen erforderlich machen könnten. Sie arbeiten eng mit den Ärzten und anderen Teammitgliedern zusammen und passen die Pflege je nach Entwicklung des klinischen Zustands des Patienten an. Ihre Rolle ist auch eine zwischenmenschliche, da sie als Bindeglied zwischen den verschiedenen Disziplinen fungieren, die Kommunikation erleichtern und dafür sorgen, dass alle beteiligten Akteure über die Entwicklung des Patienten informiert sind.

Auch **Physiotherapeuten** sind ein wichtiger Bestandteil dieses multidisziplinären Teams. Ihre Rolle wird oft unterschätzt, ist aber für die Rehabilitation kritischer Patienten von entscheidender Bedeutung. Auf der Intensivstation sind viele Patienten lange Zeit bettlägerig, manchmal sediert oder intubiert, was zu immobilitätsbedingten Komplikationen wie Druckgeschwüren oder Lungeninfektionen führen kann. Physiotherapeuten greifen ein, um Patienten zu mobilisieren, selbst wenn sie intubiert sind, um diese Komplikationen zu verhindern und die Erholung der Atemwege und Muskeln zu verbessern. Ihr Fachwissen in der Atemrehabilitation ist ebenfalls entscheidend, um den Patienten bei der Entwöhnung von der mechanischen Beatmung und der Wiedererlangung der Selbstständigkeit beim Atmen zu helfen.

Krankenhausapotheker bringen ihr Fachwissen bei der Verwaltung komplexer Behandlungen ein. Auf der Intensivstation erhalten die Patienten oft eine Vielzahl von Medikamenten, von Antibiotika über Beruhigungsmittel bis hin zu Vasopressoren und Antikoagulantien. Der Apotheker arbeitet mit den Ärzten zusammen, um die Dosen anzupassen, gefährliche Wechselwirkungen zwischen Medikamenten zu verhindern und sicherzustellen, dass die Behandlungen optimal durchgeführt werden. Er kann auch eingreifen, um alternative Behandlungsmethoden bei Allergien oder Nierenversagen zu empfehlen, und er ist für die Verwaltung von Medikamenten mit enger therapeutischer Breite verantwortlich, die eine engmaschige Überwachung erfordern.

In bestimmten Situationen spielen auch **Ernährungsspezialisten** eine Schlüsselrolle. Patienten auf der Intensivstation, insbesondere solche, die mechanisch beatmet werden oder an Multiviszeralversagen leiden, haben häufig besondere Ernährungsbedürfnisse. Die enterale oder parenterale Ernährung (über eine Sonde oder eine Infusion) wird üblicherweise zur Ernährung von Patienten eingesetzt, die nicht normal essen können. Ernährungswissenschaftler bewerten den Energie-, Protein- und Elektrolytbedarf der Patienten und passen die Zufuhr je nach klinischem Verlauf an. Eine angepasste Ernährung kann die Heilung verbessern, Unterernährung verhindern und die Erholung der Organe fördern.

Auch der Einsatz von **Psychologen** und **Sozialarbeitern** ist ein integraler Bestandteil dieses multidisziplinären Ansatzes. Bei der Intensivpflege geht es nicht nur um den Körper, sondern auch um die Seele, sowohl für die Patienten als auch für ihre Familien. Intensivpatienten erleben oft Momente großer psychischer Not, unabhängig davon, ob sie sich des Ernstes ihrer Lage bewusst sind oder ihn erst nach der Entwöhnung von der Sedierung erleben. Psychologen unterstützen Patienten in emotionaler Not und helfen Familien bei der Bewältigung von Stress, Angst und manchmal auch Trauer. Sozialarbeiter wiederum unterstützen die Familien bei Behördengängen und bei der Vorbereitung der Entlassung von der Station, indem sie die Rückkehr nach Hause oder die Aufnahme in eine Nachsorgeeinrichtung erleichtern.

Schließlich muss unbedingt erwähnt werden, dass diese interdisziplinäre Zusammenarbeit nicht auf punktuelle

Interventionen beschränkt ist. Sie beruht auf einer **ständigen Kommunikation** und **regelmäßigen Abstimmungssitzungen**, in denen die Teams die Fälle der Patienten besprechen, sich über klinische Entwicklungen austauschen und die Behandlungsstrategien entsprechend anpassen. Diese Besprechungen stellen sicher, dass alle Dimensionen der Gesundheit des Patienten berücksichtigt werden und die Versorgung an seine Entwicklung angepasst wird. Entscheidungen werden häufig gemeinsam getroffen, wobei jedes Teammitglied seine Perspektive einbringt und so zu einer harmonisierten und integrierten Versorgung beiträgt.

Kapitel 2

Der Alltag eines Pflegehelfers in der Intensivpflege

Die Grundversorgung: Ein notwendiges Fachwissen

- Hygiene und Komfort in kritischen Situationen.

In der Intensivpflege sind Hygiene und Komfort für die Patienten grundlegende Elemente der Betreuung, selbst in Situationen, in denen die Aufrechterhaltung der Vitalfunktionen und die Stabilisierung des kritischen Zustands vorrangig zu sein scheinen. Denn obwohl der Schwerpunkt häufig auf fortschrittlichen medizinischen Behandlungen und Technologien liegt, spielen Hygiene und Komfort eine zentrale Rolle bei der Genesung der Patienten und der Vermeidung von Komplikationen. Diese Pflege, die auf den ersten Blick basal erscheinen mag, ist in einer Umgebung, in der jedes Detail zählt, um die Gesundheit des Patienten zu erhalten und seine Genesung zu fördern, von entscheidender Bedeutung.

Die Hygiene in der Intensivpflege geht weit über die körperliche Sauberkeit hinaus. In einer Umgebung, in der die Patienten oft nicht in der Lage sind, sich zu bewegen, manchmal bewusstlos oder intubiert sind, werden die täglichen Hygienemaßnahmen zu vollwertigen Pflegehandlungen. Sie sollen nicht nur das Wohlbefinden und die Würde des Patienten gewährleisten, sondern auch schwerwiegenden Komplikationen, insbesondere nosokomialen Infektionen, vorbeugen. Patienten auf der Intensivstation sind besonders anfällig für Infektionen, da sie über invasive Geräte wie Katheter, Harnkatheter oder Endotrachealtuben verfügen, die das Risiko erhöhen, dass Keime in ihren Körper gelangen.

So beschränkt sich die Körperpflege nicht auf eine einfache Reinigung, sondern ist eine wesentliche technische und präventive Maßnahme. Die Pflegekraft sorgt für die vollständige Körperpflege des Patienten, selbst wenn er sich in einem kritischen Zustand befindet, und hält sich dabei an strenge aseptische Protokolle, um eine Kontamination zu vermeiden. Jeder Handgriff wird akribisch durchdacht: Das Händewaschen der Pflegekraft, das Tragen steriler Handschuhe, die Verwendung antiseptischer Tücher oder spezieller Seifen für bestimmte

Körperbereiche, insbesondere im Bereich invasiver Geräte - alles wird getan, um das Infektionsrisiko zu minimieren. Auch die Mundhygiene ist ein entscheidender Aspekt, insbesondere bei intubierten Patienten, da sie dazu beiträgt, eine beatmungsassoziierte Pneumonie zu verhindern, eine der häufigsten und schwerwiegendsten Komplikationen auf der Intensivstation.

Der **Komfort** des Patienten ist ein weiterer Aspekt, der selbst in den kritischsten Situationen nicht vernachlässigt werden darf. In der Intensivpflege sind Patienten oft lange Zeit bettlägerig, und diese erzwungene Immobilität setzt sie verschiedenen Risiken aus, z. B. der Entwicklung von Druckgeschwüren, schweren Hautverletzungen, die durch anhaltenden Druck auf bestimmte Körperteile verursacht werden. Die Vorbeugung von Druckgeschwüren ist Teil der Komfortpflege und beruht auf einfachen, aber wichtigen Maßnahmen wie regelmäßigen Positionswechseln des Patienten, der Verwendung spezieller -Anti Matratzen-Dekubitus und der sorgfältigen Untersuchung der Haut auf erste Anzeichen von Rötung oder Reizung. Diese Maßnahmen erscheinen zwar routinemäßig, sind aber lebenswichtig, um eine Komplikation zu vermeiden, die die Prognose des Patienten belasten könnte.

Neben der Vermeidung von Druckgeschwüren umfasst Komfort auch weniger sichtbare, aber ebenso wichtige Pflegemaßnahmen wie das Anpassen der Bettwäsche, die ergonomische Positionierung des Körpers oder die Steuerung der Raumtemperatur, damit der Patient weder Kälte noch übermäßige Hitze empfindet. Ein gut gelagerter Patient mit Kissen, die die druckgefährdeten Körperteile stützen, wird sich wohler fühlen und weniger anfällig für Komplikationen aufgrund von Immobilität sein.

Zum Komfort gehört auch die Schmerzbehandlung, ein Aspekt, der in kritischen Situationen oft unterschätzt wird. Selbst wenn der Patient bewusstlos ist oder sediert wird, ist eine proaktive Überwachung und Behandlung von Schmerzen von entscheidender Bedeutung. Das Pflegepersonal sollte auf subtile Anzeichen von Schmerzen achten, wie z. B. Veränderungen der Herzfrequenz, des Blutdrucks oder der Bewegungen des Patienten, die auf nonverbales Unbehagen hinweisen können. Die regelmäßige Verabreichung von Schmerz- und Beruhigungsmitteln, die auf den Zustand des Patienten abgestimmt sind, stellt sicher, dass selbst in den kritischsten Momenten das Leiden minimiert wird. Dieser Ansatz soll nicht nur das unmittelbare Wohlbefinden des Patienten verbessern, sondern auch seine Genesung erleichtern, da ein Patient mit ständigen oder unangenehmen Schmerzen anfälliger für Komplikationen ist.

Psychologischer Komfort, obwohl bei kritischen Patienten schwer zu messen, ist ebenfalls Teil der Pflege. Das Pflegepersonal sorgt für eine ruhige Umgebung, indem es Stressquellen wie übermäßigen Maschinenlärm oder zu helles Licht so weit wie möglich einschränkt. Sanft mit dem Patienten zu sprechen, auch wenn er bewusstlos ist, die Handgriffe, die man ausführt, zu erklären oder einfach eine tröstende Hand auf seine Schulter zu legen, sind Gesten, die die Pflege menschlicher machen und selbst in einem veränderten Bewusstseinszustand Trost spenden können.

Ein weiterer wichtiger Aspekt der Hygiene- und Komfortpflege betrifft die Begleitung der Familien. In einer Abteilung, in der es manchmal so aussieht, als würde die Technik das Menschliche überlagern, ist es von entscheidender Bedeutung, dass die Angehörigen sehen, dass ihrem Elternteil oder Verwandten aufmerksame und respektvolle Gesten zuteil werden. Die Sauberkeit, die Würde und der Komfort des Patienten sind sichtbare Elemente, die den Familien oftmals eine gewisse Beruhigung bringen und ihnen zeigen, dass ihr Angehöriger selbst in seinem kritischsten Zustand mit Sorgfalt und Mitgefühl behandelt wird. Diese Verbindung zwischen technischer Pflege und Menschlichkeit ist in der Intensivpflege von entscheidender Bedeutung, da sie das Vertrauen der Familien in das Pflegeteam stärkt.

- Vorbeugung von Druckgeschwüren und häufige Mobilisierung.

Die **Vermeidung von Druckgeschwüren** und die Durchführung **häufiger Mobilisationen** sind wesentliche Aspekte der Pflege von Patienten auf der Intensivstation, wo eine längere Immobilität oft unvermeidbar ist. Patienten, die in diese Stationen aufgenommen werden, befinden sich in der Regel in einem kritischen Zustand, sind oft bewusstlos, sediert oder aufgrund von medizinischen Geräten wie Beatmungsgeräten oder Kathetern immobilisiert. Diese Immobilität in Verbindung mit einer beeinträchtigten Blutzirkulation setzt sie einem hohen Risiko aus, Druckgeschwüre zu entwickeln, d. h. Verletzungen der Haut und des darunter liegenden Gewebes, die durch anhaltenden Druck auf bestimmte Körperteile verursacht werden. Wenn sie nicht verhindert werden, können Druckgeschwüre zu schwerwiegenden Komplikationen wie Infektionen und chronischen Schmerzen führen und sogar den Krankenhausaufenthalt verlängern oder die Genesung des Patienten gefährden.

Druckgeschwüre bilden sich vor allem an knöchernen Stellen, wo der Druck, den das Körpergewicht auf die Haut ausübt, nicht durch Bewegung oder Positionswechsel ausgeglichen wird. Zu den anfälligsten Stellen gehören die Fersen, die Hüften, das Gesäß, der untere Rücken und die Schulterblätter. In der Intensivpflege, wo Patienten lange Zeit bettlägerig sein können, kann der Druck auf diese Stellen dazu führen, dass die Blutzufuhr zum Gewebe unterbrochen wird, was zu irreversiblen Schäden führt. Die Vermeidung solcher Hautverletzungen wird daher zu einer Priorität für das Pflegeteam.

Häufige Mobilisierung der Patienten ist die wirksamste Strategie zur Vermeidung von Druckgeschwüren. Dies bedeutet, dass die Position des Patienten regelmäßig geändert wird, um den anhaltenden Druck auf die gefährdeten Stellen zu verringern und die Blutzirkulation anzuregen. In der Praxis bedeutet dies, dass das Pflegepersonal die Patienten alle zwei Stunden oder sogar noch häufiger neu positionieren muss, je nach Zustand des Patienten und den patientenspezifischen Empfehlungen. Diese scheinbar einfache Maßnahme erfordert jedoch große Aufmerksamkeit. Sie muss unbedingt sorgfältig durchgeführt werden, wobei Reibungen zu vermeiden sind, die die empfindliche Haut der Patienten schädigen könnten. Die Verwendung von Gleitlaken, Stützkissen oder speziellen Matratzen hilft, Hauttraumata bei Bewegungen zu begrenzen und den Druck gleichmäßig auf die gefährdeten Bereiche zu verteilen.

Die **Wahl von Stützvorrichtungen** wie Antidekubitusmatratzen und -kissen ist ebenfalls ein Schlüsselelement bei der Vermeidung von Druckgeschwüren. Diese speziellen Matratzen, die häufig mit Wechseldruck arbeiten oder aus viskoelastischen Materialien bestehen, verteilen den Druck auf eine größere Körperfläche und verhindern, dass bestimmte Bereiche zu lange die Last der Immobilisation tragen. Kissen, die unter den Fersen oder Hüften positioniert werden, entlasten den Druck auf diese speziellen Bereiche und ermöglichen es, die Patienten in einer bequemen Position zu halten, ohne dass sie dem Risiko von Hautverletzungen ausgesetzt sind. Ziel ist es, eine harmonische Druckverteilung zu erreichen, um Druckstellen zu reduzieren und gleichzeitig den Komfort des Patienten zu gewährleisten.

Neben der Mobilisierung und der Verwendung von Stützvorrichtungen ist es entscheidend, den Hautzustand **der Patienten** sorgfältig zu überwachen. Das Pflegepersonal sollte die gefährdeten Stellen regelmäßig auf erste Anzeichen von Druckgeschwüren wie anhaltende Rötung, Verhärtung der Haut oder Blasenbildung untersuchen. Rote Haut, die sich unter Druck nicht weiß färbt, ist oft das erste Anzeichen dafür, dass sich ein Dekubitus zu bilden beginnt. In diesem Stadium können schnelle Maßnahmen wie ein Positionswechsel, die Verwendung spezieller Schutzvorrichtungen oder eine verstärkte Hautpflege das Fortschreiten des Dekubitus verhindern. Feuchtigkeitscremes, Schutzpflaster oder Hautbarrierefolien werden verwendet, um die Haut zu stärken und sie vor Reibung oder Feuchtigkeit zu schützen, die das Risiko eines Dekubitus erhöhen können.

Eine weitere wirksame Methode zur Dekubitusprophylaxe ist die **aktive Mobilisierung**, sofern sie möglich ist. Wenn es der Zustand des Patienten zulässt, fördert das Intensivpflegeteam in Zusammenarbeit mit den Physiotherapeuten passive oder aktive Bewegungen. Selbst begrenzte Bewegungen, wie das leichte Anheben der Arme oder Beine, können dazu beitragen, die Blutzirkulation anzuregen und Komplikationen durch Immobilisierung zu verhindern. Bei beatmeten oder sedierten Patienten können passive Mobilisierungstechniken vom Pflegepersonal eingesetzt werden, um die Muskeln und Gelenke zu stimulieren, Steifheit zu verhindern und die Durchblutung zu verbessern.

Die Prävention von Druckgeschwüren beschränkt sich nicht auf die Mobilisierung. Sie ist Teil eines umfassenderen Ansatzes, der auf die Aufrechterhaltung eines **gesunden Hautmilieus** abzielt. Dazu gehört auch der Umgang mit Feuchtigkeit, die ein Hauptrisikofaktor für die Entstehung von Druckgeschwüren ist. Feuchtigkeit, die durch Schwitzen, Inkontinenz oder das Austreten von Körperflüssigkeiten entsteht, schwächt die Haut und macht sie anfälliger für Verletzungen. In der Intensivpflege sind Patienten häufig mit solchen Situationen konfrontiert, z. B. durch Blasenkatheter oder Hautschnitte. Die Einführung strenger Hygieneprotokolle, wie das häufige Wechseln saugfähiger Einlagen, das sorgfältige Abtrocknen feuchter Stellen und die Anwendung von Hautbarrieren, ist für die Gesunderhaltung der Haut und die Vermeidung von Komplikationen von entscheidender Bedeutung.

Schließlich ist die **Schulung des Pflegepersonals** in bewährten Verfahren zur Vermeidung von Druckgeschwüren ein entscheidender Erfolgsfaktor. Krankenschwestern, Pflegehelfer und Physiotherapeuten sollten über die Bedeutung von Mobilisierung, Hautüberwachung und der Verwendung von Anti-Dekubitus-Produkten aufgeklärt werden. Diese regelmäßige Schulung sorgt für einheitliche Vorgehensweisen und stellt sicher, dass jeder Patient die besten Präventionsstrategien erhält. Die Teams müssen außerdem effektiv miteinander kommunizieren, um Positionswechsel, Hautüberwachung und angemessene Pflege zu koordinieren.

- Überwachung der Vitalzeichen: Blutdruckmessung, Sauerstoffsättigung, Temperatur

Die **Überwachung der Vitalzeichen** ist eine der grundlegenden Säulen bei der Betreuung von Patienten auf der Intensivstation. Diese Messungen ermöglichen es, den klinischen Zustand der Patienten in Echtzeit zu verfolgen und frühe Anzeichen einer Verschlechterung zu erkennen, wodurch dem Pflegepersonal die Möglichkeit gegeben wird, schnell einzugreifen, um schwerwiegende Komplikationen zu verhindern. Vitalzeichen wie **Blutdruck**, **Sauerstoffsättigung** und **Körpertemperatur** liefern wichtige Informationen über die Kreislauf-, Atmungs- und Wärmeregulierungsfunktionen des Patienten. Ihre strenge Überwachung ist auf der Intensivstation eine ständige Priorität, da sie das Gleichgewicht der Vitalfunktionen in einer Umgebung aufrechterhält, in der alles sehr schnell kippen kann.

Die **Messung des Blutdrucks** ist ein Schlüsselelement dieser Überwachung. Sie misst den Druck, den das Blut bei jedem Herzschlag auf die Wände der Arterien ausübt. Der Blutdruck spiegelt die Effizienz des Herzens beim Pumpen von Blut und dessen Verteilung auf die lebenswichtigen Organe sowie den Zustand der Blutgefäße und ihre Fähigkeit, den Blutfluss zu regulieren, wider. Ein zu niedriger Blutdruck (Hypotonie) kann auf einen Schockzustand hindeuten, sei er septisch, hämorrhagisch oder kardiogen, was zu einer unzureichenden Perfusion von Organen und Geweben führt, was schnell ein Multiorganversagen zur Folge haben kann. Umgekehrt kann ein zu hoher Blutdruck (Hypertonie) das Herz und die Gefäße überlasten, was das Risiko von Schlaganfällen oder Herzversagen erhöht.

Auf der Intensivstation wird der Blutdruck häufig kontinuierlich mithilfe von Arterienkathetern überwacht, die eine Echtzeitmessung des Blutdrucks ermöglichen. Diese Geräte sind entscheidend für die genaue Anpassung von Behandlungen, insbesondere von Infusionen mit vasoaktiven Medikamenten, die den Blutdruck unterstützen sollen, wie Noradrenalin oder Dopamin. Die kontinuierliche Überwachung ermöglicht es auch, sofort auf Schwankungen zu reagieren, indem die Medikamentendosierung angepasst oder die Menge der verabreichten Flüssigkeiten zur Stabilisierung des Patienten angepasst wird. Präzision und schnelles Handeln sind hier entscheidend, da plötzliche Blutdruckschwankungen schwerwiegende Folgen haben können, vor allem bei Patienten, deren Organe bereits geschwächt sind.

Die **Sauerstoffsättigung** (SpO2) ist ein weiterer lebenswichtiger Parameter, der genau überwacht werden muss, da er den Sauerstoffgehalt des Blutes angibt. Sie spiegelt die Fähigkeit der Lunge wider, Sauerstoff aus der Luft aufzunehmen und in das Blut zu übertragen, was ein überlebenswichtiger Prozess ist. Eine normale Sauerstoffsättigung liegt normalerweise zwischen 95 % und 100 %. Fällt der Wert unter diesen Bereich, bedeutet dies, dass Gewebe und Organe nicht ausreichend mit Sauerstoff versorgt werden, was schnell zu irreversiblen Schäden führen kann, insbesondere im Gehirn und im Herzen. Eine zu niedrige Sättigung kann auf eine Ateminsuffizienz, eine Lungenentzündung, ein Lungenödem oder eine Lungenembolie hindeuten - alles Zustände, die ein sofortiges Eingreifen erfordern.

Die Sauerstoffsättigung wird nicht invasiv mit einem Pulsoximeter überwacht. Dieses kleine Gerät, das an der Fingerspitze oder am Ohrläppchen angebracht wird, misst die Menge an Sauerstoff, die durch das Hämoglobin im Blut transportiert wird. In der Intensivpflege erfolgt diese Messung häufig kontinuierlich, sodass der Atemzustand des Patienten in Echtzeit beurteilt werden kann. Wenn die Sauerstoffsättigung sinkt, kann das Pflegepersonal schnell die Parameter der mechanischen Beatmung anpassen oder die dem Patienten verabreichte Sauerstoffzufuhr erhöhen. Gleichzeitig ist es von entscheidender Bedeutung, die Ursache der Entsättigung zu identifizieren, um sie gezielt zu behandeln, sei es mit Antibiotika bei einer Lungeninfektion, Diuretika bei einem Lungenödem oder anderen spezifischen Maßnahmen.

Schließlich ist die **Körpertemperatur** ein grundlegender Indikator für den Gesundheitszustand eines Patienten, insbesondere in der Intensivpflege. Die Körpertemperatur spiegelt das ordnungsgemäße Funktionieren der Wärmeregulationsmechanismen des Körpers wider und kann ein wichtiger Marker für eine Infektion, Entzündung oder Stoffwechselstörung sein. Fieber (Hyperthermie) kann auf eine Infektion, eine Sepsis oder eine systemische Entzündungsreaktion hinweisen. Es erfordert eine gründliche Untersuchung und eine angemessene Behandlung, da eine zu hohe Körpertemperatur schwerwiegende Folgen haben kann, insbesondere für das Gehirn und das Herz-Kreislauf-System. Fiebersenkende Mittel wie Paracetamol können verabreicht werden, um das Fieber zu senken, während Antibiotika verschrieben werden, wenn eine Infektion vermutet oder bestätigt wird.

Umgekehrt kann ein anormaler Temperaturabfall (Hypothermie) bei Patienten im Schockzustand, nach einem schweren Trauma oder bei Patienten, die über längere Zeit sediert oder beatmet werden, auftreten. Eine Hypothermie kann den Zustand des Patienten verschlechtern, indem sie die Durchblutung der Organe verringert und die lebenswichtigen Funktionen beeinträchtigt. Sie muss rasch korrigiert werden, in der Regel mit Hilfe von Heizdecken, warmen Flüssigkeiten oder anderen Methoden zur Wiederherstellung einer normalen Körpertemperatur. Eine strenge Überwachung der Temperatur hilft also, solche Störungen, die schnell lebensbedrohlich werden können, zu erkennen und zu verhindern.

Die Arbeit in der Zusammenarbeit

- Interaktion mit Krankenschwestern: Befolgung von Anweisungen, Weitergabe entscheidender Informationen.

Die **Interaktion mit den** Krankenschwestern auf der Intensivstation ist ein zentraler Aspekt bei der Betreuung kritischer Patienten und beruht auf einer reibungslosen Kommunikation, einer sorgfältigen Informationsweitergabe und einer genauen Befolgung der medizinischen Anweisungen. In einer Umgebung, in der jeder Handgriff und jede Entscheidung unmittelbare Auswirkungen auf die Gesundheit und das Überleben des Patienten haben kann, ist die Qualität der Koordination zwischen Pflegekräften, Krankenschwestern und dem gesamten Pflegeteam von entscheidender Bedeutung. Als Dreh- und Angelpunkt der Intensivpflege spielen die Krankenschwestern eine entscheidende Rolle bei der kontinuierlichen Überwachung der Patienten und der Anpassung der Pflege an die Entwicklung des klinischen Zustands. Ihre Interaktion mit den anderen Teammitgliedern, insbesondere den Pflegekräften, beruht auf gegenseitigem Vertrauen und dem ständigen Austausch von entscheidenden Informationen.

Eine der wichtigsten Aufgaben von Krankenschwestern und Krankenpflegern in der Intensivpflege besteht darin, die von den Ärzten erteilten **medizinischen Anweisungen zu befolgen**. Diese Anweisungen können die medikamentöse Behandlung, die Anpassung von Infusionen, die Überwachung der Vitalfunktionen oder die Vorbereitung des Patienten auf eine Untersuchung oder einen Eingriff umfassen. Die Krankenschwester ist dafür verantwortlich, diese Richtlinien konsequent umzusetzen und gleichzeitig die gesamte Pflege des Patienten zu beaufsichtigen. Dabei wird sie oft von Krankenpflegehelfern unterstützt, die ihr bei der Grundpflege und bei bestimmten technischen Aufgaben helfen.

Das **Befolgen von Anweisungen äußert** sich in alltäglichen Handlungen, die zwar manchmal als einfach empfunden werden, in Wirklichkeit aber für das Wohlbefinden des Patienten und den reibungslosen Ablauf der Behandlung entscheidend sind. Wenn ein Arzt beispielsweise eine Änderung in der Behandlung eines Patienten anordnet, z. B. die Erhöhung der Dosis eines Medikaments oder die Änderung der Körperhaltung des Patienten, um die Atmung zu verbessern, muss die Krankenschwester sicherstellen, dass diese Anweisungen schnell und korrekt ausgeführt werden. Die Pflegehilfskräfte, die in direkter Verbindung mit den Krankenschwestern stehen, spielen in diesem Prozess eine Schlüsselrolle. Sie helfen bei der Umsetzung der Anweisungen, indem sie bei der Neupositionierung des Patienten, der Überwachung der Vitalfunktionen oder der Hygiene des Patienten behilflich sind. Die Informationsweitergabe zwischen Krankenschwestern und Pflegehelfern ist daher von entscheidender Bedeutung, um sicherzustellen, dass alles pünktlich und gemäß den festgelegten Protokollen durchgeführt wird.

Einer der wichtigsten Aspekte der Interaktion mit Krankenpflegern ist die **Weitergabe entscheidender Informationen** über den Zustand des Patienten. In der Intensivpflege verbringen Pflegehilfskräfte viel Zeit am Krankenbett, sodass sie subtile Veränderungen im Zustand des Patienten schnell erkennen können. Dabei kann es sich um so unterschiedliche Anzeichen handeln wie eine veränderte Hautfarbe, eine Veränderung des Bewusstseinszustands, ungewöhnliche Unruhe oder zunehmende Schmerzen. Auch wenn diese Veränderungen geringfügig erscheinen mögen, können sie erste Hinweise auf eine tiefer gehende Verschlechterung des Zustands des Patienten sein. Da die Pflegekraft auf solche Details achtet, muss sie jede Anomalie sofort der Krankenschwester melden.

Diese **Informationsweitergabe** ist ein Schlüsselelement für die Vermeidung von Komplikationen und für die Reaktionsfähigkeit des Pflegeteams. Wenn ein Pfleger beispielsweise bemerkt, dass die Atmung eines Patienten unregelmäßig wird oder sein Bewusstsein beeinträchtigt zu sein scheint, muss er sofort die

Krankenschwester informieren, die dann geeignete Maßnahmen ergreifen kann, z. B. die Einstellungen des Beatmungsgeräts anpassen, die Vitalfunktionen überprüfen oder ggf. den Arzt alarmieren. Die Fähigkeit, in solchen Situationen effektiv und schnell zu kommunizieren, ist von entscheidender Bedeutung, da sie es ermöglicht, potenzielle Ausfälle zu antizipieren und einzugreifen, bevor die Situation kritisch wird.

Krankenschwestern spielen auch eine zentrale Rolle bei der **Ausbildung und Beaufsichtigung von Pflegekräften**, indem sie dafür sorgen, dass diese die patientenbezogenen Anweisungen und Protokolle richtig verstehen. In der Intensivpflege ist jeder Patient einzigartig und die Pflege muss auf die jeweilige Erkrankung, das Alter, den Bewusstseinszustand und die laufenden Behandlungen abgestimmt werden. Die Krankenschwester leitet mit ihrem Fachwissen die Pflegehilfskräfte an, damit diese ihre Praxis an die besonderen Bedürfnisse jedes einzelnen Patienten anpassen. Diese Interaktion führt zu einem ständigen Informationsaustausch, praktischen Ratschlägen und manchmal auch zu Anpassungen der Arbeitsmethoden.

Darüber hinaus fungieren Krankenschwestern häufig als **Vermittlerinnen** zwischen Pflegekräften und Ärzten, indem sie die gesammelten Informationen an die Pflegekräfte weitergeben oder medizinische Entscheidungen klar und detailliert erläutern. Sie sorgen dafür, dass die Pflegehilfskräfte über alle Informationen verfügen, die sie benötigen, um die klinische Situation richtig zu verstehen und die Pflege entsprechend anzupassen. Diese Interaktion ist entscheidend, um eine kontinuierliche Pflege zu gewährleisten und sicherzustellen, dass alle Teammitglieder eine gemeinsame Vorstellung von den Prioritäten und den zu erreichenden Zielen haben.

Die **mündlichen Übermittlungen** zu Beginn und am Ende der Schicht sind ebenfalls ein Schlüsselmoment dieser Interaktion. Die Krankenschwestern und -pfleger gehen gemeinsam mit den Pflegehelfern den Zustand jedes Patienten, die geleistete Pflege, wichtige Beobachtungen und die Anweisungen für die nächste Schicht durch. Diese Übergaben sind wichtig, um die Kontinuität der Pflege zu wahren und sicherzustellen, dass alle relevanten Informationen weitergegeben werden. Sie ermöglichen es dem eintreffenden Team, sich einen vollständigen und aktuellen Überblick über den Zustand des Patienten zu verschaffen, so dass die Pflege angepasst und die Prioritäten beachtet werden können.

- ○ Teilnahme am Umgang mit intubierten und beatmeten Patienten.

Die **Betreuung intubierter und beatmeter Patienten** auf der Intensivstation ist eine komplexe Aufgabe, die eine sorgfältige Koordination zwischen allen Mitgliedern des Pflegeteams erfordert und bei der Pflegehilfskräfte eine grundlegende Rolle spielen. Diese Patienten befinden sich oft in einem kritischen Zustand, können nicht selbstständig atmen und sind auf mechanische Beatmungsgeräte angewiesen, um eine ausreichende Sauerstoffversorgung ihrer lebenswichtigen Organe zu gewährleisten. Durch die Intubation, bei der ein Schlauch in die Luftröhre eingeführt wird, um einen Atemweg offen zu halten, können diese Patienten an ein mechanisches Beatmungsgerät angeschlossen werden, das ihre Atmung reguliert. Dieses Verfahren rettet Leben, erfordert jedoch eine ständige Überwachung und Pflege, zu der Pflegekräfte einen wesentlichen Beitrag leisten.

Wenn ein Patient intubiert und beatmet wird, ist es für das Pflegeteam oberste Priorität, dafür zu sorgen, dass der Endotrachealtubus richtig sitzt und die Atemwege frei bleiben. Das Pflegepersonal spielt unter der Aufsicht von Krankenschwestern und Ärzten eine Schlüsselrolle bei der täglichen Überwachung dieses Geräts. Dazu gehört, dass sie regelmäßig überprüfen, ob sich der Tubus nicht verschoben hat, ob die Klammern, die ihn an Ort und Stelle halten, richtig sitzen und ob der Mund und die Atemwege des Patienten frei sind.

Pflegehilfskräfte sind häufig für die Mundhygiene zuständig, ein entscheidender Aspekt bei der Vermeidung von Lungeninfektionen, insbesondere der beatmungsassoziierten Pneumonie, einer häufigen Komplikation bei diesen Patienten. Indem sie den Mund regelmäßig reinigen und Sekrete absaugen, verhindern sie, dass sich Schleim und Bakterien ansammeln, die in die Lunge wandern könnten.

Die **Überwachung der mechanischen Beatmung** selbst ist ebenfalls eine wesentliche Aufgabe, an der Pflegehilfskräfte aktiv beteiligt sind. Obwohl die Einstellung und Anpassung des Beatmungsgeräts in der Verantwortung von Krankenschwestern und Ärzten liegt, spielen Pflegehilfskräfte eine wichtige Rolle, indem sie auf äußere Anzeichen des Patienten achten, die auf einen Systemausfall oder eine Verschlechterung des Atemzustands hindeuten können. Beispielsweise kann ein Patient, der beginnt, Anzeichen von Unruhe, Zyanose (eine bläuliche Verfärbung der Haut aufgrund von Sauerstoffmangel) oder eine Zunahme der Atembewegungen zu zeigen, auf ein Problem mit der Beatmung hinweisen. In solchen Fällen ist es von entscheidender Bedeutung, dass die Pflegekraft sofort die Krankenschwester oder den Arzt alarmiert, damit schnell eingegriffen werden kann. Ihre ständige Anwesenheit am Krankenbett macht sie zu den ersten Zeugen für die Warnzeichen einer Atemwegskomplikation.

Neben der technischen Überwachung ist der Pflegehelfer auch an **der Beurteilung des Komforts des beatmeten Patienten** beteiligt. Dieser Aspekt ist oft schwer zu erfassen, da diese Patienten, die oft sediert oder bewusstlos sind, ihr Unbehagen nicht verbal ausdrücken können. Die mechanische Beatmung ist zwar für ihr Überleben notwendig, kann aber eine stressige und unbequeme Erfahrung sein. Die Pflegekräfte achten daher in Zusammenarbeit mit den Krankenschwestern und pflegern- auf indirekte Indikatoren für Schmerzen oder Unbehagen, wie unwillkürliche Bewegungen, Veränderungen des Blutdrucks oder der Herzfrequenz oder Gesichtsausdrücke, die auf Unbehagen hindeuten können. Auf der Grundlage dieser Beobachtungen können sie Anpassungen der Sedierung vorschlagen oder eine weitere medizinische Untersuchung veranlassen.

Die längere Immobilität intubierter Patienten stellt auch Herausforderungen bei der **Prävention von bettlägerigkeitsbedingten Komplikationen** wie Dekubitus und Blutstauung dar. Pflegehilfskräfte spielen eine zentrale Rolle bei der passiven Mobilisierung intubierter und beatmeter Patienten. Sie achten darauf, die Position des Patienten regelmäßig zu verändern, um die Entstehung von Druckgeschwüren zu vermeiden, und achten darauf, dass die Positionierung des Endotrachealtubus oder anderer medizinischer Geräte nicht gestört wird. In Zusammenarbeit mit Krankenschwestern und Physiotherapeuten helfen sie auch bei der Mobilisierung der Gliedmaßen des Patienten, selbst wenn dieser bewusstlos ist, um die Blutzirkulation anzuregen und Thrombosen vorzubeugen. Diese Mobilisierungspflege ist entscheidend, um die Genesung des Patienten zu verbessern und Komplikationen, die durch längere Immobilität entstehen, zu minimieren.

Neben diesen physischen und technischen Aufgaben ist die **menschliche Beziehung**, die Pflegehilfskräfte mit intubierten Patienten pflegen, ein oft unterschätzter, aber entscheidender Faktor für deren Genesung. Selbst Patienten, die tief sediert oder bewusstlos sind, können gewisse Interaktionen wahrnehmen, und es ist erwiesen, dass sich verbale Kommunikation und Stimulation positiv auf ihren Allgemeinzustand auswirken können. Pflegehelfer sind den Patienten oft am nächsten, sprechen sanft mit ihnen, um zu erklären, was vor sich geht, und beruhigen sie mit einer ruhigen, wohlwollenden Präsenz. Diese Aufmerksamkeit für den menschlichen Aspekt der Pflege hilft, die Würde des Patienten zu bewahren, selbst wenn er völlig von Maschinen abhängig ist.

Die **enge Zusammenarbeit mit den anderen Teammitgliedern** ist bei der Betreuung intubierter Patienten von entscheidender Bedeutung. Pflegehilfskräfte müssen mit Krankenschwestern und Ärzten harmonisch zusammenarbeiten, um sicherzustellen, dass die Pflege koordiniert wird und jeder Aspekt der Patientenversorgung abgedeckt ist. Beispielsweise müssen sie vor jeder Intervention, wie der Neupositionierung des Patienten oder der Durchführung einer Hygienepflege, mit der Krankenschwester kommunizieren, um sicherzustellen, dass die Einstellungen des Beatmungsgeräts angepasst sind und der Zustand des Patienten diese Pflege sicher zulässt. Diese Koordination ist besonders wichtig bei komplexen Eingriffen wie trachealen Absaugungen, die mit großer Vorsicht durchgeführt werden müssen, um Traumata oder Infektionen zu vermeiden.

- ◦ Verwaltung von medizinischem Material: Hilfe bei der Vorbereitung, Pflege, Desinfektion.

Die **Verwaltung von medizinischem Material** auf der Intensivstation ist eine wichtige Aufgabe, die Gründlichkeit, Organisation und Genauigkeit erfordert. In einer Umgebung, in der jedes Gerät für den Patienten lebenswichtig sein kann, ist ein effektives Materialmanagement - von der Vorbereitung über die Pflege bis hin zur Desinfektion - von entscheidender Bedeutung, um die Sicherheit der Pflege zu gewährleisten und Komplikationen vorzubeugen. Pflegehilfskräfte sind zwar nicht immer für die technischsten Aspekte zuständig, spielen aber eine entscheidende Rolle bei dieser Verwaltung, indem sie Krankenschwestern und andere Mitglieder des Pflegeteams bei jedem Schritt des Prozesses unterstützen.

Die **Vorbereitung der medizinischen Ausrüstung** ist ein grundlegender erster Schritt, der die Qualität der Pflege bestimmt. In der Intensivpflege werden oft hoch entwickelte Geräte verwendet, die jederzeit einsatzbereit sein müssen, insbesondere in Notfallsituationen. Ob es sich um eine geplante Maßnahme wie den Wechsel einer Infusion oder das Absaugen einer Trachealkanüle oder um einen unvorhergesehenen Notfall handelt, der Pflegehelfer hat eine Schlüsselrolle bei der Bereitstellung der Ausrüstung. Um beispielsweise eine

Hygienebehandlung bei einem intubierten Patienten vorzubereiten, muss die Pflegekraft dafür sorgen, dass alles Notwendige griffbereit ist: Desinfektionstücher, Handschuhe, Absaugkatheter, antiseptische Lösungen. Dasselbe gilt für komplexere technische Handlungen, bei denen Materialien wie Infusionsspritzen, Katheter oder Sonden ordentlich angeordnet und für den schnellen Einsatz bereit sein müssen.

Diese Vorbereitung erfordert genaue Kenntnisse der Protokolle und der Funktionsweise der einzelnen Geräte. Beispielsweise muss der Pflegehelfer wissen, wie bestimmte Geräte wie Infusionspumpen oder Sonden für die enterale Ernährung zusammengebaut werden müssen, wobei er die Anweisungen akribisch befolgen muss, um sicherzustellen, dass sie ordnungsgemäß funktionieren. Eine falsche Vorbereitung kann die Sicherheit des Patienten gefährden und eine entscheidende Behandlung verzögern. Daher arbeitet der Pflegehelfer eng mit Krankenschwestern zusammen, um sicherzustellen, dass alles in Ordnung ist, bevor er mit einer Behandlung beginnt.

Die **Wartung der medizinischen Geräte** ist ein weiterer grundlegender Aspekt des Managements in der Intensivpflege. Die verwendeten Geräte, seien es Monitore, Beatmungsgeräte oder Infusionspumpen, werden ständig beansprucht und eine regelmäßige Wartung ist entscheidend, um ihre Funktionsfähigkeit zu gewährleisten. Die Pflegekräfte sind an dieser Wartung beteiligt, indem sie darauf achten, dass jedes Gerät gemäß den Protokollen verwendet wird und regelmäßig auf Anzeichen einer Fehlfunktion überprüft wird. Beispielsweise müssen Infusionspumpen, die Medikamente in genauen Dosen verabreichen, regelmäßig überprüft werden, um sicherzustellen, dass die Durchflussrate korrekt ist und das Gerät keine mechanischen Defekte aufweist.

Während die Wartung komplexerer Geräte, wie z. B. Beatmungsgeräte, in der Regel von spezialisierten Technikern durchgeführt wird, achten Pflegehilfskräfte auf die ordnungsgemäße Verwendung dieser Geräte und melden umgehend alle Unregelmäßigkeiten, die bei der Verwendung dieser Geräte beobachtet werden. Darüber hinaus helfen sie bei der täglichen Überprüfung einfacherer Geräte wie Sonden, Katheter oder Sauerstoffmasken, um sicherzustellen, dass sie in gutem Zustand sind und keine Gefahr für den Patienten darstellen. Die vorbeugende Wartung, die auch den Austausch abgenutzter Teile oder die Überprüfung der Bestände an Verbrauchsmaterialien umfasst, ist Teil der täglichen Routine und jede Abweichung muss schnell gemeldet werden, um Komplikationen zu vermeiden.

Die **Desinfektion von medizinischem Material** ist eine dritte Säule des Materialmanagements in der Intensivpflege. In dieser Abteilung, in der die Patienten häufig immunsupprimiert oder infektionsanfällig sind, ist eine gründliche Desinfektion des Materials unerlässlich, um nosokomiale Infektionen zu verhindern. Die Pflegekräfte spielen in diesem Prozess eine entscheidende Rolle, indem sie die Desinfektionsprotokolle genau einhalten und für eine einwandfreie Hygiene der Geräte sorgen. Wiederverwendbare Geräte wie Sonden oder Überwachungsgeräte müssen nach jedem Gebrauch gründlich mit geeigneten Desinfektionslösungen gereinigt werden, um jegliches Kontaminationsrisiko auszuschließen.

Die Desinfektion bezieht sich nicht nur auf das Material, das direkt für die Pflege verwendet wird, sondern auch auf Oberflächen und Zubehör in der Nähe des Patienten. Beispielsweise müssen Pflegewagen, Arbeitsflächen und sogar die Türgriffe in den Zimmern regelmäßig gereinigt werden, um die Ausbreitung von Keimen zu verhindern. Pflegekräfte achten auch darauf, dass sterile Materialien wie Verbände oder Spritzen ordnungsgemäß gelagert und so gehandhabt werden, dass sie vor ihrer Verwendung nicht kontaminiert werden.

Zur Verwaltung der Ausrüstung gehört auch die Einhaltung der **Entsorgungsprotokolle** für Einweggeräte. In einer so sensiblen Abteilung wie der Intensivstation müssen bestimmte Materialien wie Nadeln, Spritzen oder Schläuche unmittelbar nach der

Verwendung in speziellen Behältern für medizinische Abfälle entsorgt werden. Die Pflegekräfte sorgen durch die Einhaltung strenger Protokolle dafür, dass diese Materialien sicher und vorschriftsmäßig entsorgt werden und minimieren so das Risiko einer Kreuzkontamination oder versehentlicher Verletzungen durch verschmutzte Materialien.

Ein weiterer Aspekt, bei dem Pflegehilfskräfte eine wichtige Rolle spielen, ist schließlich die **Verwaltung des Materialbestands**. In der Intensivpflege ist ein ausreichender Vorrat an medizinischem Material unerlässlich, um den Bedürfnissen der Patienten, insbesondere in Notfällen, gerecht zu werden. Pflegeassistenten stellen sicher, dass die Vorräte an Verbrauchsmaterialien wie Infusionen, Verbandsmaterial oder Beatmungsgeräten gut bestückt und bei Bedarf sofort verfügbar sind. Sie beteiligen sich an der Vorratsverwaltung, indem sie auf potenzielle Versorgungslücken hinweisen und dafür sorgen, dass die Pflegewagen stets bereitstehen und gut ausgestattet sind, um auf unvorhergesehene Situationen reagieren zu können.

Umgang mit Notfallsituationen

- Die Rolle der Pflegekraft bei der kardiorespiratorischen Reanimation.

Bei einer **Herz-Lungen-Wiederbelebung** (HLW) ist die Rolle des Pflegehelfers entscheidend, um eine schnelle, effektive und gut koordinierte Intervention zu gewährleisten. Wenn das Leben eines Patienten auf dem Spiel steht, spielt jedes Mitglied des Pflegeteams eine entscheidende Rolle. Obwohl Ärzte und Krankenschwestern häufig die medizinischen Maßnahmen leiten, leisten Pflegehelferinnen und Pflegehelfer die unverzichtbare Unterstützung, die den gesamten Prozess reibungslos ablaufen lässt. HLW ist eine Notfallsituation, in der das Herz des Patienten aufhört zu schlagen oder die Atmung aussetzt und sofortiges

Handeln erforderlich ist, um den Blutkreislauf und die Sauerstoffversorgung lebenswichtiger Organe, insbesondere des Gehirns, wiederherzustellen.

Sobald ein Herz-Lungen-Stillstand vermutet oder festgestellt wird, muss der Pflegehelfer, der oft als Erster vor Ort ist, **unverzüglich reagieren**. Seine erste Aufgabe besteht darin, rasch die Vitalzeichen zu überprüfen, d. h., ob ein fühlbarer Puls oder eine Atmung vorhanden ist. Wenn sich der Herzstillstand bestätigt, alarmiert der Pflegehelfer sofort das Pflegeteam, indem er das dafür vorgesehene Notfallsystem auslöst. In einer Abteilung wie der Intensivstation muss diese Handlung nahezu instinktiv erfolgen, da jede verlorene Sekunde die Überlebenschancen des Patienten verringert.

In den folgenden Sekunden kann der Helfer aufgefordert werden, die **Herzdruckmassage** einzuleiten, wenn kein anderes Teammitglied sofort verfügbar ist. Diese Notfallmaßnahme ist kritisch, um einen minimalen Blutfluss zu den lebenswichtigen Organen, insbesondere zum Gehirn, aufrechtzuerhalten, bis ein vollständiges Team eintrifft, um den Patienten zu versorgen. Bei der Herzdruckmassage wird der Brustkorb des Patienten rhythmisch zusammengedrückt, um mechanisch einen vorübergehenden Blutfluss zu bewirken. Diese Maßnahme erfordert Kraft und Ausdauer, da sie in einem bestimmten Rhythmus und mit dem richtigen Druck ausgeführt werden muss, um wirksam zu sein, und das oft über viele Minuten hinweg. Ein in Wiederbelebung geschulter Pflegehelfer ist in der Lage, diese Handlung korrekt auszuführen, bis er von einer anderen Pflegekraft abgelöst wird.

Gleichzeitig oder nach dem Beginn der Herzdruckmassage sorgt der Helfer dafür, dass **die Ausrüstung für die Wiederbelebung vorbereitet wird**. Er stellt sicher, dass die notwendigen Materialien wie Notfallwagen, Defibrillator, Spritzen und die für die Wiederbelebung verwendeten Medikamente für das medizinische Team griffbereit sind. In der Intensivpflege, wo jede Sekunde kostbar ist, kann die Schnelligkeit und Verfügbarkeit der

Ausrüstung über den Erfolg der Wiederbelebung entscheiden. Der Pflegehelfer muss daher genau wissen, wo sich die einzelnen Ausrüstungsgegenstände befinden, und in der Lage sein, sie schnell und effizient zum Ärzteteam zu bringen.

Der Pflegehelfer kann auch mit der **Vorbereitung des Defibrillators** betraut werden, eines Geräts, das bei Herzstillstand aufgrund von Rhythmusstörungen wie Kammerflimmern von entscheidender Bedeutung ist. Wenn der Defibrillator eingesetzt wird, unterstützt die Pflegekraft die Krankenschwester oder den Arzt, indem sie die Elektroden auf dem Brustkorb des Patienten positioniert und dafür sorgt, dass niemand den Patienten berührt, wenn der Schock abgegeben wird. Dieser Schritt ist entscheidend, da die Defibrillation oft die einzige Maßnahme ist, die einen normalen Herzrhythmus wiederherstellen kann.

Parallel dazu kümmert sich der Pflegehelfer auch um **die Gestaltung** der **Umgebung**, um den anderen Teammitgliedern das Eingreifen zu erleichtern. Dazu kann es gehören, den Patienten neu zu lagern, unwichtige Geräte zu entfernen, die die Wiederbelebung behindern könnten, oder dafür zu sorgen, dass das Bett ausreichend zugänglich ist, um eine wirksame manuelle Beatmung und eine gute Herzmassage zu ermöglichen. Außerdem kann der Pfleger, wenn Angehörige anwesend sind, diese aus dem Raum begleiten und ihnen gleichzeitig emotionale Unterstützung in einem äußerst schwierigen Moment bieten.

Während der Reanimation kann der Pflegehelfer gebeten werden, **bei der Beatmung des Patienten zu helfen**, indem er die Maske der manuellen Überdruckbeatmung (Ambu) hält, während die Krankenschwester oder der Arzt den Patienten beatmet. Die Beatmung ist entscheidend, um die Sauerstoffversorgung der Organe aufrechtzuerhalten, und muss mit der Herzdruckmassage synchronisiert werden. Eine gute Koordination ist entscheidend für die Wirksamkeit der Wiederbelebung.

Koordination und Kommunikation sind ebenfalls Schlüsselaspekte der Rolle des Helfers während einer HLW.

Häufig ist er derjenige, der die Informationen über das Geschehen an das übrige Team weitergibt, indem er die Krankenschwester oder den Arzt über die vor dem Herz-Lungen-Stillstand beobachteten Anzeichen oder Details zu bereits durchgeführten Maßnahmen informiert. Diese schnelle und genaue Informationsweitergabe ermöglicht es dem Team, die klinische Gesamtsituation zu verstehen und die Maßnahmen entsprechend anzupassen.

Schließlich ist der Pflegehelfer nach Abschluss der Reanimation - ob erfolgreich oder nicht - an **der Nachsorgephase** beteiligt, in der er hilft, den Patienten zu stabilisieren, wenn dieser wieder Herz- und Atemtätigkeiten aufnimmt, oder den Körper und den Raum vorzubereiten, wenn die Reanimation fehlschlägt. Dazu kann es gehören, die verwendeten Materialien zu reinigen, die Geräte wieder an ihren Platz zu stellen oder den Patienten für weitere Untersuchungen vorzubereiten, wenn er überlebt hat. Bei einem tödlichen Ausgang kann der Pflegehelfer auch an der Versorgung des Leichnams beteiligt sein und gleichzeitig den Familien psychologische Unterstützung bieten.

- Anpassung der eigenen Praxis angesichts einer sich entwickelnden Situation.

Die Fähigkeit, **seine Praxis angesichts einer sich verändernden Situation anzupassen**, ist eine grundlegende Kompetenz für alle Angehörigen der Gesundheitsberufe, insbesondere auf der Intensivstation, wo der Zustand der Patienten schnell kippen kann. Die Entwicklung einer klinischen Situation erfordert nicht nur eine sofortige Reaktionsfähigkeit, sondern auch die Fähigkeit, Handlungen zu antizipieren, zu analysieren und an die sich ändernden Bedürfnisse des Patienten anzupassen. Für eine Pflegekraft ist diese Anpassungsfähigkeit von entscheidender Bedeutung, da sie eine angemessene Pflege ermöglicht, Komplikationen vorbeugt und in Zusammenarbeit mit dem medizinischen Team eine kohärente Pflege sicherstellt.

Auf der Intensivstation befinden sich die Patienten oft in einem kritischen Zustand, der sich von einem Moment auf den anderen ändern kann. Ein zunächst stabiler Zustand kann sich innerhalb von Minuten verschlechtern, sei es aufgrund einer Infektion, eines Atemproblems, eines Herzversagens oder einer unvorhergesehenen Komplikation. Angesichts dessen muss der Pfleger auf die kleinsten klinischen Anzeichen und Verhaltensweisen des Patienten achten, die auf eine Verschlechterung hindeuten könnten. Beispielsweise können eine Veränderung der Hautfarbe, plötzliche Unruhe, ein veränderter Atemrhythmus oder ein verändertes Bewusstsein erste Anzeichen für eine Verschlechterung sein. In der Lage zu sein, diese Veränderungen zu erkennen und sie sofort der Krankenschwester oder dem Arzt zu melden, ist ein entscheidender erster Anpassungsreflex.

Die Anpassung der Praxis beschränkt sich nicht auf das Erkennen von Anzeichen einer Verschlechterung. Sie bedeutet auch, **die Pflege an** den sich verändernden Zustand des Patienten anzupassen. Wenn ein Patient beispielsweise Anzeichen von Atemnot zeigt, muss der Pflegende in der Lage sein, seine Arbeitsweise zu ändern, um sicherzustellen, dass die respiratorischen Bedürfnisse des Patienten berücksichtigt werden. Das könnte bedeuten, die Position des Patienten anzupassen, um die Atmung zu verbessern, bei der Vorbereitung der Ausrüstung für die nichtinvasive Beatmung zu helfen oder die Krankenschwester bei der Einrichtung von Sauerstofftherapiegeräten zu unterstützen. In einer sich verändernden Situation zählt jeder Handgriff, und die Pflegekraft muss flexibel und schnell handeln.

Ein weiterer Aspekt der Anpassung besteht darin, **die Prioritäten der Pflege an** die klinische Entwicklung **anzupassen**. In einer Intensivpflege, in der Zeit und Ressourcen oft begrenzt sind, muss der Pflegende die Prioritäten je nach Zustand des Patienten ständig neu bewerten. Wenn ein Patient beispielsweise einen beginnenden septischen Schock hat, ist die Überwachung der Vitalparameter und die Verabreichung von Flüssigkeiten dringender als die Pflege, die zu diesem Zeitpunkt nicht unbedingt erforderlich ist. Der Pflegehelfer muss daher in der Lage sein, bestimmte Aufgaben zurückzustellen, um sich auf das Wesentliche zu konzentrieren: das Überleben und die Stabilisierung des Patienten.

Die **Kommunikation mit dem Team** ist ein weiteres Schlüsselelement, um sich an eine sich verändernde Situation anzupassen. Der Pflegehelfer arbeitet nie allein; er ist Teil eines multidisziplinären Teams, und in einem so dynamischen Umfeld wie der Intensivpflege müssen Informationen in Echtzeit fließen. Wenn sich eine Situation ändert, muss der Pflegehelfer in der Lage sein, Informationen über die Entwicklung des Zustands des Patienten schnell und eindeutig an die Krankenschwester oder den Arzt weiterzuleiten. Diese Kommunikation ist entscheidend, damit therapeutische Entscheidungen entsprechend angepasst werden können. Eine gute Anpassung erfolgt nicht nur durch individuelle Maßnahmen, sondern durch eine effektive Koordination mit dem gesamten Team.

Sich anzupassen bedeutet auch, in der Lage zu sein, **die Pflegetechniken** entsprechend der Entwicklung des Patienten **neu zu bewerten**. Beispielsweise kann ein Intensivpatient, der erste Anzeichen einer Erholung zeigt, allmählich von der mechanischen Beatmung entwöhnt werden. In diesem Fall muss die Pflegekraft in Zusammenarbeit mit Krankenschwestern und Physiotherapeuten ihre Praxis anpassen, um die Mobilisierung und die Atmungsautonomie des Patienten zu erleichtern. Dies kann Handlungen wie die Unterstützung bei der passiven Mobilisierung, die Ermutigung zu Atemübungen oder auch die Anpassung der Komfortpflege beinhalten, um Komplikationen im Zusammenhang mit längerer Immobilität zu vermeiden.

Parallel dazu ist es von entscheidender Bedeutung, dass die Pflegekraft **mit ihrem eigenen Stress und ihrem Arbeitsrhythmus** angesichts einer sich verändernden Situation **umgehen** kann. In einem Umfeld, in dem sich die Ereignisse überstürzen können, ist es entscheidend, Ruhe und Konzentration zu bewahren. Die schnelle Veränderung des Zustands eines Patienten kann einen gewissen Druck erzeugen, aber die Pflegekraft muss sich auf die Prioritäten konzentrieren und in der Lage sein, sich trotz der Dringlichkeit zu organisieren. Dies erfordert die Fähigkeit, flexibel zu bleiben, seine Aufgaben anzupassen, ohne die langfristigen Ziele aus den Augen zu verlieren, und in einem oft unvorhersehbaren Umfeld effektiv mit seinen Kollegen zusammenzuarbeiten.

Schließlich bedeutet die Anpassung an eine sich verändernde Situation auch eine **kritische Reflexion** nach der Handlung. Sobald sich die Situation stabilisiert hat, muss die Pflegekraft in der Lage sein, einen Schritt zurückzutreten und das Geschehen zu analysieren, die getroffenen Entscheidungen zu verstehen und die Wirksamkeit der Maßnahmen zu beurteilen. Dieser Reflexionsprozess ermöglicht es, die Praktiken ständig zu verbessern und sich auf ähnliche Situationen in der Zukunft vorzubereiten.

- Reagieren Sie auf eine rasche Verschlechterung des Zustands des Patienten.

Auf eine **rasche Verschlechterung des Zustands eines Patienten** auf der Intensivstation zu reagieren, ist eine Situation, die sowohl Gelassenheit, Fachwissen als auch die Fähigkeit zum sofortigen Handeln erfordert. In dieser Umgebung, in der sich die Patienten oft in einem kritischen Zustand befinden, können jederzeit plötzliche Veränderungen eintreten. Ob es sich um einen plötzlichen Blutdruckabfall, akute Atemnot oder einen drohenden Herzstillstand handelt - schnelles und präzises Handeln kann für das Überleben des Patienten entscheidend sein. Jedes Mitglied des Pflegeteams, einschließlich der Pflegehelfer, spielt eine entscheidende Rolle bei der Bewältigung solcher Notfallsituationen.

Der erste Schritt, um auf eine rasche Verschlechterung zu reagieren, ist **das Erkennen von Warnzeichen**. Die Pflegekraft, die oft am Bett des Patienten sitzt, steht an vorderster Front, um subtile oder abrupte Veränderungen im Zustand des Patienten zu beobachten. Eine Verschlechterung kann sich auf verschiedene Weise bemerkbar machen: erschwerte oder schnelle Atmung, Veränderung der Hautfarbe (Zyanose), verändertes Bewusstsein, ungewöhnliche Anzeichen von Unruhe oder Schmerzen oder plötzliche Veränderungen der Vitalparameter wie Blutdruck, Herzfrequenz oder Sauerstoffsättigung. Diese Anzeichen sollten so früh wie möglich erkannt werden, da sie eine schwerere Dekompensation voraussehen lassen.

Sobald die Pflegekraft eine besorgniserregende Veränderung feststellt, ist **sofortige Reaktionsfähigkeit** entscheidend. Die erste Handlung besteht darin, die Situation dem medizinischen Team zu melden: Krankenschwestern und Ärzte müssen umgehend über die festgestellte Verschlechterung informiert werden. In der Intensivpflege ist die Schnelligkeit dieser Mitteilung von größter Bedeutung, da sie eine Reihe von koordinierten Maßnahmen auslöst, die das Leben des Patienten retten können. Parallel dazu kann die Pflegekraft, wenn sie geschult ist und der Notfall offensichtlich ist, Erste-Hilfe-Maßnahmen einleiten, z. B. die Lagerung des Patienten bei Atemnot oder Blutdruckabfall oder die Einleitung einer manuellen Beatmung bei Atemversagen.

In solchen Situationen ist **die Vorbereitung der Notfallausrüstung** eine weitere wesentliche Aufgabe des Pflegehelfers. Wenn sich der Zustand eines Patienten rapide verschlechtert, zählt jede Sekunde, und alle benötigten Materialien müssen griffbereit sein. Der Pflegehelfer kann dafür sorgen, dass ein Notfallwagen mit Wiederbelebungsgeräten wie einem Defibrillator, Sauerstoffmasken, Infusionsspritzen und Notfallmedikamenten zur Verfügung steht. Er sorgt dafür, dass der Raum um den Patienten herum frei ist, damit Ärzte und Krankenschwestern schnell und effektiv eingreifen können.

Wenn der Patient in **Atemnot gerät** oder die Sauerstoffsättigung sinkt, kann der Pflegehelfer auch um **Unterstützung bei der Beatmung** gebeten werden, indem er die Sauerstoffmaske aufrechterhält oder einen Beatmungsbeutel (Ambu) verwendet, um eine manuelle Sauerstoffzufuhr zu gewährleisten, bis der Arzt eingreift. Wenn der Patient bereits intubiert ist, muss der Pfleger darauf achten, dass der Tubus richtig sitzt, dass es keine Obstruktionen gibt, und gegebenenfalls beim Absaugen von Sekreten behilflich sein. Er achtet auch auf Anzeichen einer Hypoxie (Sauerstoffmangel im Blut) wie kalten Schweiß, blau gefärbte Lippen oder geistige Verwirrung.

Die **ständige Überwachung der Vitalparameter** ist in diesen Momenten ebenfalls von entscheidender Bedeutung. Wenn der Patient überwacht wird, muss der Pfleger die Veränderungen auf dem Bildschirm verfolgen, wie z. B. Blutdruckabfall, Herzrhythmusstörungen oder ein Absinken der Sauerstoffsättigung. Diese Überwachung ermöglicht es, notwendige Maßnahmen vorauszusehen, z. B. die Vorbereitung vasoaktiver Medikamente zur Stabilisierung des Blutdrucks oder die Anpassung der Beatmung.

In manchen Situationen kann sich die schnelle Verschlechterung zu einem **Herzstillstand** entwickeln, und die Pflegekraft muss dann bereit sein, sich an der Wiederbelebung zu beteiligen. Es kann sein, dass er die externe Herzdruckmassage einleiten oder fortsetzen muss, wenn niemand anderes sofort verfügbar ist. Jeder Handgriff zählt und eine gut ausgeführte Reanimation erhöht die Chancen, dass der Patient wieder gesund wird. Der Pflegehelfer hilft auch bei der Vorbereitung des Defibrillators und beim Umgang mit den während der Wiederbelebung verabreichten Medikamenten.

Während der gesamten Behandlung einer schnellen Verschlechterung ist **die Kommunikation** mit dem gesamten Pflegeteam von grundlegender Bedeutung. Der Pfleger muss klinische Beobachtungen und bereits durchgeführte Maßnahmen in Echtzeit weitergeben, damit die Ärzte und Krankenschwestern ihre Behandlung entsprechend anpassen können. Eine klare und effektive Kommunikation ermöglicht es, die Maßnahmen zu koordinieren, Fehler zu vermeiden und die Chancen auf eine Stabilisierung des Patienten zu maximieren.

Sobald die Situation unter Kontrolle ist, ist der Pflegehelfer auch an der **Stabilisierungsphase** des Patienten beteiligt. Wenn sich der Zustand des Patienten verbessert, trägt er dazu bei, die Vitalparameter engmaschig zu überwachen, um sicherzustellen, dass keine neuen Komplikationen auftreten. Dazu gehören die Ermittlung des Sauerstoffbedarfs, die Überprüfung von Infusionen und Medikamenten sowie die Überwachung der Organfunktionen des Patienten.

Schließlich ist nach der Intervention oft eine **Reflexion nach dem Notfall** erforderlich. Der Pfleger muss möglicherweise mit dem Team eine Nachbesprechung über das Geschehene abhalten, die Ereignisse analysieren, um festzustellen, was gut funktioniert hat und was verbessert werden kann. Dieses Feedback ist wichtig, um die Praktiken zu perfektionieren und auf künftige Notfallsituationen besser reagieren zu können.

Kapitel 3

Technische Fertigkeiten und spezifische Gesten in der Intensivpflege

Technische Gesten unter Aufsicht

- Hilfe beim Legen von Kathetern, Harnkathetern und nasogastrischen Sonden.

Die **Hilfe beim Legen von Kathetern, Harnwegskathetern und nasogastrischen Sonden** ist eine wichtige Aufgabe in der Intensivpflege, wo präzise und sorgfältige Handgriffe für die Sicherheit der Patienten und den Erfolg der medizinischen Eingriffe unerlässlich sind. Obwohl diese medizinischen Geräte in der Intensivpflege üblich sind, handelt es sich um invasive Eingriffe, die eine sorgfältige Vorbereitung und ständige Unterstützung durch das Pflegeteam, insbesondere durch die Pflegeassistenten, erfordern. Letztere spielen eine Schlüsselrolle bei der Vorbereitung der Ausrüstung, der Begleitung des Patienten und der technischen Unterstützung während dieser Verfahren.

Die Hilfe beim Legen von Kathetern setzt eine sorgfältige Vorbereitung und eine enge Zusammenarbeit mit der Krankenschwester oder dem Arzt voraus, der/die die Maßnahme durchführt. Intravenöse oder zentrale Katheter werden verwendet, um Medikamente, Flüssigkeiten oder Nährstoffe direkt in den Blutkreislauf des Patienten zu verabreichen. In der Intensivpflege sind diese Geräte entscheidend für die Behandlung von Patienten in kritischem Zustand, die ständige Infusionen oder eine medikamentöse Notfallbehandlung benötigen.

Die Rolle der Pflegekraft in diesem Verfahren beginnt mit der **Vorbereitung der** benötigten **Materialien.** Dazu gehört die Überprüfung, ob Katheter, sterile Verbände, Antiseptika und Infusionsgeräte vorhanden und steril sind. Die Pflegekraft bereitet auch das sterile Feld vor, damit die Krankenschwester oder der Arzt den Katheter unter optimalen Bedingungen legen können. Sobald das Material bereit liegt, muss der Pflegehelfer möglicherweise dabei helfen, den Patienten bequem zu lagern, wobei er seine Erkrankung und eventuell bereits vorhandene medizinische Geräte berücksichtigt. Er sollte auch dafür sorgen, dass der Patient entspannt ist und möglichst gut über das, was passieren wird, informiert ist, um Stress und Unbehagen zu verringern.

Während des Legens des Katheters kann es Aufgabe der Pflegekraft sein, die Gliedmaßen des Patienten in einer festen Position zu halten, insbesondere wenn dieser unruhig oder verwirrt ist, und dabei auf die Sterilität des Verfahrens zu achten. Sobald der Katheter gelegt ist, kann er bei der Fixierung des Geräts assistieren und sicherstellen, dass alle verwendeten Materialien gemäß den Hygieneprotokollen ordnungsgemäß entsorgt werden. Die Pflegekraft überwacht auch die Reaktion des Patienten während und nach der Kathetereinlage, um sicherzustellen, dass keine unmittelbaren Komplikationen wie übermäßige Schmerzen oder Unwohlsein auftreten.

Die Hilfe beim Legen von Harnkathetern, mit denen der Urin aus der Blase abgeleitet wird, folgt einem ebenso empfindlichen und strengen Verfahren. Diese Katheter werden häufig bei immobilen oder bewusstlosen Patienten, insbesondere auf der Intensivstation, verwendet, um die Diurese (Menge des produzierten Urins) genau zu messen oder um einen Harnverhalt zu verhindern. Auch hier bereitet die Pflegekraft alle erforderlichen Materialien vor, insbesondere den Harnkatheter, antiseptische Lösungen, sterile Handschuhe, Gleitmittel und das Drainagesystem.

Seine Aufgabe ist es auch, **den Patienten vorzubereiten**, indem er darauf achtet, dass er sich in einer geeigneten Position befindet, in der Regel auf dem Rücken mit leicht gespreizten Beinen, um ein sicheres Einführen zu ermöglichen. Dies ist für den Patienten oft ein heikler Moment, da das Einführen eines Harnkatheters unangenehm und aufdringlich sein kann. Die Pflegekraft trägt durch ihre beruhigende Haltung und ihre Fähigkeit, den Ablauf des Verfahrens ruhig zu erklären, dazu bei, den Patienten zu besänftigen und seine Angst zu verringern.

Während des Legens des Katheters kann die Pflegekraft helfen, **eine gute Asepsis aufrechtzuerhalten**, indem sie die sterilen Instrumente an die Krankenschwester oder den Arzt weitergibt und darauf achtet, dass die Umgebung sauber und sicher bleibt. Sobald der Katheter platziert ist, hilft er bei der Fixierung des Katheters, um ein Verrutschen zu verhindern, und stellt sicher, dass der Urinsammelbeutel korrekt unterhalb des Blasenniveaus positioniert ist, um eine optimale Drainage zu ermöglichen. Die Pflegekraft muss dann regelmäßig die Menge und das Aussehen des Urins überwachen und Anomalien wie Blut im Urin, unzureichenden Ausfluss oder ein Leck melden.

Die Hilfe beim Legen einer nasogastrischen Sonde ist ein weiteres häufiges Verfahren auf der Intensivstation, das zur Ernährung von Patienten, die keine orale Nahrung zu sich nehmen können, zur Ableitung von Magensekreten oder zur Verabreichung von Medikamenten eingesetzt wird. Die nasogastrische Sonde wird durch die Nase eingeführt und reicht bis in den Magen hinunter. Dieses Verfahren kann für den Patienten unangenehm sein und erfordert von der Pflegekraft große Aufmerksamkeit.

Vor dem Legen der Sonde muss der Pflegehelfer **das Material vorbereiten**: nasogastrale Sonde, Gleitmittel, Spritzen zur Überprüfung der Position der Sonde, Klebeband zur Fixierung der Sonde und Schutzmaterial. Er achtet auch darauf, dass der Patient über den Ablauf des Verfahrens informiert wird, und hilft ihm, sich richtig zu positionieren, oft in einer halb sitzenden Position, um das Einführen zu erleichtern.

Während des Einführens der Sonde hat die Pflegekraft eine **unterstützende und überwachende** Rolle. Er kann den Kopf des Patienten in Position halten, um ein reibungsloses und schnelles Einführen zu unterstützen, und gleichzeitig den Patienten beruhigen, der während des Einführens der Sonde in den Hals möglicherweise erhebliche Beschwerden verspürt. Er hilft auch dabei, die Bewegungen des Patienten zu synchronisieren, indem er ihn ermutigt, im richtigen Moment zu schlucken, um das Vorankommen der Sonde zu erleichtern. Sobald die Sonde richtig platziert ist, achtet die Pflegekraft darauf, dass der Schlauch im Gesicht des Patienten fixiert wird, damit er nicht verrutscht, und beteiligt sich an der Überprüfung der Lage, indem sie beispielsweise Mageninhalt absaugt oder auf Anzeichen von Atemnot achtet, die auf eine Fehlplatzierung hindeuten könnten.

Nach dem Einsetzen dieser Geräte endet die Rolle der Pflegekraft nicht. Er trägt zur **kontinuierlichen Überwachung des Patienten bei**, indem er die Geräte regelmäßig auf ihre ordnungsgemäße Funktion überprüft und auf Anzeichen von Komplikationen wie Schmerzen, Leckagen oder Anzeichen einer Infektion an der Einstichstelle achtet. Er ist auch für die Hygiene der Geräte verantwortlich, indem er sicherstellt, dass Katheter, Sonden und ihre Einstichstellen sauber und geschützt bleiben, und dabei mögliche Reaktionen des Patienten beobachtet.

- ◦ Umgang mit komplexen Drainagen und Verbänden.

Die **Verwaltung von Drainagen und komplexen Verbänden** in der Intensivpflege ist eine wichtige Aufgabe, die Strenge, technische Fertigkeiten und ständige Aufmerksamkeit erfordert, um Komplikationen zu verhindern und die Genesung von Patienten in kritischen Zuständen zu fördern. Diese Vorrichtungen, die zur Ableitung von Flüssigkeiten oder zum Schutz großer Wunden verwendet werden, sind bei der postoperativen Behandlung oder bei der Behandlung von Infektionen und Traumata oft unverzichtbar. Die Pflegekraft spielt in Zusammenarbeit mit Krankenschwestern und Ärzten eine zentrale Rolle bei der Überwachung, der Pflege und dem Wechsel von Drainagen und Verbänden und gewährleistet so die Sicherheit und den Komfort des Patienten und trägt zu einer reibungslosen Pflege bei.

Drainagen sind Vorrichtungen, die bei bestimmten chirurgischen Eingriffen oder zur Ableitung von Körperflüssigkeiten bei Infektionen, Blutungen oder Ergüssen gelegt werden. Sie leiten in Körperhöhlen angesammelte Flüssigkeiten wie Blut, Eiter oder seröse Flüssigkeiten ab und fördern so die Wundheilung, indem sie verhindern, dass sich Flüssigkeiten im Gewebe ansammeln. Zu den häufigsten Arten von Drainagen gehören Redon-Drainagen, Thoraxdrainagen oder auch Abdominalkatheter. Ihre Verwaltung erfordert eine sorgfältige Überwachung, da eine schlechte Verwaltung der Drainagen zu Infektionen, Flüssigkeitsansammlungen oder Schmerzen für den Patienten führen kann.

Die Pflegekraft ist an der **täglichen Überwachung der Drainagen** beteiligt und überprüft die Menge, die Farbe und das Aussehen der abgeleiteten Flüssigkeit. Es ist äußerst wichtig, verdächtige Veränderungen zu melden, z. B. einen plötzlichen Anstieg des Abflusses, eine Farbveränderung, die auf eine Blutung hindeutet, oder das Vorhandensein von Eiter, der auf eine Infektion hinweisen könnte. Diese genaue Beobachtung ermöglicht es, Komplikationen wie eine Verstopfung oder Infektion der Drainage frühzeitig zu erkennen. Außerdem sollte die Pflegekraft darauf achten, dass die Drainage gut befestigt ist und dass sich das Auffangsystem immer in einer niedrigeren Position als der drainierte Bereich befindet, um die Drainage durch die Schwerkraft zu fördern.

Ein weiterer Schlüsselaspekt beim Management von Drainagen ist es, dafür zu sorgen, dass die Vorrichtungen **sauber und funktionstüchtig** bleiben. Die Pflegekraft ist regelmäßig an der Entleerung der Auffangbeutel und ihrer Reinigung beteiligt und hält sich dabei an strenge aseptische Protokolle, um eine Kontamination zu vermeiden. Jeder Schritt muss sorgfältig ausgeführt werden, da ein Kontakt mit infizierten Bereichen oder eine falsche Handhabung des Materials Keime in das Drainagesystem einschleppen und so die Genesung des Patienten gefährden könnte. Nach jeder Entleerung ist es außerdem unerlässlich, die Menge der abgeleiteten Flüssigkeit und ihre Eigenschaften in der Patientenakte genau zu dokumentieren.

Die **Verwaltung komplexer Verbände** ist ein weiterer entscheidender Teil der Pflege auf der Intensivstation. Patienten auf dieser Station haben oft tiefe Wunden, Druckgeschwüre oder chirurgische Einschnitte, die eine regelmäßige und sorgfältige Pflege erfordern, um eine optimale Wundheilung zu fördern. Komplexe Verbände, die mit Antiseptika getränkte Verbände, Unterdruckverbände oder Hilfsverschlussvorrichtungen umfassen können, erfordern aufgrund ihrer Komplexität und der Anfälligkeit der behandelten Wunden besondere Fachkenntnisse.

Der **Pflegehelfer** spielt eine Schlüsselrolle bei der **Vorbereitung und Unterstützung** beim Wechseln dieser Verbände. Er beginnt mit der Vorbereitung der erforderlichen sterilen Materialien wie Kompressen, Desinfektionslösungen, Handschuhe, Klebestreifen und alle spezifischen Geräte, die für das Wundmanagement verwendet werden. Vor dem Eingriff stellt er sicher, dass der Patient bequem und sicher gelagert ist, da der Verbandwechsel eine langwierige und manchmal schmerzhafte Prozedur sein kann. Seine Fähigkeit, zu beruhigen und eine ruhige Atmosphäre aufrechtzuerhalten, ist entscheidend, um die Angst des Patienten zu verringern.

Während des Verbandswechsels unterstützt der Pflegehelfer die Krankenschwester, indem er ihr die Instrumente reicht und auf ein keimfreies Operationsfeld achtet. Nach dem Abnehmen des Verbands kann er auch die Wunde beobachten und besorgniserregende Anzeichen wie übermäßige Rötung, abnormalen Ausfluss, verdächtigen Geruch oder das Vorhandensein von nekrotischem Gewebe melden, die mögliche Anzeichen einer Infektion oder einer schlechten Wundheilung sind. Die Pflegekraft spielt bei dieser kontinuierlichen Beobachtung eine entscheidende Rolle, da eine schlechte Entwicklung einer Wunde die gesamte Genesung des Patienten gefährden kann.

Einige komplexe Verbände, wie z. B. **Unterdruckverbände** (auch als VAC-Systeme bezeichnet), erfordern besondere Aufmerksamkeit. Diese Vorrichtung fördert die Wundheilung, indem sie mithilfe einer Pumpe, die einen Unterdruck erzeugt, Flüssigkeit aus der Wunde absaugt, die Blutzirkulation anregt und so den Prozess der Gewebereparatur beschleunigt. Die Pflegekraft ist an der Überwachung dieser Geräte beteiligt und stellt sicher, dass die Pumpe richtig funktioniert, die Dichtung dicht ist und das System nicht verstopft ist. Er überprüft auch den Stand der abgesaugten Flüssigkeit, der Hinweise auf die Entwicklung der Wunde geben und das medizinische Team alarmieren kann, wenn Probleme auftreten.

Neben der Pflege komplexer Verbände sorgt die Pflegekraft auch **dafür, dass der Patient sich** während des gesamten Verfahrens wohlfühlt. Wunden, seien sie chirurgisch oder traumatisch bedingt, können schmerzhaft und unangenehm sein. Es kann sein, dass der Pflegehelfer die Krankenschwester bei der Verabreichung von Schmerzmitteln vor der Behandlung unterstützt oder die Position des Patienten anpasst, um die Schmerzen zu minimieren. Nach dem Verbandswechsel muss sie sicherstellen, dass der Patient wieder bequem sitzt und dass alle verwendeten Materialien ordnungsgemäß entsorgt wurden.

Die **Einhaltung von Hygiene- und Asepsisprotokollen** ist in jeder Phase des Umgangs mit Drainagen und komplexen Verbänden von entscheidender Bedeutung. Der Pflegehelfer sorgt durch seine Kenntnis der Verfahren und seine ständige Aufmerksamkeit für Details dafür, dass alle Schritte in einer möglichst sterilen Umgebung durchgeführt werden, um Infektionen zu verhindern. Er muss auch auf sein eigenes Verhalten achten: Gründliches Händewaschen vor und nach jeder Pflege, das Tragen steriler Handschuhe und die Verwendung geeigneter Desinfektionslösungen sind wesentliche Gesten zum Schutz des Patienten.

- Unterstützung bei der Blutentnahme und anderen diagnostischen Untersuchungen.

Die **Unterstützung bei Blutentnahmen und anderen diagnostischen Untersuchungen** ist eine entscheidende Aufgabe auf der Intensivstation, wo schnelle und genaue Ergebnisse dieser Untersuchungen oft entscheidend sind, um die Behandlungen an den sich verändernden Zustand der Patienten anzupassen. Blutentnahmen, Urinanalysen, Kulturen oder auch bildgebende Verfahren sind häufige medizinische Maßnahmen auf dieser Station, da sie dazu dienen, die Lebensfunktionen genau zu überwachen, Infektionen zu erkennen, die Wirksamkeit von Behandlungen zu beurteilen oder auch Komplikationen zu erkennen. Die Krankenpflegehelferin führt diese Untersuchungen zwar nicht direkt durch, spielt aber eine Schlüsselrolle bei deren reibungslosem Ablauf, indem sie Krankenschwestern und Ärzten assistiert, die Ausrüstung vorbereitet und für den Komfort der Patienten sorgt.

Die Vorbereitung des Materials ist oft die erste Aufgabe des Pflegehelfers bei der Blutentnahme oder bei diagnostischen Untersuchungen. Er stellt sicher, dass alles Notwendige vorhanden ist: Spritzen, Nadeln, Entnahmeröhrchen (je nach Art der angeforderten Analyse), Kompressen, Tourniquets, Desinfektionsmittel und sterile Handschuhe. Er achtet auch darauf, dass das Material keimfrei ist, um jegliches Kontaminationsrisiko zu vermeiden, indem er vorsichtig mit den Geräten umgeht und sicherstellt, dass alles bereit ist, bevor die Krankenschwester oder der Arzt eintrifft. Diese sorgfältige Vorbereitung ist entscheidend dafür, dass die Probenahme schnell und unter den bestmöglichen Bedingungen durchgeführt werden kann, insbesondere in einer Umgebung, in der Zeit oft ein kritischer Faktor ist.

Ein weiterer wichtiger Aspekt der Unterstützung bei der Blutentnahme ist **die Begleitung des Patienten**. Auf der Intensivstation sind viele Patienten geschwächt, gestresst oder bewusstlos, was die Durchführung der Blutentnahme erschweren kann. Der Pflegehelfer sorgt dafür, dass der Patient bequem und zugänglich gelagert wird, und berücksichtigt dabei seine Erkrankung und eventuell bereits vorhandene medizinische Geräte wie Katheter oder Zentralleitungen. Bei Patienten, die bei Bewusstsein sind, spielt er auch eine psychologisch unterstützende Rolle, indem er sie beruhigt und ihnen erklärt, was passieren wird. Diese menschliche Verbindung ist besonders wichtig in Momenten, in denen sich der Patient verletzlich fühlen oder Angst vor wiederholten Untersuchungen haben könnte.

Bei der Durchführung von **Blutentnahmen** kann der Pflegehelfer die Krankenschwester unterstützen, indem er das Tourniquet anlegt, den Arm des Patienten in einer stabilen Position hält oder Kompressen und Verbände bereithält, die nach der Blutentnahme schnell angelegt werden können. Er ist auch dafür verantwortlich, dafür zu sorgen, dass der Patient während oder nach der Blutentnahme keine Anzeichen von Unwohlsein oder Schwindel zeigt, insbesondere bei gebrechlichen oder hypotonen Patienten. Nach der Entnahme kann er die Punktionsstelle auf Komplikationen wie Hämatome oder länger anhaltende Blutungen überwachen und dafür sorgen, dass der Verband zum Schutz des Bereichs fest angelegt ist.

Der Pflegehelfer spielt auch **bei anderen Arten der** Probenentnahme eine wichtige Rolle, z. B. bei Urinproben, Wundkulturen oder Trachealabsaugungen. Bei einer Urinprobe beispielsweise bereitet er die sterilen Behälter vor und muss, wenn der Patient katheterisiert wird, unter Umständen den Sammelbeutel in einen für die Analyse vorgesehenen Behälter entleeren, wobei er sich an die aseptischen Protokolle halten muss. Handelt es sich um eine nicht-invasive Probe, wie eine Nasen- oder Mundkultur, kann die Pflegekraft auch dabei helfen, den Patienten zu positionieren und die Umgebung so vorzubereiten, dass die Krankenschwester oder der Arzt die Untersuchung reibungslos und schnell durchführen kann.

Bei **bildgebenden Untersuchungen** (wie Röntgen, Ultraschall oder CT) spielt der Pflegehelfer eine physisch und logistisch unterstützende Rolle. Je nach den Bedürfnissen des Patienten kann er dabei helfen, ihn in den Bildgebungsraum zu verlegen, wobei er darauf achtet, dass Geräte wie Infusionen, Sonden oder Monitore während des Transports an Ort und Stelle bleiben und ordnungsgemäß funktionieren. Im Untersuchungsraum angekommen, achtet der Pflegehelfer darauf, dass der Patient in einer optimalen Position liegt, um die Untersuchung durchführen zu können, und stellt sicher, dass der Patient gut bedeckt ist und sich so wohl wie möglich fühlt.

In manchen Fällen, je nachdem, wie gebrechlich der Patient ist, bleibt der Pflegehelfer im Untersuchungsraum, um eine kontinuierliche Überwachung zu gewährleisten und darauf zu achten, dass der Patient während der Untersuchung weder Unwohlsein noch Angst verspürt. Er kann auch das technische Team unterstützen, indem er den Patienten bei Bedarf behutsam neu positioniert, wobei er stets darauf achtet, die medizinischen Geräte nicht zu stören oder Unbehagen zu verursachen. In solchen Momenten ist die Fähigkeit der Pflegekraft, schnell auf Komplikationen zu reagieren, die Position des Patienten anzupassen oder dem medizinischen Team Unregelmäßigkeiten zu melden, von entscheidender Bedeutung für die Sicherheit des Patienten.

Ein weiterer wichtiger Aspekt der Unterstützung durch die Pflegekraft ist die **Vorbereitung des Patienten** auf spezifischere diagnostische Untersuchungen, wie z. B. die Blutgasanalyse, eine wichtige Untersuchung auf der Intensivstation, bei der der Sauerstoff- und Kohlendioxidgehalt des Blutes gemessen wird. In diesem Fall kann der Pflegehelfer dabei helfen, die Entnahmestelle - in der Regel eine Arterie - freizulegen und dafür zu sorgen, dass alle Materialien bereit und steril sind, damit die Krankenschwester oder der Arzt die Entnahme unter optimalen Bedingungen durchführen können. Anschließend kann er den Bereich überwachen, um sicherzustellen, dass es keine Komplikationen wie Blutungen oder Hämatome gibt.

Schließlich ist der Pflegehelfer nach der Durchführung von Probenahmen oder Untersuchungen an der **Materialverwaltung** beteiligt, indem er dafür sorgt, dass die Proben richtig identifiziert, beschriftet und schnell zum Analyselabor gebracht werden. Er muss auch sicherstellen, dass alle während der Untersuchung verwendeten Materialien gemäß den Protokollen für die Entsorgung von medizinischen Abfällen ordnungsgemäß entsorgt werden und dass der Raum gereinigt und für den nächsten Eingriff bereit ist.

Die konstante Überwachung des kritischen Patienten

- Erkennen Sie die Anzeichen einer Atemnot, einer hämodynamischen oder neurologischen Notlage.

Das Erkennen von Anzeichen einer respiratorischen, hämodynamischen oder neurologischen Notlage ist eine entscheidende Fähigkeit in der Intensivpflege, wo die Patienten oft instabil sind und das Risiko einer raschen Dekompensation besteht. Die Fähigkeit, diese Anzeichen frühzeitig zu erkennen, ermöglicht es, Komplikationen vorauszusehen und schnell einzugreifen, um den Zustand des Patienten zu stabilisieren. Jede Form von Notlage - ob respiratorisch, hämodynamisch oder neurologisch - äußert sich in spezifischen Symptomen, und die Pflegekraft spielt eine Schlüsselrolle bei dieser kontinuierlichen Überwachung, die in enger Zusammenarbeit mit dem medizinischen Team erfolgt.

Atemnot ist die Unfähigkeit des Atmungssystems, das Gewebe ausreichend mit Sauerstoff zu versorgen oder Kohlendioxid angemessen zu entfernen. Die Anzeichen für Atemnot können subtil oder abrupt auftreten, und ihre Erkennung ist entscheidend, um ein vollständiges Versagen der Atmung zu verhindern. Zu den **sichtbaren Anzeichen** gehört ein schneller oder unregelmäßiger Anstieg der Atemfrequenz (Tachypnoe), was ein Zeichen dafür sein kann, dass der Patient eine Atemnot kompensiert. Häufig ist auch eine übermäßige Atemarbeit zu beobachten, die durch ausgeprägte Bewegungen der akzessorischen Atemmuskeln (wie der Hals- oder Rippenmuskulatur) und das Schlagen der Nasenflügel sichtbar wird, insbesondere bei intubierten oder nicht mechanisch beatmeten Patienten. Ein weiteres wichtiges Zeichen ist Zyanose, eine bläuliche Verfärbung der Lippen, Extremitäten oder des Gesichts, die auf eine Hypoxie (Sauerstoffmangel im Blut) hinweist. Darüber hinaus können auch kalter Schweiß, Unruhe oder geistige Verwirrung mit Atemnot einhergehen und darauf hinweisen, dass die Sauerstoffversorgung des Gehirns beeinträchtigt ist.

Die Pflegekraft, die häufig an vorderster Front am Bett des Patienten steht, muss auf diese Anzeichen achten und **sofort die Krankenschwester oder den Arzt alarmieren**, wenn sie eines dieser Symptome feststellt. Er kann auch an Notfallmaßnahmen beteiligt sein, wie der Verabreichung von Sauerstoff oder dem Absaugen von Sekreten bei intubierten Patienten. Ein weiterer Schlüsselindikator ist die kontinuierliche Überwachung der Sauerstoffsättigung (SpO2), die in der Regel mit einem Pulsoximeter gemessen wird. Wenn die Sättigung unter 90 % sinkt, kann dies auf einen dringenden Handlungsbedarf hinweisen, sei es durch Anpassung der Beatmung, Erhöhung der Sauerstoffzufuhr oder Behandlung einer zugrunde liegenden Ursache wie Lungenödem oder Lungenentzündung.

Die **hämodynamische Notlage** ist durch eine Störung des Blutkreislaufs gekennzeichnet, die häufig mit einem Blutdruckabfall oder einer schlechten Perfusion der Organe zusammenhängt. Sie kann in Situationen wie dem septischen Schock, dem kardiogenen Schock oder einer massiven Blutung auftreten. Zu den offensichtlichsten **klinischen Anzeichen** gehört eine Hypotonie (Blutdruckabfall), die direkt mit einem Monitor gemessen oder durch indirekte Anzeichen wie kalte, feuchte und marmorierte Haut beobachtet werden kann, aufgrund einer peripheren Vasokonstriktion, die versucht, die Perfusion lebenswichtiger Organe aufrechtzuerhalten. Ein weiteres Anzeichen für eine hämodynamische Notlage ist eine **Tachykardie** (erhöhte Herzfrequenz), da der Körper versucht, den Blutdruckabfall durch eine Erhöhung der Herzfrequenz zu kompensieren, um eine ausreichende Durchblutung aufrechtzuerhalten.

In schwereren Fällen können Anzeichen einer **Hypoperfusion der Organe** auftreten, wie z. B. eine verminderte Urinproduktion (Oligurie), Bewusstseinsstörungen (als Hinweis auf eine unzureichende Hirndurchblutung) oder eine metabolische Azidose, die durch Blutproben nachgewiesen werden kann. Der Helfer sollte besonders auf diese Anzeichen achten und regelmäßig den Blutdruck, die Herzfrequenz und andere Vitalparameter überwachen. Er kann auch subtile Veränderungen im Aussehen oder Verhalten des Patienten beobachten, die erste Hinweise auf eine hämodynamische Dekompensation sein können. Beispielsweise könnte ein Patient, der plötzlich verwirrt oder lethargisch wird oder dessen Haut kalt und blass wird, einen Schock entwickeln. Bei einer Notlage hämodynamischen sollte die Pflegekraft sofort die Krankenschwester alarmieren, damit unterstützende Maßnahmen eingeleitet werden können, wie die Verabreichung von Flüssigkeit oder vasoaktiven Medikamenten.

Neurologischer Distress hingegen äußert sich durch Anzeichen einer Funktionsstörung des zentralen Nervensystems und kann die Folge eines Schlaganfalls, einer lang anhaltenden Hypoxie, einer Infektion des zentralen Nervensystems oder eines Schädel-Hirn-Traumas sein. **Neurologische Anzeichen** müssen schnell erkannt werden, da eine neurologische Verschlechterung zu irreversiblen Folgen führen kann, wenn sie nicht schnell behandelt wird. Zu den häufigsten Anzeichen gehören Veränderungen im **Bewusstseinszustand** des Patienten, der verwirrt, desorientiert, schläfrig oder sogar ins Koma fallen kann. Es ist auch wichtig, auf Pupillenreaktionen zu achten: Nicht reagierende oder asymmetrische Pupillen können auf einen hohen intrakraniellen Druck oder eine Hirnverletzung hinweisen.

Auch **Krämpfe** oder unwillkürliche Bewegungen können ein Zeichen für eine neurologische Notlage sein, ebenso wie eine plötzliche Lähmung einer Körperseite (Hemiplegie), eine Sprachstörung (Aphasie) oder starke Kopfschmerzen in Verbindung mit Übelkeit und Erbrechen. Der Pfleger, der regelmäßig mit dem Patienten interagiert, ist oft der erste, der diese subtilen Veränderungen bemerkt. Er sollte darin geschult sein, die Anzeichen eines Schlaganfalls oder eines anderen drohenden neurologischen Ausfalls zu erkennen und diese Symptome sofort dem medizinischen Team zu melden. In bestimmten Situationen kann es auch erforderlich sein, dass er den Patienten auf bildgebende Notfalluntersuchungen wie eine Computertomografie (CT) oder eine Kernspintomografie (MRT) vorbereitet, die eine neurologische Diagnose bestätigen und die Maßnahmen steuern.

- Interpretieren Sie unter der Aufsicht von Krankenschwestern Vitalwerte und klinische Zeichen.

Die **Interpretation von Vitalparametern und klinischen Zeichen unter der Aufsicht von** Krankenschwestern **und Krankenpflegern** ist eine wesentliche Aufgabe der Intensivpflegehelferin. Vitalwerte - wie Herzfrequenz, Blutdruck, Körpertemperatur, Atemfrequenz und Sauerstoffsättigung - sind grundlegende Indikatoren, die es ermöglichen, die Entwicklung des Gesundheitszustands des Patienten in Echtzeit zu verfolgen. Diese Messungen liefern zusammen mit der aufmerksamen Beobachtung der klinischen Zeichen wertvolle Informationen über die Vitalfunktionen und ermöglichen es, die ersten Anzeichen einer Verschlechterung oder Instabilität frühzeitig zu erkennen. Die Pflegekraft ist zwar nicht für die vollständige Analyse der Daten zuständig, spielt aber eine Schlüsselrolle bei ihrer Überwachung und ersten Interpretation, bevor sie sie der Krankenschwester zur Anpassung oder klinischen Intervention meldet.

Die **Herzfrequenz** ist einer der am häufigsten überwachten Werte. Normalerweise schwankt sie bei Erwachsenen zwischen 60 und 100 Schlägen pro Minute. Eine Tachykardie (hohe Herzfrequenz) kann auf eine Reaktion auf Schmerzen, Fieber, Dehydrierung oder eine Reaktion auf einen Schockzustand hindeuten. Umgekehrt kann eine Bradykardie (Herzfrequenz unter 60 Schlägen pro Minute) auf eine Herzfunktionsstörung, Unterkühlung oder übermäßige Sedierung hindeuten. Wenn die Pflegekraft diesen Wert regelmäßig überwacht, kann sie Anomalien erkennen und eine plötzliche oder allmähliche Veränderung der Herzfrequenz sofort melden. Sie sorgt dafür, dass die Pflegekraft die Situation einschätzen und über die erforderlichen Maßnahmen entscheiden kann.

Der **Blutdruck** ist ein weiterer Schlüsselindikator, der den Zustand des Blutkreislaufs und der Herzfunktion widerspiegelt. Ein normaler Blutdruck liegt in der Regel bei etwa 120/80 mmHg. Die Pflegekraft muss besonders auf Blutdruckschwankungen achten, da eine Hypotonie (zu niedriger Blutdruck) auf eine Hypovolämie, einen septischen Schock oder eine Herzfunktionsstörung hindeuten kann und oft ein schnelles Eingreifen erfordert. Umgekehrt kann ein hoher Blutdruck (Hypertonie) auf Stress, unkontrollierte Schmerzen oder eine zugrunde liegende medizinische Komplikation wie Nierenversagen zurückzuführen sein. Wenn der Pflegehelfer einen anormalen Blutdruck feststellt, meldet er diese Information an die Krankenschwester, die dann die Behandlung anpassen kann, z. B. durch die Verabreichung von gefäßaktiven Medikamenten oder die Erhöhung der Infusion zur Unterstützung des Blutdrucks.

Die **Atemfrequenz** ist ein weiterer entscheidender Parameter, den es zu überwachen gilt, da sie die Fähigkeit des Patienten widerspiegelt, eine angemessene Sauerstoffversorgung aufrechtzuerhalten und Kohlendioxid zu entfernen. Die normale Atemfrequenz bei Erwachsenen liegt zwischen 12 und 20 Atemzügen pro Minute. Eine Tachypnoe (schnelle Atmung) kann auf Atemnot, Schmerzen oder die Kompensation einer metabolischen Azidose hinweisen, während eine Bradypnoe (langsame Atmung) auf eine Atemdepression hindeuten kann, die häufig durch übermäßige Sedierung oder eine neurologische Beeinträchtigung verursacht wird. Der Pfleger überwacht die Atmung des Patienten genau und notiert nicht nur den Rhythmus, sondern auch die Qualität der Atmung, wie den Einsatz der akzessorischen Atemmuskeln oder Anzeichen von Kurzatmigkeit.

Bei Auffälligkeiten alarmiert er die Krankenschwester, die die Sauerstoffzufuhr anpassen, die Notwendigkeit einer künstlichen Beatmung beurteilen oder andere zugrunde liegende Ursachen untersuchen kann.

Die **Sauerstoffsättigung** (SpO2) ist ebenfalls ein Schlüsselindikator in der Intensivpflege und spiegelt die Menge an Sauerstoff wider, die im Blut transportiert wird. Ein normaler Sättigungswert liegt zwischen 95 % und 100 %. Ein Absinken dieser Sättigung kann auf Atemnot, eine Lungenentzündung, ein Lungenödem oder eine Obstruktion der Atemwege hindeuten. Wenn ein Patient entsättigt ist (SpO2 unter 90 %), muss der Pfleger schnell handeln, indem er überprüft, ob die Sauerstoffgeräte vorhanden sind, ob die Atemwege frei sind, und die Situation sofort der Krankenschwester meldet, damit diese dringend eingreifen kann. Schnelles Handeln kann eine anhaltende Hypoxie verhindern, die lebenswichtige Organe schädigen könnte.

Neben den Vitalwerten liefern auch **die klinischen Zeichen, die** der Pfleger beobachtet, wertvolle Informationen. Kalte und feuchte Haut kann beispielsweise auf eine schockbedingte Vasokonstriktion hindeuten, während rote und heiße Haut auf eine schwere Infektion oder eine systemische Entzündungsreaktion hindeuten kann. Die Pflegekraft sollte auch auf den Allgemeinzustand des Patienten achten, z. B. auf sein Bewusstsein, seine Unruhe, seine Bewegungen oder sein Verhalten. Anzeichen wie plötzliche Verwirrtheit, Lethargie oder Unruhe können auf ein neurologisches Problem oder eine zerebrale Hypoxie hinweisen. Außerdem können geäußerte oder beobachtete Schmerzen, auch wenn sie nicht verbalisiert werden, auf ein zugrunde liegendes Problem hinweisen, das eine weitere Untersuchung erfordert.

Die Körpertemperatur ist eine weitere lebenswichtige Konstante, die genau beobachtet werden muss. Fieber (Hyperthermie) kann auf eine Infektion hindeuten, während eine Hypothermie einen Schock oder ein Multiorganversagen anzeigen kann. Die Pflegekraft sollte durch regelmäßiges Messen der Temperatur des Patienten nicht nur diese Anomalien feststellen, sondern auch beurteilen, ob einfache Maßnahmen wie Rehydrierung oder Zudecken des Patienten erforderlich sind, bevor die Pflegekraft weitere Maßnahmen wie die Verabreichung von Antipyretika oder intravenösen Flüssigkeiten ergreift.

Unter der **Aufsicht des** Pflegepersonals interpretiert der Pflegehelfer diese Vitalwerte somit in einem globalen Kontext und berücksichtigt dabei die Vorgeschichte des Patienten, seine laufenden Behandlungen und die damit verbundenen klinischen Anzeichen. Es geht nicht nur darum, Zahlen zu notieren, sondern auch darum, ihre Bedeutung für die klinische Situation des Patienten zu verstehen und zu wissen, wann das Pflegeteam alarmiert werden muss, um Anpassungen vorzunehmen oder Maßnahmen zu ergreifen. Beispielsweise kann ein niedriger Blutdruck mit Tachykardie und kalten Extremitäten auf einen beginnenden Schock hindeuten, während eine schnelle Atemfrequenz mit sinkender Sauerstoffsättigung auf ein drohendes Atemversagen hinweisen kann.

- die Kommunikation mit den Ärzten und dem übrigen Team angesichts schneller Veränderungen des Patientenzustands zu steuern.

Die **Steuerung der Kommunikation mit den Ärzten und dem übrigen Team** angesichts rascher Veränderungen des Patientenzustands ist ein entscheidender Bestandteil der Betreuung auf der Intensivstation. Wenn sich der Zustand eines Patienten rapide verschlechtert, kann die Qualität der Kommunikation den Unterschied zwischen einer wirksamen Intervention und einer Verschlechterung der Situation ausmachen. Der Pfleger, der oft an vorderster Front beim Patienten steht, spielt in diesem Prozess eine Schlüsselrolle. Er muss in der Lage sein, Anzeichen einer Dekompensation frühzeitig zu erkennen und das medizinische Team klar, präzise und schnell zu informieren, um eine sofortige und koordinierte Behandlung zu ermöglichen.

Der erste Aspekt dieser Kommunikation ist **die schnelle Erkennung von Anzeichen einer Verschlechterung**. Der Pfleger, der in direktem Kontakt mit dem Patienten steht, ist oft der erste, der Abweichungen bei den Vitalwerten oder Veränderungen des klinischen Zustands feststellt. Zu diesen Anzeichen können ein Blutdruckabfall, eine Sauerstoffentsättigung, eine unregelmäßige Herzfrequenz, Atemnot oder neurologische Anzeichen wie plötzliche Verwirrung oder Bewusstlosigkeit gehören. Die Pflegekraft muss ein wachsames Auge für diese Warnzeichen haben und, sobald eine Anomalie festgestellt wird, sofort die Krankenschwester und die Ärzte alarmieren. Die Schnelligkeit dieser Warnung ist von entscheidender Bedeutung, denn in einer intensivmedizinischen Umgebung zählt jede Minute, um ernsthafte Komplikationen zu verhindern.

Sobald die Anzeichen einer Verschlechterung erkannt wurden, muss die Pflegekraft dem Ärzteteam die wichtigsten Informationen **genau mitteilen**. Diese Mitteilung sollte knapp, aber detailliert sein, damit sich die Krankenschwester und der Arzt ein klares Bild von der Situation machen können. Der Pflegehelfer sollte beobachtete Veränderungen der Vitalparameter (Blutdruck, Herzfrequenz, Sauerstoffsättigung, Atemfrequenz) sowie alle Veränderungen des Verhaltens oder der körperlichen Anzeichen des Patienten melden. Bei Atemnot ist es beispielsweise wichtig zu berichten, ob der Patient Zyanose, flache Atmung oder den Einsatz der akzessorischen Atemmuskulatur zeigt.

Um diese Informationsweitergabe zu erleichtern, kann die Pflegekraft strukturierte Kommunikationsmittel wie das **SBAR-Modell** (Situation, Background, Assessment, Recommendation) verwenden. Dieses Modell ermöglicht eine schnelle Strukturierung der Kommunikation, so dass der Arzt oder die Pflegekraft alle wesentlichen Informationen in einem klaren und geordneten Format erhält. Bei einer raschen Verschlechterung des Zustands des Patienten könnte die Pflegekraft beispielsweise sagen:

- **Situation**: "Patient X hat trotz Sauerstoffgabe mit 10 L/min einen Abfall der Sauerstoffsättigung auf 85 %".
- **Hintergrund**: "Der Patient wurde mit einer schweren Lungenentzündung eingeliefert und war bis jetzt stabil".
- **Assessment**: "Er zeigt Anzeichen von Atemnot mit einer Tachypnoe bei 30 Atemzügen pro Minute und einer Zyanose der Lippen".
- **Empfehlung**: "Ich denke, dass eine sofortige Beurteilung der Beatmung oder eine Anpassung der Therapie erforderlich ist".

Diese Art der strukturierten Kommunikation stellt sicher, dass alle relevanten Informationen schnell und unmissverständlich übermittelt werden, was Ärzten und Krankenschwestern die Entscheidungsfindung erleichtert.

Parallel zu dieser Informationsweitergabe muss der Pflegehelfer auch **die Bedürfnisse des medizinischen Teams antizipieren**, wenn sich der Zustand des Patienten schnell ändert. Wenn beispielsweise ein Arzt oder eine Krankenschwester als Notfall gerufen wird, weil sich der Zustand des Patienten verschlechtert hat, kann der Pflegehelfer die für ein schnelles Eingreifen erforderliche Ausrüstung vorbereiten. Dies kann die Vorbereitung des Notfallwagens, die Überprüfung der Sauerstoffzufuhrgeräte, die Einrichtung eines zusätzlichen Monitorings oder die Überprüfung der Verfügbarkeit von Medikamenten, die im Falle einer Intervention benötigt werden, wie Vasopressoren oder Bronchodilatatoren, umfassen. Diese Fähigkeit, vorausschauend zu handeln, spart wertvolle Zeit, wenn das Team eintrifft, um die Situation zu übernehmen.

Nachdem die Krankenschwester und der Arzt den Patienten versorgt haben, arbeitet der Pflegehelfer weiterhin **eng mit** ihnen **zusammen**, indem er den Zustand des Patienten ständig überwacht und bei der Durchführung der Pflegemaßnahmen unterstützt. Er kann dabei helfen, den Patienten neu zu lagern, um die Atmung zu verbessern, die Sauerstoffzufuhr anzupassen, Spritzen für die Verabreichung von Medikamenten vorzubereiten oder die Vitalparameter in Echtzeit zu überwachen, während der Arzt seine Beurteilung vornimmt. In solchen Momenten ist die Fähigkeit der Pflegekraft, ruhig, organisiert und reaktionsschnell zu bleiben, von entscheidender Bedeutung, um die Pflege so reibungslos und effizient wie möglich zu gestalten.

Neben der direkten Kommunikation mit Ärzten und Krankenschwestern spielt der Pflegehelfer eine entscheidende Rolle bei der **Weitergabe von Informationen an andere Mitglieder des Pflegeteams**, insbesondere bei Schichtwechseln oder bei der Übergabe zwischen den Teams. Intensivpatienten sind oft instabil, und jede Veränderung ihres Zustands muss den nachfolgenden Teams genau gemeldet werden. Die Pflegekraft muss daher sicherstellen, dass alle wichtigen Informationen über die Entwicklung des Zustands des Patienten ordnungsgemäß weitergegeben werden, einschließlich der durchgeführten Maßnahmen, der klinischen Beobachtungen und der Anpassungen der Behandlung.

Schließlich sollte die Rolle der **Kommunikation mit der Familie des Patienten** bei einer raschen Verschlechterung nicht unterschätzt werden. Obwohl die Leitung dieser Kommunikation häufig dem Arzt obliegt, kann es für die Pflegekraft erforderlich sein, die Angehörigen zu beruhigen, sie über den Zustand des Patienten zu informieren oder sie auf das Eintreffen neuer medizinischer Informationen vorzubereiten. In diesen oft angespannten Momenten können eine wohlwollende Haltung und klare Erklärungen dazu beitragen, die Ängste der Angehörigen zu lindern und trotz des Ernstes der Situation eine heitere Atmosphäre aufrechtzuerhalten.

Hygiene- und Aseptikprotokolle in der Intensivpflege

- Prävention von nosokomialen Infektionen.

Die **Vermeidung nosokomialer Infektionen** ist ein wichtiges Thema auf der Intensivstation, wo die Patienten, die sich oft in einem kritischen Zustand befinden, besonders anfällig für Infektionen sind. Nosokomiale Infektionen, die in der Krankenhausumgebung erworben werden, stellen ein großes Risiko für bereits geschwächte Patienten dar und können ihren Krankenhausaufenthalt verlängern, ihre Genesung erschweren und sogar lebensbedrohlich sein. In der Intensivpflege, wo die Pflege technisch anspruchsvoll ist und häufig invasive Geräte wie Katheter, Harnkatheter und mechanische Beatmungsgeräte verwendet werden, hat die Prävention solcher Infektionen oberste Priorität. Die Pflegekraft spielt bei dieser Prävention eine Schlüsselrolle, indem sie für die Einhaltung der Hygieneprotokolle sorgt, auf frühe Anzeichen einer Infektion achtet und für eine sichere Pflegeumgebung für die Patienten sorgt.

Die erste Säule der Prävention von nosokomialen Infektionen ist die **Handhygiene**, eine einfache, aber entscheidende Praxis. Die Pflegekraft sollte sich vor und nach jedem Patientenkontakt, nach dem Berühren potenziell kontaminierter Materialien oder nach dem Umgang mit Körperflüssigkeiten systematisch die Hände waschen. Die Verwendung von hydroalkoholischen Lösungen wird empfohlen, da sie gegen eine breite Palette von Mikroorganismen wirksam sind und eine schnelle Desinfektion ermöglichen. Das Händewaschen mit Wasser und Seife ist ebenfalls unerlässlich, insbesondere bei sichtbaren Verschmutzungen oder nach Behandlungen, bei denen es zu einem Kontakt mit biologischem Material gekommen ist. Durch die Strenge dieser Praxis kann die Übertragung von Keimen von einem Patienten auf einen anderen, von einer Pflegekraft auf einen Patienten oder sogar von einer Pflegekraft auf ihr eigenes Material begrenzt werden.

Neben der Handhygiene ist die Verwendung von **sterilen Handschuhen** und **persönlichen Schutzvorrichtungen** beim Umgang mit invasiven Vorrichtungen wie Kathetern, Harnwegskathetern oder Beatmungsgeräten unerlässlich. Diese Vorrichtungen sind potenzielle Eintrittspforten für Bakterien und andere Krankheitserreger. Die Pflegekraft muss in Zusammenarbeit mit der Krankenschwester darauf achten, dass beim Einsetzen oder bei der Pflege dieser Vorrichtungen strenge Sterilitätsprotokolle eingehalten werden. Beispielsweise sollte die Pflegekraft bei der Handhabung eines Zentralkatheters ein steriles Feld vorbereiten, sterile Handschuhe verwenden und die Haut vor dem Einführen oder der Handhabung mit Antiseptika reinigen, um das Risiko einer Kontamination zu minimieren.

Die **Desinfektion von medizinischen Geräten** und Oberflächen ist ein weiteres zentrales Element der Prävention von nosokomialen Infektionen. Auf der Intensivstation sind die Patienten oft von komplexen Geräten wie Monitoren, Beatmungsgeräten, Infusionspumpen und vielen anderen Geräten umgeben, die ständig in Gebrauch sind. Die Pflegekraft muss sicherstellen, dass alle verwendeten Geräte vor und nach jedem Gebrauch ordnungsgemäß desinfiziert werden. Arbeitsflächen und Bereiche, in denen sich Patienten befinden, müssen regelmäßig gereinigt werden, da Bakterien auf diesen Flächen überleben und von einem Patienten auf den anderen übertragen werden können. Pflegewagen, Messinstrumente und Zubehör müssen nach jedem Gebrauch gründlich desinfiziert werden, um das Risiko einer Kreuzkontamination zu vermeiden.

Invasive Geräte wie Harnkatheter, **Katheter** und **Beatmungsgeräte** sind potenzielle Infektionsquellen, wenn sie nicht sorgfältig gehandhabt werden. Beispielsweise ist die mit Blasenkathetern verbundene Harnwegsinfektion eine der häufigsten nosokomialen Infektionen. Die Pflegekraft muss auf die richtige Position des Urinsammelbeutels achten, der immer unterhalb des Blasenniveaus liegen muss, um einen Rückfluss des Urins zu vermeiden, durch den Keime in die Blase gelangen könnten. Außerdem muss die Entleerung des Beutels unter strengen aseptischen Techniken erfolgen, wobei jeder direkte Kontakt mit den Drainageöffnungen vermieden werden muss. Ebenso müssen Venenkatheter sorgfältig auf frühe Anzeichen einer Infektion überwacht werden, wie z. B. Rötung, Schwellung oder Schmerzen um die Einstichstelle. Alle Auffälligkeiten sollten sofort der Krankenschwester oder dem Arzt gemeldet werden, um eine Ausbreitung der Infektion zu verhindern.

Die **Überwachung auf frühe Anzeichen einer Infektion** ist eine weitere entscheidende Aufgabe der Pflegekraft. Bei Patienten auf der Intensivstation, die häufig mechanisch beatmet werden oder invasive Geräte tragen, besteht ein erhöhtes Risiko für Atemwegs-, Harnwegs- oder Blutinfektionen. Da die Pflegekraft in ständigem Kontakt mit dem Patienten steht, ist sie in einer guten Position, um Anzeichen wie Fieber, Schüttelfrost, Beeinträchtigung des Allgemeinzustands, abnormalen Ausfluss um die Infusionsstellen oder einen ungewöhnlichen Geruch des Urins zu beobachten. Diese Anzeichen sollten dem Pflegepersonal sofort gemeldet werden, damit eine schnelle Behandlung möglich ist, bevor sich die Infektion ausbreitet.

Ein weiterer wichtiger Aspekt der Prävention nosokomialer Infektionen ist die **Verwaltung von Isolationsprotokollen** für Patienten, die Träger multiresistenter Keime sind oder an ansteckenden Infektionen leiden. Auf der Intensivstation erfordern einige Patienten strenge Isolationsmaßnahmen, um die Ausbreitung resistenter Bakterien wie Methicillin-resistenter *Staphylococcus aureus* (MRSA) oder Carbapenem-resistenter Enterobakterien (CRE) zu verhindern. Die Pflegekraft muss dann dafür sorgen, dass sie die richtige persönliche Schutzausrüstung wie Handschuhe, Masken und Kittel trägt, und sicherstellen, dass diese Vorsichtsmaßnahmen jedes Mal eingehalten werden, wenn jemand das Patientenzimmer betritt. Die strikte Einhaltung dieser Maßnahmen trägt dazu bei, die Übertragung von Infektionen auf andere Patienten und das Pflegepersonal zu begrenzen.

Schließlich ist eine **kontinuierliche Fortbildung** unerlässlich, um sicherzustellen, dass die Pflegekraft mit den Protokollen zur

Infektionsprävention auf dem neuesten Stand bleibt. Die Verfahren werden aufgrund neuer Forschungsergebnisse und epidemiologischer Daten ständig weiterentwickelt. Die regelmäßige Teilnahme an Schulungen und Sensibilisierungsworkshops trägt dazu bei, ein hohes Maß an Wachsamkeit aufrechtzuerhalten und die besten Verfahren zur Infektionsprävention zu übernehmen. Dazu gehört auch die Sensibilisierung für den umsichtigen Einsatz von Antibiotika, der durch die Eindämmung der Entstehung bakterieller Resistenzen indirekt zur Prävention von nosokomialen Infektionen beiträgt.

○ Einhaltung strenger aseptischer Protokolle.

Die **Einhaltung strenger aseptischer Protokolle** ist ein Eckpfeiler der sicheren Versorgung in Krankenhäusern und insbesondere auf der Intensivstation, wo die Patienten häufig immunsupprimiert, anfällig und Träger von invasiven Geräten sind. Ziel der Asepsis ist es, das Vorhandensein pathogener Mikroorganismen zu eliminieren oder auf ein Minimum zu reduzieren, um nosokomiale Infektionen zu verhindern, die ein großes Risiko für die Patienten darstellen. Die Pflegekraft spielt eine entscheidende Rolle bei der Umsetzung dieser Protokolle, indem sie darauf achtet, dass jeder Handgriff, ob technisch oder einfach, unter strengen hygienischen Bedingungen erfolgt, um sowohl die Patienten als auch das Personal und die Krankenhausumgebung zu schützen.

Händewaschen ist die erste aseptische Maßnahme, die vor jedem Patientenkontakt, nach dem Berühren von potenziell kontaminiertem Material oder dem Umgang mit Körperflüssigkeiten unerlässlich ist. Diese Maßnahme ist zwar einfach, aber eine der wirksamsten, um die Übertragung von Infektionen zu verhindern. Sie sollte je nach Situation sorgfältig mit Wasser und Seife oder mit einer hydroalkoholischen Lösung durchgeführt werden. Das Händewaschen sollte mindestens 30 Sekunden dauern und alle Bereiche der Hände abdecken, einschließlich der Fingerzwischenräume, unter den Fingernägeln und um die Handgelenke herum. Diese Handlung muss zu einem ständigen Reflex für die Pflegekraft werden, die sie systematisch nicht nur vor und nach jeder Pflege durchführt, sondern auch nach dem Ausziehen der Handschuhe oder dem Umgang mit nicht sterilen Gegenständen.

Die **Verwendung von** Handschuhen ist ebenfalls Teil der aseptischen Protokolle. Handschuhe schützen nicht nur den Patienten, indem sie das Risiko einer Übertragung von Mikroorganismen durch den Pfleger verringern, sondern auch den Pfleger selbst, insbesondere beim Umgang mit Körperflüssigkeiten oder invasiven medizinischen Geräten. Es ist jedoch von entscheidender Bedeutung, Handschuhe nicht als alleinige Lösung zu betrachten: Sie sind kein Ersatz für das Händewaschen, das vor dem Anziehen und nach dem Ausziehen der Handschuhe durchgeführt werden muss. Die Verwendung steriler Handschuhe ist bei allen invasiven Behandlungen oder beim Umgang mit medizinischen Geräten wie Kathetern, Sonden oder Drainagen erforderlich, um das Risiko einer Kontamination zu minimieren.

Sterile Tücher und **sterile Instrumente** sind bei invasiven Verfahren wie dem Legen von Kathetern oder dem Wechseln komplexer Verbände von entscheidender Bedeutung. Die Pflegekraft muss sicherstellen, dass alle verwendeten Materialien steril sind und nach strengen Regeln gehandhabt werden. Beispielsweise muss die Pflegekraft beim Verbandswechsel auf einer Operationswunde ein steriles Feld vorbereiten, das sterile Material so anordnen, dass seine Unversehrtheit nicht gefährdet wird, und dafür sorgen, dass die Arbeitsflächen sauber bleiben. Jeder noch so kleine Bruch der Asepsis, wie z. B. das Berühren eines nicht sterilen Gegenstands mit sterilen Handschuhen, macht es erforderlich, den Vorgang zu wiederholen, um eine Kontamination zu vermeiden.

Asepsis beschränkt sich nicht nur auf technische Handgriffe, sondern betrifft auch die **Umgebung des Patienten**. Die

Pflegekraft achtet darauf, dass die Flächen um den Patienten herum regelmäßig desinfiziert werden, insbesondere häufig berührte Flächen wie Bettgitter, Pflegewagen oder Türgriffe. Die regelmäßige Desinfektion von medizinischen Geräten wie Monitoren oder Infusionspumpen ist ebenfalls von entscheidender Bedeutung, um die Ausbreitung von Mikroorganismen zu verhindern. Jede Ausrüstung, die bei einem Patienten verwendet wird, muss sorgfältig desinfiziert oder, wenn es sich um Einwegartikel handelt, nach der Verwendung ordnungsgemäß entsorgt werden. Die korrekte Entsorgung von Abfällen wie verschmutzten Verbänden, Spritzen oder Handschuhen unterliegt strengen Protokollen, die sicherstellen, dass diese Gegenstände kein Risiko einer Kreuzkontamination darstellen.

Beim **Legen oder Warten von invasiven Vorrichtungen** wie Venenkathetern oder Harnwegskathetern ist strikte Asepsis von größter Bedeutung. Bei jeder Handhabung dieser Geräte müssen strenge Regeln eingehalten werden, um zu verhindern, dass Keime in die Blut-, Harn- oder Atemwege gelangen. Beispielsweise erfordert das Einführen eines Katheters eine sorgfältige Vorbereitung der Haut des Patienten mit Antiseptika und die Verwendung steriler Tücher zur Isolierung des Einführungsbereichs. Die Pflegekraft ist an dieser Vorbereitung beteiligt, indem sie dafür sorgt, dass alle Materialien steril und griffbereit sind, und während der Handhabung des Geräts die aseptischen Verfahren beachtet. Die gleiche Sorgfalt sollte auch bei der Entleerung von Harnkathetern oder bei der trachealen Absaugung bei beatmeten Patienten angewendet werden, da diese Verfahren den Patienten direkt einem Infektionsrisiko aussetzen.

Das **Tragen von persönlicher Schutzausrüstung (PSA)** ist ebenfalls ein wesentlicher Aspekt der Asepsis-Protokolle, insbesondere bei infizierten Patienten oder Trägern multiresistenter Keime. Zur PSA gehören Masken, Handschuhe, Kittel und manchmal auch Schutzbrillen, je nach Infektionsgrad des Patienten oder der Art der durchzuführenden Pflegemaßnahme. Durch ihre Verwendung kann die Übertragung von Keimen zwischen Pflegekräften und Patienten oder von einem Patienten auf einen anderen verhindert werden. In der Intensivpflege, wo die Patienten häufig immunsupprimiert sind, sind diese Vorsichtsmaßnahmen unerlässlich, um die schwächsten Patienten zu schützen. Die Pflegekraft muss sicherstellen, dass diese Maßnahmen strikt eingehalten werden, indem sie die PSA zwischen den Patienten wechselt und die speziellen Verfahren zum An- und Ausziehen befolgt, um eine Kontamination zu vermeiden.

Neben der strikten Anwendung aseptischer **Maßnahmen** sind **ständige Wachsamkeit** und die **Beobachtung von Anzeichen einer Infektion** Schlüsselkomponenten für die Einhaltung der Protokolle. Die Pflegekraft, die dem Patienten am nächsten ist, sollte auf Anzeichen von Rötung, Schwellung, eitrigem Ausfluss oder Schmerzen an den Einstichstellen invasiver Geräte achten. Wenn diese Anzeichen frühzeitig erkannt werden, kann eine Verschlimmerung der Infektion verhindert werden, und es können schnell Gegenmaßnahmen ergriffen werden, wie z. B. die Entfernung oder der Austausch des infizierten Produkts oder die Verabreichung von Antibiotika.

Schließlich erfordert die **Einhaltung der aseptischen Protokolle** eine **ständige Weiterbildung**. Die Techniken entwickeln sich weiter, die Keime entwickeln Resistenzen und neue Empfehlungen werden regelmäßig aktualisiert. Die Pflegekraft muss ständig geschult werden, um die technischen Handgriffe zu beherrschen, die neuen Protokolle zu kennen und die Bedeutung jeder einzelnen Maßnahme zur Infektionsprävention zu verstehen. Diese Ausbildung verstärkt die Strenge, mit der die Handgriffe ausgeführt werden, und stellt sicher, dass alle Mitglieder des Pflegeteams die gleichen Sicherheitsstandards für die Patienten einhalten.

- Pflege von invasiven medizinischen Geräten: Katheter, Drainagen, Sonden.

Die **Pflege von invasiven medizinischen Geräten** wie Kathetern, Drainagen und Sonden ist eine äußerst wichtige Aufgabe in der Intensivpflege. Diese Geräte sind für die Behandlung kritischer Patienten unerlässlich und ermöglichen die Verabreichung von Behandlungen, die Ableitung von Flüssigkeiten oder die kontinuierliche Überwachung der Vitalfunktionen. Aufgrund ihres invasiven Charakters sind sie jedoch einem erhöhten Kontaminations- und Infektionsrisiko ausgesetzt. Daher ist die sorgfältige Pflege dieser Geräte von entscheidender Bedeutung, um nosokomiale Infektionen zu verhindern, ihre Funktionsfähigkeit zu gewährleisten und die Erholungschancen des Patienten zu verbessern. Die Pflegekraft spielt in Zusammenarbeit mit dem Pflegepersonal eine Schlüsselrolle bei der Überwachung, Reinigung und Verwaltung dieser Geräte.

Katheter, sowohl periphere als auch zentrale Katheter, werden zur Verabreichung von Medikamenten, Flüssigkeiten oder Nährstoffen direkt in den Blutkreislauf verwendet. In der Intensivpflege werden diese Geräte oft über lange Zeiträume platziert, wodurch sich das Risiko von Infektionen der Einstichstelle und Komplikationen wie Thrombophlebitis erhöht. Die Pflegekraft ist an der täglichen Pflege der Katheter beteiligt, indem sie darauf achtet, dass die Einführstelle sauber, trocken und frei von Anzeichen einer Infektion bleibt. Dies beinhaltet eine regelmäßige Inspektion der Haut um den Katheter herum auf Rötungen, Schwellungen oder eitrigen Ausfluss, die auf eine lokale Infektion hinweisen könnten. Bei Auffälligkeiten sollte die Pflegekraft sofort die Krankenschwester alarmieren, damit diese eine gründliche Beurteilung vornehmen kann.

Das Wechseln **der Verbände** um die Katheter ist ebenfalls ein entscheidender Schritt bei der Pflege dieser Geräte. Die Pflegekraft bereitet unter Aufsicht der Krankenschwester die erforderlichen sterilen Materialien vor und hilft dabei, den alten Verband vorsichtig zu entfernen, wobei ein Bruch der Asepsis vermieden werden muss. Anschließend wird die Stelle mit einer antiseptischen Lösung gereinigt und ein neuer steriler Verband angelegt, um die Einführöffnung vor Keimen aus der Umgebung zu schützen. Dieser scheinbar einfache Vorgang erfordert sorgfältige Aufmerksamkeit, um das Einschleppen von Mikroorganismen zu verhindern, insbesondere bei der Handhabung des Katheters oder beim Wechseln der Infusionsgeräte.

Drainagen hingegen werden verwendet, um Körperflüssigkeiten abzulassen, die sich nach einer Operation oder bei Infektionen, Blutungen oder Pleuraergüssen ansammeln. In der Intensivpflege sind diese Vorrichtungen von entscheidender Bedeutung, um das Risiko postoperativer Komplikationen zu verringern und die Gewebeheilung zu fördern. Die Pflege von Drainagen umfasst mehrere kritische Schritte: die regelmäßige Überwachung des Volumens und des Aussehens der drainierten Flüssigkeit, die Aufrechterhaltung der Durchlässigkeit der Drainage und die Vermeidung von Infektionen an der Einstichstelle. Die Pflegekraft sollte die Menge und Farbe der in den Auffangbeuteln oder -flaschen gesammelten Flüssigkeit genau beobachten, da plötzliche Veränderungen auf eine Blutung oder eine Verschlechterung des Zustands des Patienten hindeuten können. Beispielsweise kann ein plötzlicher Anstieg der Menge der abgeleiteten Flüssigkeit oder das Auftreten von frischem Blut auf eine chirurgische Komplikation hinweisen, die eine dringende Intervention erfordert.

Zusätzlich zu dieser Überwachung beteiligt sich die Pflegekraft an der Entleerung der Drainagesysteme unter Einhaltung strenger aseptischer Techniken. Die Entleerung der Auffangbeutel sollte mit sterilen Handschuhen erfolgen, und die Vorrichtung sollte vorsichtig gehandhabt werden, um eine retrograde Kontamination zu vermeiden. Die Pflegekraft sollte außerdem darauf achten, dass die Drainagevorrichtung in einer niedrigeren Position als die Einführstelle verbleibt, um den Abfluss durch die Schwerkraft zu fördern und einen Rückfluss zu vermeiden, durch den Keime in den Körper des Patienten gelangen könnten. Die Einführstelle der Drainage sollte ebenso wie die der Katheter regelmäßig auf

Anzeichen einer Infektion untersucht werden, und der Verband, der diese Stelle schützt, sollte steril nach einem strengen Protokoll gewechselt werden.

Auch **Katheter**, sowohl Harn- als auch Nasogastralkatheter, bedürfen einer sorgfältigen Pflege. Harnkatheter, die zur Ableitung des Urins bei Patienten verwendet werden, die nicht in der Lage sind, den Urin auf natürlichem Wege abzuleiten, führen bei unzureichender Pflege häufig zu nosokomialen Harnwegsinfektionen. Die Pflegekraft sollte darauf achten, dass der Katheter richtig befestigt ist, um ein unbeabsichtigtes Ziehen zu vermeiden, das zu Traumata oder Blutungen führen könnte. Der Drainagebeutel sollte immer unterhalb des Blasenniveaus positioniert werden, um einen Rückfluss von Urin zu verhindern, der zu aufsteigenden Infektionen führen kann. Die regelmäßige Entleerung des Auffangbeutels ist von entscheidender Bedeutung und sollte unter aseptischen Vorsichtsmaßnahmen erfolgen, um eine Kontamination zu vermeiden.

Die Pflege von **nasogastrischen Sonden**, die zur Ernährung von Patienten oder zur Entleerung von Mageninhalt verwendet werden, beruht auf einer genauen Überwachung und einer angemessenen Pflege. Die Pflegekraft sollte überprüfen, ob die Sonde sicher befestigt und richtig positioniert ist, um ein versehentliches Verrutschen zu verhindern. Eine falsche Lage kann zu Komplikationen führen, wie z. B. einem falschen Weg oder einer Lungenaspiration. Die Pflegekraft sollte auch auf Anzeichen von Reizungen oder Beschwerden im Nasen- und Rachenraum achten und alle vom Patienten geäußerten Schmerzen oder Beschwerden melden. Die regelmäßige Reinigung der Nasenlöcher und das Auftragen von Schutzsalben können dazu beitragen, Hautverletzungen um die Einführstelle der Sonde herum zu verhindern.

In all diesen Fällen ist eine **effektive Kommunikation** mit dem Pflegepersonal und den Ärzten von entscheidender Bedeutung. Die Pflegekraft, die den Zustand der invasiven Geräte und des Patienten genau überwacht, muss alle beobachteten Anomalien melden, wie z. B. eine lokale Infektion, eine Fehlfunktion des Geräts oder einen abnormalen Ausfluss. Diese Meldung ermöglicht es dem medizinischen Team, schnell zu reagieren, indem es die Pflege anpasst, die Geräte bei Bedarf austauscht oder die Behandlung anpasst, um Komplikationen zu verhindern. Die genaue Überwachung des Zustands der Produkte spielt zusammen mit der Wachsamkeit der Pflegekraft eine Schlüsselrolle bei der Prävention von Infektionen und Komplikationen, die mit invasiven Produkten einhergehen.

Kapitel 4

Der psychologische und emotionale Ansatz in der Intensivpflege

Der Pflegehelfer im Angesicht der Not des Patienten

- Sich an bewusste und unbewusste Patienten anpassen.

Die Anpassung an **bewusste und unbewusste Patienten** ist eine wesentliche Fähigkeit von Pflegekräften in der Intensivpflege, wo die Situationen je nach Bewusstseinszustand des Patienten stark variieren. Ob der Patient wach und in der Lage ist zu interagieren oder im Gegensatz dazu in einen Zustand der Bewusstlosigkeit versunken ist, die Pflege- und Betreuungsbedürfnisse unterscheiden sich erheblich. Die Pflegekraft muss daher ein hohes Maß an Flexibilität, Sensibilität und Einfühlungsvermögen an den Tag legen, um den Erwartungen jedes einzelnen Patienten gerecht zu werden und gleichzeitig ein optimales Pflegeniveau zu gewährleisten.

Bei **Patienten, die** bei **Bewusstsein sind,** beruht die Interaktion hauptsächlich auf verbaler und nonverbaler Kommunikation. Diese Patienten sind zwar möglicherweise aus schwerwiegenden Gründen auf der Intensivstation, behalten aber ihre Fähigkeit, sich auszudrücken, Emotionen zu empfinden und sich aktiv an ihrer Pflege zu beteiligen. Die Pflegekraft muss in diesem Zusammenhang auf ihren emotionalen Zustand achten, da der Aufenthalt auf der Intensivstation oft mit Angst, Furcht und Frustration verbunden ist. Die Fähigkeit, auf klare, beruhigende und einfühlsame Weise zu kommunizieren, ist von entscheidender Bedeutung. Wenn man erklärt, was man tun wird, Fragen beantwortet, tröstende Worte anbietet und verfügbar ist, kann man die Angst des Patienten verringern, ihm eine gewisse Kontrolle zurückgeben und ihm Sicherheit über den Verlauf der Pflege geben.

Auch die nonverbale Kommunikation ist in der Beziehung zu einem Patienten bei Bewusstsein sehr wichtig. Die Pflegekraft sollte auf Anzeichen von Schmerz, Unbehagen oder Besorgnis achten, die durch die Körpersprache, den Gesichtsausdruck oder den Tonfall des Patienten zum Ausdruck gebracht werden. Beispielsweise können eine veränderte Körperhaltung, Grimassen oder ein besorgter Blick auf Unbehagen hindeuten, auch wenn der Patient sein Unbehagen nicht direkt zum Ausdruck bringt. In solchen Momenten ist es entscheidend, schnell und angemessen zu reagieren, sei es durch eine Neupositionierung des Patienten, um seine Bequemlichkeit zu erhöhen, durch die Verabreichung von Schmerzmitteln oder einfach nur durch die Zeit, die man sich nimmt, um ihn zu beruhigen.

Patienten bei vollem Bewusstsein, selbst auf der Intensivstation, schätzen es oft, wenn sie bei bestimmten Entscheidungen, die ihre Pflege betreffen, mitbestimmen können, z. B. bei der Schmerzbehandlung, der Wahl der Position im Bett oder bei der Körperpflege. Ihre Autonomie und Würde zu respektieren, indem man ihnen bei diesen Entscheidungen einen gewissen Spielraum lässt, trägt zu ihrem psychischen Wohlbefinden bei und stärkt das Vertrauensverhältnis zum Pflegeteam. Die Pflegekraft muss darauf achten, diese Dimension zu respektieren, und gleichzeitig sicherstellen, dass die Pflege auf die klinischen Bedürfnisse des Patienten abgestimmt ist.

Die Pflege von **bewusstlosen Patienten** ist dagegen von ganz anderer Art. Diese Patienten, die häufig intubiert, beatmet oder tief sediert sind, können nicht direkt interagieren, benötigen aber genauso viel oder sogar noch mehr Aufmerksamkeit, da sie nicht in der Lage sind, ihre Bedürfnisse, Schmerzen oder Unwohlsein selbst zu äußern. Die Pflegekraft muss hier eine erhöhte Wachsamkeit entwickeln, indem sie indirekte klinische Zeichen interpretiert, um den Zustand des Patienten zu beurteilen. Beispielsweise können die Überwachung der Vitalparameter (Blutdruck, Herzfrequenz, Sauerstoffsättigung), unwillkürliche Bewegungen, Gesichtsausdrücke oder auch Veränderungen in den physiologischen Reaktionen Hinweise auf den Zustand des Patienten, seine Schmerzen oder sein Unbehagen liefern.

Auch wenn sie nicht bei Bewusstsein sind, verdienen diese Patienten es, mit demselben Respekt und derselben Würde behandelt zu werden wie Patienten bei Bewusstsein. Der Pfleger sollte immer die Handgriffe erklären, die er ausführen wird, auch wenn der Patient nicht antworten kann. Diese Sorgfalt in der Kommunikation verstärkt die Menschlichkeit der Pflege und spiegelt die Wichtigkeit wider, jeden Patienten als vollwertige Person zu behandeln, unabhängig von seinem Bewusstseinszustand. Während der Pflege mit dem Patienten zu sprechen und ihm in Ruhe jeden Schritt zu erklären, auch wenn er nicht antwortet, erhält die unerlässliche menschliche Bindung aufrecht und ermöglicht es, die Würde des Patienten zu wahren.

Die Pflegekraft muss auch besonders darauf achten, **Komplikationen vorzubeugen**, die durch Immobilität und Bewusstlosigkeit entstehen. Bewusstlose Patienten sind einem hohen Risiko ausgesetzt, Komplikationen wie Dekubitus, Atemwegsinfektionen (beatmungsassoziierte Pneumonien) oder Muskelverspannungen aufgrund längerer Immobilität zu entwickeln. Um diesen Komplikationen vorzubeugen, sollte die Pflegekraft darauf achten, die Position des Patienten regelmäßig zu verändern, um Druckstellen zu vermeiden, für eine gute Körperhygiene zu sorgen und eine regelmäßige Mundpflege durchzuführen, um das Risiko einer Lungenentzündung zu verringern. Außerdem beteiligt sich die Pflegekraft unter Aufsicht von Physiotherapeuten an der passiven Mobilisierung der Gliedmaßen des Patienten, um eine gewisse Muskelaktivität aufrechtzuerhalten und Gelenkversteifungen zu vermeiden.

Bei bewusstlosen Patienten muss die Pflegekraft auch auf vorhandene **medizinische Geräte** wie Katheter, Sonden oder Drainagen achten, die einer verstärkten Überwachung bedürfen, um Infektionen oder Funktionsstörungen zu vermeiden. Ein Zentralkatheter oder ein Harnröhrenkatheter muss beispielsweise sorgfältig überwacht werden, um eine Kontamination, versehentliche Verlegung oder Verstopfung zu vermeiden. Die Pflege dieser Vorrichtungen ist daher ein Schlüsselpunkt bei der Versorgung bewusstloser Patienten, und die Pflegekraft muss darauf achten, dass alle Protokolle zur Keimfreiheit und Überwachung strikt eingehalten werden.

Schließlich muss der Pflegende, unabhängig davon, ob der Patient bei Bewusstsein oder bewusstlos ist, seine Praxis auch an die **psychologischen und emotionalen Bedürfnisse der Familien** anpassen. Insbesondere die Familien von bewusstlosen Patienten sind oft mit großer emotionaler Not konfrontiert, da sie mit der Ungewissheit über den Zustand ihres Angehörigen konfrontiert sind und nicht mit ihm kommunizieren können. Der Pfleger kann eine Schlüsselrolle bei der Begleitung der Familien spielen, indem er ihnen klare Informationen liefert, ihre Fragen auf beruhigende Weise beantwortet und ihnen hilft, die Pflege zu verstehen, die geleistet wird. Auch wenn die Pflegekraft nicht immer für die medizinische Kommunikation zuständig ist, kann ihre wohlwollende Haltung und ihr Zuhören dazu beitragen, die Sorgen der Familien zu zerstreuen und eine vertrauensvolle Beziehung aufrechtzuerhalten.

○ Umgang mit Schmerzen und emotionalem Wohlbefinden

Die **Behandlung von Schmerzen und emotionalem Wohlbefinden** ist ein grundlegender Aspekt der Pflege in Krankenhäusern, insbesondere auf Intensivstationen. Patienten, die in diese Stationen eingeliefert werden, sind häufig mit schwerwiegenden, manchmal komplexen medizinischen Situationen konfrontiert, die nicht nur mit körperlichen Schmerzen, sondern auch mit großer emotionaler Not einhergehen. Die Pflegekraft spielt eine entscheidende Rolle bei der Bewältigung dieser beiden Dimensionen, indem sie auf die von den Patienten geäußerten Signale achtet, direkt eingreift, um Schmerzen zu lindern, und eine beruhigende und besänftigende Umgebung schafft, um das allgemeine Wohlbefinden der Patienten zu fördern.

Die **Behandlung von körperlichen Schmerzen** beginnt mit einer genauen und kontinuierlichen Beobachtung des Patienten. In der Intensivpflege können Schmerzen aus einer Vielzahl von Gründen entstehen: chirurgische Eingriffe, Traumata, akute oder chronische Erkrankungen, invasive medizinische Geräte (wie Sonden oder Katheter) oder auch längere Immobilität. Nicht alle Patienten sind in der Lage, ihre Schmerzen verbal auszudrücken, insbesondere diejenigen, die sediert sind oder nicht kommunizieren können. Die Pflegekraft muss daher besonders auf indirekte Anzeichen von Schmerzen achten, wie z. B. Grimassen, Muskelverspannungen, ungewöhnliche Unruhe, schnelle Atmung oder Veränderungen bei den Vitalfunktionen wie Herzfrequenz und Blutdruck.

Eine der ersten Aufgaben der Pflegekraft besteht darin, die **Informationen** an das medizinische Team **weiterzuleiten**, wenn Schmerzen vermutet oder gemeldet werden, damit geeignete Maßnahmen eingeleitet werden können. Dazu kann die Verabreichung von Schmerzmitteln durch die Krankenschwester oder den Arzt gehören oder die Anpassung der Position des Patienten, um Druckstellen oder Muskelverspannungen zu reduzieren. Die Schmerzbehandlung ist jedoch nicht nur auf Medikamente angewiesen: Einfache, aber entscheidende Maßnahmen wie die häufige Neupositionierung des Patienten, die Verwendung von Kissen zur Unterstützung von Körperteilen oder die Anwendung von Entspannungstechniken können einen erheblichen Einfluss auf die Schmerzlinderung haben.

Die Pflegekraft kann sich auch an nicht-pharmakologischen Methoden zur **Schmerzlinderung** beteiligen, wie z. B. passive Mobilisierung, sanfte Massagen zur **Linderung** von Muskelverspannungen oder die Anwendung von Wärme oder Kälte gemäß den ärztlichen Empfehlungen. Durch diese einfachen, aber fürsorglichen Maßnahmen können körperliche Schmerzen reduziert werden, während gleichzeitig eine menschlichere und beruhigendere Interaktion zwischen Patient und Pflegekraft entsteht.

Neben körperlichen Schmerzen können Intensivpatienten aufgrund der Schwere ihres Zustands, der einschüchternden technischen Umgebung und der Ungewissheit über ihre Genesung auch mit einem **gestörten emotionalen Wohlbefinden** konfrontiert sein. Emotionen wie Furcht, Angst, Einsamkeit oder Beklemmung werden in diesen kritischen Situationen häufig empfunden. Die Pflegekraft, die häufig in direktem und ständigem Kontakt mit den Patienten steht, hat eine wichtige Rolle bei der Bewältigung dieser emotionalen Komponente zu spielen.

Um den emotionalen Bedürfnissen der Patienten gerecht zu werden, muss die Pflegekraft ein hohes Maß an **Einfühlungsvermögen und Zuhörvermögen** an den Tag legen. Patienten müssen das Gefühl haben, dass sie mit ihrem Leiden nicht allein sind und dass sie auf eine beruhigende und fürsorgliche menschliche Präsenz zählen können. Einfach nur da zu sein, sich die Zeit zu nehmen, mit ihnen zu sprechen, sich ihre Sorgen anzuhören, ohne zu urteilen, und ihre Fragen zum Behandlungsablauf zu beantworten, kann sehr dazu beitragen, ihre Angst zu lindern. Indem der Pfleger klar und beruhigend erklärt, was während der Pflege geschehen wird, kann er die Ungewissheit und den Stress verringern, die mit dem Aufenthalt auf der Intensivstation verbunden sind, einer Umgebung, die für Patienten oft beängstigend ist.

Bei Patienten, die **bei** Bewusstsein sind, ist es von entscheidender Bedeutung, **die Vorgehensweise** auf ihre spezifischen emotionalen Bedürfnisse abzustimmen. Einige Patienten werden das Bedürfnis verspüren, zu sprechen und jedes Detail ihrer Pflege zu verstehen, während andere lieber schweigen oder kontemplativ bleiben möchten. Die Pflegekraft muss sich auf diese unterschiedlichen Erwartungen einstellen und den Rhythmus jedes Einzelnen respektieren. Manchmal kann eine einfache Geste des Wohlwollens - wie das Anpassen des Kopfkissens, das Anbieten einer zusätzlichen Decke oder das Überprüfen, ob der Patient sich wohlfühlt - eine große beruhigende Wirkung haben.

Bei **bewusstlosen oder sedierten Patienten** ist emotionales Wohlbefinden ebenso wichtig, wenn auch schwieriger zu erfassen. Es ist erwiesen, dass auch bewusstlose Patienten bestimmte auditive oder taktile Reize wahrnehmen können, und dass eine fürsorgliche Zuwendung zu diesen Patienten zu ihrem allgemeinen Wohlbefinden beitragen kann. Die Pflegekraft kann während der Pflege ruhig mit dem Patienten sprechen, jeden ausgeführten Handgriff erklären und eine beruhigende Umgebung aufrechterhalten. Indem er plötzliche Geräusche vermeidet, übermäßige Beleuchtung reduziert und dafür sorgt, dass der Patient bequem sitzt, schafft der Pfleger eine ruhigere Atmosphäre, was die Erholung des Patienten fördern kann.

Die Bewältigung des **emotionalen Komforts** erfordert auch eine Beziehung zu den **Familien** der Patienten. Auch die Familien, die oft mit der Krankheit ihrer Angehörigen überfordert sind, brauchen Unterstützung. Der Pfleger kann durch sein Zuhören und seine Präsenz eine wichtige Rolle bei der Begleitung der Familien spielen, indem er ihre praktischen Fragen beantwortet und ihnen hilft, die Pflege zu verstehen. Eine klare und einfühlsame Kommunikation mit den Angehörigen kann diese beruhigen, ihre Ängste verringern und das gesamte Pflegeerlebnis für den Patienten wie auch für seine Familie verbessern.

Schließlich muss die **Behandlung von Schmerzen und emotionalem Wohlbefinden** als ein kontinuierlicher Prozess gesehen werden, der eine regelmäßige Neubewertung erfordert. Die Bedürfnisse der Patienten können sich auf der Intensivstation schnell ändern, und die Pflegekraft muss stets auf subtile Veränderungen des körperlichen und emotionalen Zustands achten. Die Kommunikation mit dem Pflegeteam ist entscheidend, um die Maßnahmen an diese veränderten Bedürfnisse anzupassen, sei es durch verstärkte schmerzstillende Maßnahmen oder eine intensivere psychologische Betreuung.

- Aktives Zuhören und Einfühlungsvermögen am Krankenbett kritischer Patienten.

Aktives Zuhören und Einfühlungsvermögen sind zwei grundlegende Qualitäten für Pflegehelfer, insbesondere bei **kritischen Patienten** auf der Intensivstation. Diese Patienten, die oft mit lebensbedrohlichen Situationen konfrontiert sind, erleben Momente extremer Verletzlichkeit. Ihr körperlicher und emotionaler Zustand erfordert einen pflegerischen Ansatz, der über technische Handgriffe hinausgeht. Aktives Zuhören und Einfühlungsvermögen ermöglichen es, nicht nur auf die medizinischen, sondern auch auf die psychologischen und emotionalen Bedürfnisse der Patienten einzugehen und ihnen die menschliche Unterstützung zu bieten, die in diesen kritischen Momenten unerlässlich ist.

Aktives Zuhören ist weit mehr als nur ein verbaler Austausch. Es ist ein vollständiges, aufmerksames und respektvolles Zuhören, bei dem sich die Pflegekraft voll und ganz zur Verfügung stellt, um zu hören und zu verstehen, was der Patient ausdrückt, sowohl mit seinen Worten als auch mit seinem Körper und seinen Gefühlen. Auf der Intensivstation können Patienten bei vollem Bewusstsein von Angst, Furcht, Schmerzen oder Ungewissheit über ihren Gesundheitszustand überwältigt sein. Sie müssen angehört werden und das Gefühl haben, dass ihre Ängste und Fragen berücksichtigt werden. Aktives Zuhören bedeutet, auf das zu achten, was sie sagen, nicht zu unterbrechen, relevante Fragen zu stellen, um ihre Gefühle besser zu verstehen, und das, was sie sagen, umzuformulieren, um sicherzustellen, dass ihre Bedürfnisse und Sorgen richtig verstanden werden.

Wenn der Pflegende aktives Zuhören praktiziert, schafft er einen **Raum des Vertrauens**, in dem der Patient sich frei äußern kann, ohne sich verurteilt oder vernachlässigt zu fühlen. Dieser Raum des Vertrauens ermöglicht es den Patienten oft, über ihre tief sitzenden Ängste, ihre Sorgen um die Zukunft oder sogar über heikle Themen wie den Tod oder den Genesungsprozess zu sprechen. Angesichts solcher Situationen muss der Pfleger **Bereitschaft** und **Wohlwollen** zeigen, um dem Patienten zu erlauben, seine Gefühle zu verbalisieren. Manchmal bedeutet dies, einfach nur zu anwesend sein, wenn auch schweigend, neben dem Patienten, um ihm zu zeigen, dass er nicht allein ist.

Empathie hingegen geht über das Zuhören hinaus. Sie besteht darin, sich in die Lage des Patienten zu versetzen und zu versuchen, zu verstehen, was er erlebt, fühlt und durchmacht, ohne sich jedoch vollständig mit ihm zu identifizieren. In der Intensivpflege, wo Patienten immobil, abhängig und isoliert sein können, ermöglicht Empathie, ihre verborgenen Bedürfnisse, ihre nicht verbalisierten Schmerzen und ihr emotionales Leiden wahrzunehmen. Es ist diese Fähigkeit, **mit dem anderen zu fühlen**, ohne die eigene Objektivität als Pfleger aus den Augen zu verlieren, die es ermöglicht, eine echte menschliche Verbindung herzustellen und die Pflege zu personalisieren.

Für kritische Patienten ist dieses Einfühlungsvermögen von entscheidender Bedeutung. Sie können sich durch die hochgradig medizinisch ausgerichtete Umgebung, Maschinen, invasive Behandlungen und mangelnde Autonomie entmenschlicht fühlen. Durch Empathie bringt der Pfleger wieder eine menschliche Dimension in die Pflege ein, indem er den Menschen hinter dem Patienten erkennt und nicht nur die Krankheit oder die Behandlung. Diese Anerkennung erfolgt durch kleine Aufmerksamkeiten, wie z. B. das Anpassen der Bettdecke, um den Komfort zu erhöhen, das Anbieten einer tröstenden Geste oder auch nur das ruhige Erklären der bevorstehenden Pflege.

Einfühlungsvermögen ist auch besonders wertvoll, wenn **es um Patienten geht, die am Lebensende** stehen oder mit schweren Erkrankungen konfrontiert sind, die ihre kurzfristige Zukunft beeinträchtigen. Diese Patienten, die oft voller Ängste und Unsicherheiten sind, profitieren sehr von einem einfühlsamen Ansatz, der es ihnen ermöglicht, ihre existenziellen Sorgen zu teilen. Der Pfleger kann in diesem Zusammenhang eine Schlüsselrolle spielen, indem er ihnen in dieser schwierigen Phase als **emotionaler Unterstützer** zur Seite steht und ihnen hilft, sich verstanden und begleitet zu fühlen.

Aktives Zuhören und Einfühlungsvermögen sind bei **bewusstlosen Patienten** gleichermaßen von entscheidender Bedeutung. Auch wenn sie nicht verbal interagieren können, gibt es Hinweise darauf, dass diese Patienten ihre Umgebung manchmal durch auditive oder taktile Reize wahrnehmen. Leise mit ihnen zu sprechen, ihnen die durchgeführte Pflege zu erklären oder einfach nur ihre Hand zu halten, kann eine beruhigende Wirkung haben, auch wenn sie nicht antworten können. Der Pflegende zeigt in diesem Fall durch diese Gesten, dass der Patient immer als vollwertige Person gesehen wird, die Aufmerksamkeit und Respekt verdient, unabhängig von seinem Bewusstseinszustand.

Darüber hinaus sind Einfühlungsvermögen und Zuhören nicht nur auf den Patienten beschränkt. **Die Familien** kritischer Patienten erleben oft eine intensive emotionale Notlage, hin- und hergerissen zwischen Sorge, Angst vor dem Verlust eines geliebten Menschen und dem Gefühl der Hilflosigkeit. Auch hier kann der Pfleger den Familien ein aktives Zuhören anbieten, indem er auf ihre Fragen, Zweifel und Trauer eingeht. Es geht nicht immer darum, alle ihre medizinischen Fragen zu beantworten - diese Rolle fällt oft den Ärzten zu -, sondern vielmehr darum, sie in ihrem emotionalen Erleben zu begleiten, ihnen Sicherheit in Bezug auf die geleistete Pflege zu geben und sie in diesen schwierigen Momenten wohlwollend zu unterstützen.

Die Pflegekraft schafft durch ihr aktives Zuhören und ihr Einfühlungsvermögen eine **menschliche Bindung**, die über die rein technischen Aspekte der Pflege hinausgeht. Diese Verbindung ist besonders wichtig auf der Intensivstation, wo der Patient oft von seinem Alltag, seiner Familie und seinen gewohnten Bezugspunkten abgeschnitten ist. Diese Verbindung spendet Trost und hilft, die emotionale Belastung des Krankenhausaufenthalts zu lindern, wodurch die Resilienz des Patienten gegenüber seiner Krankheit gestärkt wird. Die Fähigkeit der Pflegekraft, Einfühlungsvermögen zu zeigen und aktiv zuzuhören, wirkt sich direkt auf die Qualität der Pflege und auf die Wahrnehmung der Patienten aus, die sich unterstützt und wertgeschätzt fühlen.

Die Familie des Patienten begleiten

- Aufnahme und Information der Familie: unterstützen, ohne zu diagnostizieren.

Der **Empfang und die Information der Familie** sind entscheidende Schritte bei der Betreuung von Patienten auf der Intensivstation. Diese Momente sind häufig mit einer starken emotionalen Belastung verbunden, da die Familien mit Sorge, Angst und manchmal auch Ungewissheit über den Zustand ihres Angehörigen konfrontiert sind. In diesem Zusammenhang spielt die Pflegekraft eine wesentliche Rolle, indem sie die Familie unterstützt und gleichzeitig darauf achtet, dass sie nicht in die medizinische Verantwortung eingreift, wie z. B. die Diagnose oder die Therapieentscheidung, die den Ärzten obliegt. Das Ziel ist es, die Familie zu begleiten, ihren unmittelbaren Bedarf an Informationen und Trost zu decken und gleichzeitig eine beruhigende menschliche Präsenz in oftmals destabilisierenden Momenten zu bieten.

Der **Empfang der Familie** beginnt mit ihrer Ankunft auf der Intensivstation. Die oftmals gestressten und desorientierten Familien müssen sowohl physisch als auch psychisch angeleitet werden. Als erster Kontakt mit der Station ist es die Aufgabe des Pflegers, eine beruhigende und sichere Umgebung zu schaffen. Dies geschieht durch eine wohlwollende Haltung, ein einladendes Lächeln und eine ruhige Sprache. Die Familien zu begrüßen bedeutet nicht nur, sie zum Zimmer ihres Angehörigen zu geleiten, sondern sie auch über die Bedingungen der Pflege zu beruhigen, indem sie ihnen kurz und in einfachen, zugänglichen Worten erklären, was für den Patienten getan wird.

Information ist ein Grundbedürfnis von Familien. Angesichts des Krankenhausaufenthalts eines Angehörigen auf der Intensivstation können die Ungewissheit und das fehlende klare Verständnis der medizinischen Situation tiefe Ängste schüren. Die Pflegekraft kann eine wichtige Rolle spielen, indem sie praktische Informationen über die tägliche Pflege des Patienten bereitstellt. Dazu können Erklärungen zur Grundpflege, zur Überwachung der Vitalwerte oder zur Verwendung von medizinischen Geräten wie Monitoren, Infusionen oder Beatmungsgeräten gehören. Es ist jedoch von entscheidender Bedeutung, dass die Pflegekraft **die Grenzen ihrer Rolle** beachtet: Sie ist nicht dazu da, Diagnosen zu stellen oder komplexe medizinische Daten zu interpretieren. Diese Erklärungen fallen in den Bereich der Ärzte, die als Einzige genaue Informationen über den Krankheitsverlauf, die Prognose oder die Behandlungsmöglichkeiten geben können.

Um zu unterstützen, ohne zu diagnostizieren, muss der Pflegende eine **klare und beruhigende Kommunikation** pflegen und sich dabei auf die praktischen und konkreten Aspekte der Pflege konzentrieren. Beispielsweise kann er den Familien erklären, dass der Patient unter ständiger Beobachtung steht, dass die Pflegeteams jederzeit verfügbar sind oder dass regelmäßige Anpassungen der Behandlung vorgenommen werden, um auf Veränderungen des Zustands des Patienten zu reagieren. Diese Informationen helfen der Familie, den Pflegerahmen, in dem ihr Angehöriger betreut wird, besser zu verstehen und sich sicherer zu fühlen.

Wenn Familien **spezifische Sorgen** über den Zustand des Patienten äußern, kann der Pflegende darauf reagieren, indem er sie an die Ärzte verweist und ihnen gleichzeitig versichert, dass ihr Angehöriger die richtige Pflege erhält. Wenn eine Familie beispielsweise Fragen zu den verabreichten Medikamenten oder zur Prognose stellt, kann der Pflegehelfer sie zu einem Gespräch mit dem medizinischen Team einladen und ihnen gleichzeitig bestätigen, dass der Patient gut versorgt wird. Dadurch zeigt die Pflegekraft, dass sie zuhört und gleichzeitig die Rollen der einzelnen Mitglieder des Pflegeteams respektiert, wodurch

Verwirrung oder Missverständnisse in der Kommunikation vermieden werden.

Eine weitere wichtige Dimension der Unterstützung von Familien besteht darin, **einen Raum zu schaffen, in dem sie ihre Gefühle ausdrücken können**. Die Konfrontation mit einer schweren Krankheit oder medizinischer Ungewissheit führt oft zu starken emotionalen Reaktionen. Der Pflegende muss bereit sein, den Familien zuzuhören, ihren Schmerz, ihre Sorgen und ihre Frustration anzuerkennen, ohne zu versuchen, ihre Emotionen zu verharmlosen oder zu rationalisieren. Es kann einfach nur darum gehen, präsent zu sein, ein tröstendes Wort anzubieten oder einfache Fragen darüber zu beantworten, wie der Tag des Patienten verlaufen ist. Dieses Zuhören gibt den Familien das Gefühl, begleitet und unterstützt zu werden, in einem Moment, in dem sie sich hilflos oder isoliert fühlen können.

In **kritischen Situationen** oder wenn sich der Zustand des Patienten verschlechtert, kann der Pfleger eine Schlüsselrolle spielen, indem er das medizinische Team schnell darüber informiert, dass die Familie genauere Informationen wünscht. Dadurch wird sichergestellt, dass die Familien schnell angemessene Informationen erhalten und sich bei der medizinischen Entscheidungsfindung nicht übergangen fühlen. Bei Bedarf kann der Pfleger auch während der medizinischen Gespräche bei den Familien bleiben und in diesen schwierigen Momenten moralische Unterstützung bieten, während er die Rolle der technischen Erklärung dem Arzt überlässt.

Schließlich ist es für die Pflegekraft wichtig, **die Intimsphäre der Familien zu respektieren**. Jede Familie reagiert anders auf einen Krankenhausaufenthalt auf der Intensivstation. Manche Familien möchten sehr präsent sein und viele Fragen stellen, während andere vielleicht lieber im Hintergrund bleiben möchten. Der Pfleger muss sich auf diese unterschiedlichen Bedürfnisse einstellen und den Wunsch jeder Familie respektieren, wie sie mit der Station interagieren möchte. Einen Raum der Ruhe anzubieten, den Familien zu ermöglichen, beim Patienten zu bleiben, wenn dies möglich ist, und ihren Rhythmus zu respektieren, ist ein Weg, um sicherzustellen, dass ihre Erfahrung so wenig belastend wie möglich ist.

- Die Rolle des Vermittlers zwischen dem Pflegeteam und den Angehörigen.

Die **Rolle des Vermittlers** zwischen dem Pflegeteam und den Angehörigen der Patienten ist ein wesentlicher Aspekt der Aufgaben des Pflegehelfers, insbesondere auf der Intensivstation, wo die Emotionen oft hochkochen und die Sorge der Familien tief sitzt. Als erste Anlaufstelle für Angehörige und als integriertes Mitglied des Pflegeteams steht die Pflegekraft im Zentrum dieser Kommunikationsdynamik. Seine Rolle als Vermittler besteht darin, den Informationsaustausch zu erleichtern, mögliche Spannungen abzubauen und sicherzustellen, dass sich die Familien in die Betreuung ihrer Angehörigen einbezogen fühlen, wobei er darauf achtet, die Grenzen seines Zuständigkeitsbereichs zu respektieren.

Der erste Aspekt der Vermittlerrolle der Pflegekraft besteht in ihrer Fähigkeit, **die Kommunikation** zwischen den Angehörigen und dem medizinischen Team **zu erleichtern.** Auf der Intensivstation sind die Angehörigen oft mit einem komplexen medizinischen Umfeld konfrontiert, in dem die Pflege technisch anspruchsvoll und die Entwicklung des Zustands des Patienten manchmal ungewiss ist. Medizinische Fachbegriffe können schwer verständlich erscheinen, und Angehörige können sich überfordert oder ausgeschlossen fühlen. Aufgrund seiner Nähe zu den Familien kann der Pfleger ihnen helfen, sich in dieser Umgebung zurechtzufinden, indem er ihre praktischen Fragen zur täglichen Pflege beantwortet und auf einfache und zugängliche Weise erklärt, was erklärt werden kann. Ohne in die medizinischen Erklärungen des Arztes einzugreifen, kann er technische Aspekte der Pflege wie die Verwendung von Monitoren, Sonden oder medizinischen Geräten verdeutlichen, um den Angehörigen zu helfen, besser zu verstehen, was sie sehen, und sich weniger hilflos zu fühlen.

Der Pflegehelfer spielt auch eine entscheidende Rolle als **Vermittler zwischen den Familien und dem medizinischen Team**. Wenn eine Familie genauere Informationen über den Zustand des Patienten wünscht, kann der Pfleger als Vermittler fungieren, um die Krankenschwester oder den Arzt auf diesen Wunsch aufmerksam zu machen. Ebenso kann der Pflegende, wenn bei den Angehörigen spezifische Fragen oder Bedenken auftauchen, diese an das Pflegeteam weiterleiten und so sicherstellen, dass die Familie eine schnelle und angemessene Antwort erhält. Auf diese Weise trägt er zu einer flüssigen Kommunikation zwischen beiden Seiten bei und sorgt dafür, dass sich die Angehörigen nie isoliert oder ohne Informationen gelassen fühlen.

In Situationen, in denen die Kommunikation zwischen den Angehörigen und dem Pflegeteam schwieriger ist, wird der Pflegehelfer zu einem echten **Spannungslöser**. Denn Schmerz, Sorge oder manchmal auch Unverständnis können zu Spannungen oder Missverständnissen zwischen Familien und Pflegekräften führen. Einige Angehörige, die von den Emotionen überwältigt sind, können medizinische Entscheidungen falsch interpretieren oder sind aufgrund fehlender Informationen frustriert. Der Pflegende kann durch seine Rolle als Nahestehender und seine empathische Herangehensweise solche Situationen entschärfen, indem er sich die Zeit nimmt, mit den Angehörigen zu sprechen, ihnen zuhört und ihnen einen Raum bietet, in dem sie ihre Ängste oder Frustrationen zum Ausdruck bringen können. So kann er Missverständnisse klären oder Sorgen beruhigen, bevor sie sich vergrößern. Dabei muss er darauf achten, dass er seine Rolle nicht überschreitet, sondern eine zentrale psychologische Stütze ist.

Als Vermittler muss der **Pfleger** auch darauf achten, **die Intimsphäre und die Würde** des Patienten zu respektieren und zu schützen. Manchmal stellen die Familien in ihrem Wunsch, alles richtig zu machen, oder in ihrem Bedürfnis nach

Rückversicherung Fragen zum Gesundheitszustand oder zu den Behandlungen des Patienten, die in die medizinische Intimsphäre fallen. Der Pfleger muss diese Gespräche dann mit Feingefühl an die entsprechenden Gesundheitsfachkräfte (Arzt oder Krankenschwester) weiterleiten und gleichzeitig erklären, dass bestimmte Informationen medizinisches Fachwissen oder besondere Vertraulichkeit erfordern. Diese Position als Vermittler ist heikel, denn sie erfordert, die für die Kommunikation mit den Familien notwendige Offenheit mit der strikten Einhaltung der medizinischen Ethik und des Berufsgeheimnisses zu vereinbaren.

Bei **schwierigen medizinischen Entscheidungen** oder in kritischen Situationen für den Patienten übernimmt der Pfleger weiterhin diese Rolle als Bindeglied zwischen dem Pflegeteam und der Familie. Wenn z. B. bei einer Verschlechterung des Zustands des Patienten schnell Entscheidungen getroffen werden müssen, können sich die Angehörigen hilflos fühlen. Der Pfleger kann sie dann unterstützen, indem er ihnen in Ruhe die unmittelbaren Schritte erklärt, ihnen versichert, dass der Patient die notwendige Pflege erhält, und sie für detaillierte Erklärungen an den Arzt verweist. Diese Unterstützung hilft, eine gewisse Gelassenheit in Zeiten zu bewahren, in denen die Familien von der Dringlichkeit der Situation überfordert sein können.

Die **emotionale Unterstützung**, die der Pfleger den Familien bietet, spielt ebenfalls eine Schlüsselrolle in der Mediation. Wenn Familien mit der schweren Erkrankung eines Angehörigen konfrontiert werden, erleben sie intensive Emotionen: Angst, Trauer, manchmal auch Wut. Der Pfleger steht oft an vorderster Front, um diese Emotionen zu sammeln, und seine Rolle besteht darin, einen Raum zu schaffen, in dem sie frei und ohne Verurteilung ausgedrückt werden können. Sich die Sorgen der Familien anzuhören, ihre praktischen Fragen zu beantworten und ihnen tröstende Gesten anzubieten, sind Möglichkeiten, sie bei ihren emotionalen Erfahrungen zu begleiten und gleichzeitig den Dialog mit dem Pflegeteam zu erleichtern. Diese Unterstützung stärkt das Vertrauen der Familien in die Pflege ihrer Angehörigen und lindert oft die Spannungen, die durch Angst und Ungewissheit entstehen.

Darüber hinaus muss der Pfleger in der Lage sein, sich auf die unterschiedlichen **emotionalen Reaktionen** der Familien einzustellen. Manche Familien drücken ihre Emotionen offen aus und suchen nach sofortigen Antworten oder Erklärungen, während andere vielleicht zurückhaltender sind oder sich zurückziehen. Die Pflegekraft muss auf diese unterschiedlichen Familiendynamiken eingehen und ihre Intervention auf die Bedürfnisse und Erwartungen jeder Familie abstimmen, indem sie ihren emotionalen Rhythmus respektiert. Zu wissen, wann man eingreifen, wann man sich zurückziehen und wann man an den Arzt verweisen sollte, ist ein wesentlicher Aspekt der Mediation.

- Umgang mit den intensiven Emotionen der Familien: Angst, Wut, Kummer.

Der Umgang mit den intensiven Emotionen der Angehörigen - wie Angst, Wut oder Trauer - gehört zu den heikelsten Herausforderungen, mit denen Pflegende konfrontiert werden, insbesondere auf der Intensivstation. Wenn Angehörige einen geliebten Menschen in einem kritischen Zustand sehen, werden sie oft von starken Emotionen überwältigt, die manchmal überkochen können. Der Pflegehelfer als wichtiges Mitglied des Pflegeteams muss großes Einfühlungsvermögen und Sensibilität an den Tag legen, um diesen Familien durch diese belastenden Momente zu helfen und gleichzeitig eine Pflegeumgebung aufrechtzuerhalten, die dem Wohlbefinden des Patienten und der Zusammenarbeit mit dem Pflegeteam förderlich ist.

Angst ist eine allgegenwärtige Emotion, die oft schon bei der Aufnahme eines Angehörigen auf die Intensivstation auftritt. Familien, die mit der Ungewissheit über die Entwicklung des

Gesundheitszustands ihres Angehörigen konfrontiert sind, empfinden eine große Angst um dessen Zukunft. Diese Angst wird durch das medizinische Umfeld selbst genährt: Die Technisierung der Pflege, die Maschinen, der ständige Lärm der Monitore und der Anblick ihres Angehörigen, der an medizinische Geräte angeschlossen ist, können extrem destabilisierend wirken. Der Pfleger spielt durch seine ständige Präsenz eine grundlegende Rolle bei der Linderung dieser Angst.

Um ängstliche Familien zu beruhigen, muss der Pfleger zunächst **aktiv zuhören**. Es ist von entscheidender Bedeutung, die Familien ihre Ängste und Sorgen frei äußern zu lassen, ohne sie zu unterbrechen oder ihre Notlage zu verharmlosen. Einfach nur zuzuhören, ohne zu urteilen, bietet bereits einen Raum der Erleichterung für die Angehörigen, die sich gehört und verstanden fühlen können. Nach dem Zuhören kann die Pflegekraft später **beruhigende Informationen** über die tägliche Pflege, die der Patient erhält, geben. Ohne auf komplizierte medizinische Details einzugehen, die in den Zuständigkeitsbereich des Arztes fallen, kann er beispielsweise erklären, dass der Patient ständig überwacht wird, dass jeder Vitalparameter aufmerksam verfolgt wird und dass das Pflegeteam ständig an seiner Seite ist. Solche praktischen und konkreten Erklärungen helfen oft, die Ungewissheit zu verringern, die die Angst schürt.

Eine weitere häufige Emotion in der Intensivpflege ist **Wut**. Manche Familien, die von Frustration, Angst und Hilflosigkeit überwältigt sind, können ihren Schmerz in Form von Wut ausdrücken. Diese kann sich gegen das Pflegeteam, das Krankenhaussystem oder sogar gegen sie selbst richten, und zwar aus Gründen, die nicht immer rational sind. Für die Pflegekraft ist es entscheidend, diese Wutäußerungen nicht persönlich zu nehmen, sondern zu verstehen, dass sie Ausdruck unterschwelliger Emotionen sind, die oft mit Unsicherheit oder dem Gefühl des Kontrollverlusts verbunden sind.

Angesichts von Wut muss der Pflegehelfer **Ruhe** und **Geduld** zeigen. Es ist wichtig, verfügbar und offen für Gespräche zu bleiben, ohne zu versuchen, defensiv zu reagieren. Häufig äußert sich der Ärger, weil die Familien sich unverstanden oder verwirrt fühlen. Daher ist es wichtig, dass die Pflegekraft den Pflegeablauf klar und freundlich erklärt oder die Familien für spezifischere Antworten an die Ärzte verweist. In manchen Fällen kann es notwendig sein, einen Raum für Gespräche zu schaffen, damit die Familien ihren Ärger verbalisieren und loslassen können. Allein die Tatsache, dass sie einen aufmerksamen Gesprächspartner haben, der sie nicht verurteilt, kann bereits viele Spannungen entschärfen.

Wenn der Ärger jedoch zu groß wird oder eine Konfliktsituation entsteht, kann die Pflegekraft je nach Bedarf die Unterstützung eines Mitglieds des medizinischen Teams oder sogar von Psychologen anfordern. Es ist von entscheidender Bedeutung, die Situation nicht eskalieren zu lassen und gleichzeitig für ein beruhigendes und respektvolles Umfeld zu sorgen, sowohl für die Familien als auch für das Pflegepersonal.

Trauer ist eine allgegenwärtige Emotion auf Intensivstationen, da sich die Familien oft mit der Möglichkeit oder sogar der Realität des Verlusts eines geliebten Menschen auseinandersetzen müssen. Trauer kann sich auf vielfältige Weise äußern: durch Tränen, Rückzug, emotionale Desorientierung oder sogar durch stille Akzeptanz. Der Pfleger sollte in solchen Momenten eine **tröstende Präsenz** sein und eine diskrete, aber beständige unterstützende Haltung einnehmen.

Der Umgang mit Trauer erfordert in erster Linie **Einfühlungsvermögen**. Für den Betreuer ist es entscheidend zu verstehen, dass jede Familie ihre Trauer anders erlebt. Manche Familien möchten über ihren Schmerz sprechen, während andere das Schweigen oder die Einsamkeit bevorzugen. Der Pfleger muss sich auf jede Situation einstellen, indem er für diejenigen, die reden müssen, verfügbar ist und den Raum derjenigen respektiert, die sich zurückziehen müssen. In Momenten großer Traurigkeit kann eine einfache Geste - wie das Halten einer Hand, das

Anbieten eines Taschentuchs oder einfach das stille Verweilen an der Seite der Angehörigen - immensen Trost spenden.

Der Pfleger kann **die Familien** auch an psychologische Hilfsdienste **verweisen**, wenn die Trauer zu groß wird, um sie zu bewältigen. In der Intensivpflege stehen oft Psychologen zur Verfügung, die die Familien in diesen kritischen Momenten begleiten. Die Fähigkeit, diese Hilfe anzubieten, ohne sie aufzudrängen, ist eine Möglichkeit für den Pfleger, eine umfassende Betreuung der emotionalen Bedürfnisse der Familien zu bieten.

Schließlich muss der Pfleger darauf achten, **die Intimsphäre und Würde des Patienten** in den Momenten zu **wahren,** in denen die Familien ihre Trauer ausleben. In Situationen am Lebensende kann er beispielsweise dabei helfen, einen Raum zu organisieren, in dem sich die Angehörigen in Ruhe und mit Respekt von ihren Lieben verabschieden können. Er kann die Familien auch bei schwierigen Entscheidungen im Zusammenhang mit der Sterbebegleitung begleiten, indem er den Dialog mit den Ärzten erleichtert und gleichzeitig ein ständiger Bezugspunkt für die Angehörigen bleibt.

Kapitel 5

Kommunikation in der Intensivpflege : Eine delikate Kunst

Kommunikation mit dem Pflegeteam

- Informationsweitergabe: Briefing und Debriefing zu Beginn und am Ende der Schicht.

Die **Weitergabe von Informationen** zu Beginn und am Ende einer Schicht in Form von Briefings und Debriefings ist ein wesentliches Element zur Gewährleistung der Kontinuität der Pflege im Krankenhaus, insbesondere auf der Intensivstation. Diese strukturierten Momente des Austauschs ermöglichen es dem gesamten Pflegeteam, einschließlich der Pflegehilfskräfte, Schlüsselinformationen über den Zustand der Patienten, die durchgeführten Maßnahmen und die Punkte, die für die weitere Pflege beachtet werden müssen, auszutauschen. Das Briefing zu Beginn der Schicht und das Debriefing am Ende der Schicht ermöglichen nicht nur eine effiziente Koordination der Handlungen des Teams, sondern gewährleisten auch die Sicherheit der Patienten und optimieren ihre Versorgung. Die Pflegekraft spielt in dieser Dynamik eine zentrale Rolle, indem sie relevante Informationen weitergibt und für einen fließenden Übergang zwischen den Schichten sorgt.

Das **Briefing zu Beginn der Schicht** ist ein Moment, in dem sich das Team, das die Schicht übernimmt, mit der Entwicklung des Zustands der Patienten und den Prioritäten des Tages vertraut macht. Für den Pfleger ist dies eine entscheidende Gelegenheit, sich über die Veränderungen während der Nacht oder des vorangegangenen Tages zu informieren und die spezifischen Ziele jeder Betreuung zu verstehen. Diese Zeit der Übergabe ermöglicht es, detaillierte Informationen über die Vitalwerte des Patienten, die laufenden Behandlungen, die zu überwachenden medizinischen Geräte (wie Sonden, Katheter oder Drainagen) sowie die durchzuführende Hygienepflege, Mobilisierung oder Dekubitusprophylaxe zu erhalten.

Während dieses Briefings werden die **wichtigsten Informationen** in strukturierter Form ausgetauscht. Jeder Patient wird besprochen, beginnend mit seinem Allgemeinzustand, den kürzlich durchgeführten Eingriffen, Anzeichen einer

Verschlechterung oder Verbesserung und der bevorstehenden speziellen Pflege. Die Pflegekraft sollte auf alle Details achten, die ihren Arbeitsbereich direkt betreffen: z. B. den Hautzustand des Patienten (wenn ein Dekubitusrisiko besteht), den Bedarf an Mobilisierung oder Komfort, die Überwachungsstufen für Sonden und Drainagen oder die Anweisungen zur Aufrechterhaltung der Asepsis. Dieser Informationsaustausch ermöglicht es der Pflegekraft, die zu leistende Pflege zu antizipieren und sich mental und materiell auf den kommenden Tag vorzubereiten.

Das **Briefing** ist auch ein Moment, in dem der Pflegehelfer dem scheidenden Team oder den Krankenschwestern Fragen stellen kann, um bestimmte Aspekte der Pflege zu verdeutlichen. Dabei kann es darum gehen, sich zu vergewissern, dass eine bestimmte Anweisung richtig verstanden wurde, einen Punkt bei der Verwendung eines bestimmten Materials zu klären oder eine Situation anzusprechen, die besondere Aufmerksamkeit erfordert, wie etwa ein unruhiger Patient oder ein Patient in emotionaler Not. Dieser Dialog stellt sicher, dass jedes Teammitglied über alle Informationen verfügt, die es für eine qualitativ hochwertige Pflege benötigt, und verhindert gleichzeitig, dass etwas vergessen oder missverstanden wird.

Ebenso wichtig ist die **Nachbesprechung am Ende der Schicht**. Hierbei handelt es sich um einen Moment, in dem das Team, das seinen Dienst beendet, eine Bilanz der durchgeführten Pflege und der wichtigsten Ereignisse des Tages oder der Nacht zieht. Für die Pflegekraft ist dies eine Gelegenheit, **wichtige Informationen** über die Entwicklung der von ihr betreuten Patienten **weiterzugeben**, indem sie die durchgeführten Maßnahmen und die im Laufe des Dienstes gemachten Beobachtungen detailliert beschreibt.

Beispielsweise kann der Pflegehelfer das nachfolgende Team über die durchgeführte Hygienepflege, die Mobilisierung, den Hautzustand des Patienten oder über beobachtete Anzeichen von Schmerzen oder Komfort informieren. Er kann auch über ungewöhnliche Ereignisse berichten: nächtliche Unruhe, anhaltendes Unbehagen, Anzeichen von Müdigkeit oder eine Verschlechterung der Vitalwerte. Diese Informationen ermöglichen es dem nachfolgenden Team, sich ein klares und genaues Bild von der Situation des jeweiligen Patienten zu machen und die erforderliche Pflege oder Anpassungen vorwegzunehmen.

Die **Nachbesprechung** ist auch ein Moment der kritischen Bewertung, in dem das Team die aufgetretenen Schwierigkeiten und die eingeführten Lösungen besprechen kann. Wenn ein Patient eine komplexe Situation darstellte oder eine Pflegemaßnahme eine besondere Intervention erforderte, ist dies eine Gelegenheit für den Pfleger, seine Erfahrungen zu teilen, zu erklären, wie er mit der Situation umgegangen ist, und Ratschläge oder Feedback von seinen Kollegen zu erhalten. Dieser Austausch fördert das gemeinsame Lernen und ermöglicht es, den Zusammenhalt des Teams zu stärken.

Darüber hinaus ist das **Debriefing** nicht nur ein Moment, in dem praktische Informationen weitergegeben werden: Es ist auch ein Raum, in dem die Pflegekraft ihre Gefühle angesichts emotional belastender Situationen zum Ausdruck bringen kann. Die Arbeit in der Intensivpflege kann sowohl physisch als auch psychisch anstrengend sein. In solchen Gesprächsrunden kann es von Vorteil sein, bestimmte emotionale Aspekte der Arbeit zu diskutieren, z. B. die Schwierigkeiten mit einem todkranken Patienten oder die Interaktion mit Familien in Not. Diese Gespräche helfen, bestimmte Spannungen abzubauen und Unterstützung im Team zu finden, während Erfahrungen und Strategien ausgetauscht werden, um solche Situationen in Zukunft besser bewältigen zu können.

In diesem Prozess der **Informationsweitergabe** sind Klarheit und Genauigkeit von entscheidender Bedeutung. Die Pflegekraft muss darauf achten, dass nichts unklar bleibt, um Verwirrung oder Fehlinterpretationen durch das Team, das die Pflege übernimmt, zu vermeiden. Außerdem soll auf diese Weise sichergestellt werden, dass die Pflege einheitlich erfolgt, dass jeder Schritt eingehalten wird und dass die Patienten eine kontinuierliche

Pflege ohne Unterbrechungen oder Unstimmigkeiten erhalten. Die Kommunikation muss effizient und direkt sein, aber auch von Wohlwollen geprägt, da sie dazu beiträgt, ein Klima des Vertrauens innerhalb des Pflegeteams aufrechtzuerhalten und so die Qualität der geleisteten Pflege zu gewährleisten.

Schließlich tragen **Briefing und Debriefing** nicht nur zur Patientensicherheit, sondern auch zur Verbesserung der **Qualität der Pflege bei**. Sie ermöglichen es, Anomalien schnell zu melden, Kommunikationsfehler zu vermeiden und Protokolle zu stärken. Sie bieten auch einen Raum für kontinuierliche Verbesserungen, in dem die Teams ihre Praktiken auf der Grundlage von Beobachtungen vor Ort anpassen können, indem sie sich über konkrete Lösungen für die täglichen Herausforderungen auf der Station austauschen.

- Wie wichtig es ist, klare Anweisungen zu geben und bei der Übertragung gründlich zu sein.

In Krankenhäusern, insbesondere auf so kritischen Stationen wie der Intensivstation, ist es von grundlegender **Bedeutung, dass die Anweisungen klar sind** und **die Übermittlungen gewissenhaft** erfolgen. Die Art der Pflege von Patienten, die sich oft in einem ernsten Zustand befinden, verletzlich sind und ständig überwacht werden müssen, erfordert eine perfekte Koordination zwischen allen Mitgliedern des Pflegeteams. Klare und strenge Kommunikation ist der Garant für die Sicherheit der Patienten, die Kontinuität der Pflege und die Effizienz der Teamarbeit. Für die Pflegekraft sind diese Aspekte von größter Bedeutung, um die klinischen Erwartungen zu erfüllen und ein reibungsloses und unmissverständliches Arbeitsumfeld zu gewährleisten.

Klare Anweisungen sind von entscheidender Bedeutung, um jede Form von Verwirrung oder Fehlinterpretation zu vermeiden, die die Patientenversorgung gefährden könnte. In der Intensivpflege ändern sich Situationen oft schnell, und Patienten können plötzlich auftretende Komplikationen haben, die ein präzises und sofortiges Eingreifen erfordern. In diesem Zusammenhang muss der Pflegehelfer in der Lage sein, Anweisungen mit absoluter Präzision zu empfangen und auszuführen. Die erteilten Anweisungen, ob sie nun die Überwachung der Vitalfunktionen, die Durchführung von Komfortpflege oder die Mobilisierung der Patienten betreffen, müssen bis ins kleinste Detail verstanden werden, um Fehler zu vermeiden.

Wenn eine Anweisung von einer Pflegekraft oder einem Arzt erteilt wird, muss die Pflegekraft sicherstellen, dass sie richtig verstanden wird. Wenn Zweifel bestehen, ist es unerlässlich, sofort um Klärung zu bitten, anstatt zu riskieren, dass die Anweisung falsch interpretiert wird. Wenn es beispielsweise darum geht, die Flüssigkeitsaufnahme und den Flüssigkeitsverlust eines Patienten zu überwachen, muss genau verstanden werden, welche Art von Messung wie oft und in welchem Zusammenhang protokolliert werden muss. Diese Detailgenauigkeit, die auf klaren Anweisungen beruht, gewährleistet eine sorgfältige Pflege, die den Erwartungen des medizinischen Teams entspricht.

Ebenso wichtig ist die **Genauigkeit der** Übermittlungen, da sie die Kontinuität der Pflege zwischen den verschiedenen Teams, die sich am Patientenbett abwechseln, sicherstellt. Übergaben finden vor allem beim Schichtwechsel, bei Briefings und Debriefings statt, können aber auch den ganzen Tag über erfolgen, wenn bestimmte Ereignisse oder Interventionen auftreten. Eine sorgfältige Übertragung stellt sicher, dass wichtige Informationen ohne Verlust oder Verzerrung weitergegeben werden, was für die Sicherheit des Patienten von entscheidender Bedeutung ist.

Informationen gewissenhaft **weiterzugeben** bedeutet, dass die Pflegekraft **genau und sachlich** berichten muss. Es geht nicht nur darum, allgemeine Eindrücke über den Zustand eines Patienten zu vermitteln, sondern objektive und überprüfbare Daten zu liefern, wie z. B. die erhobenen Vitalwerte, die durchgeführten Pflegemaßnahmen, beobachtete Veränderungen des

Allgemeinzustands oder mögliche Zwischenfälle. Wenn ein Patient beispielsweise nachts eine Episode von Unruhe zeigte, reicht es nicht aus, die Unruhe zu erwähnen; es muss angegeben werden, wann dies geschah, wie der Patient reagierte, welche Maßnahmen ergriffen wurden (z. B. Sedierung oder Lageveränderung) und was die Ergebnisse dieser Maßnahmen waren.

Diese Genauigkeit ermöglicht es dem übernehmenden Team, sich ein vollständiges und detailliertes Bild von der Situation zu machen und fundierte Entscheidungen zu treffen. Ebenso ist die **Konsistenz bei der Übermittlung** von entscheidender Bedeutung: Die Pflegekraft muss darauf achten, dass die übermittelten Informationen mit den tatsächlichen Beobachtungen und objektiven Daten übereinstimmen. Jede Auslassung oder jeder Fehler bei der Übermittlung kann zu Missverständnissen oder Komplikationen für den Patienten führen.

Strenge Übermittlungen bedeuten auch, dass die **Dokumentationsprotokolle** strikt eingehalten werden müssen. Daten und Beobachtungen müssen klar und ordentlich in den Patientenakten festgehalten werden. Diese Nachvollziehbarkeit ist entscheidend, um die Entwicklung des Gesundheitszustands des Patienten zu verfolgen, aber auch, um jedem Teammitglied einen schnellen Zugriff auf relevante Informationen zu ermöglichen. Dazu gehören Details wie die durchgeführte Hygienepflege, die überwachten Parameter, gemeldete Zwischenfälle oder durchgeführte Eingriffe. Wenn Zweifel über den Verlauf eines Patienten bestehen, ermöglichen es die strengen Übertragungen, in frühere Daten zurückzugehen und den Verlauf der Behandlung zu verstehen, wodurch klinische Entscheidungen erleichtert werden.

Darüber hinaus bezieht sich die Gründlichkeit bei der Übermittlung nicht nur auf den mündlichen Austausch, sondern auch auf **schriftliche und elektronische** Interaktionen. Mit dem zunehmenden Einsatz von computergestützten Pflegemanagementsystemen ist es zwingend erforderlich, dass jede Beobachtung oder Intervention genau in elektronischen Akten festgehalten wird. Die Pflegekraft sollte darauf achten, dass sie genaue Informationen eingibt und mehrdeutige Abkürzungen oder nicht standardisierte Begriffe vermeidet, die für andere Teammitglieder verwirrend sein könnten.

Ein weiterer Schlüsselaspekt der Gründlichkeit bei der Übermittlung ist die Fähigkeit, **Prioritäten** bei den übermittelten Informationen **zu erkennen.** Einige Informationen sind kritischer als andere und müssen hervorgehoben werden, um eine sofortige oder angemessene Behandlung zu gewährleisten. Wenn ein Patient beispielsweise eine plötzliche Verschlechterung der Sauerstoffsättigung oder eine Veränderung seines Bewusstseinszustands erfahren hat, sollten diese Informationen vorrangig gemeldet werden, bevor routinemäßigere Punkte wie Hygienepflege oder die Verwaltung der Mahlzeiten angesprochen werden. Diese Fähigkeit, Informationen zu priorisieren, trägt zu einem besseren Pflegemanagement und einer schnelleren Reaktion auf Notfälle bei.

Schlechte Nachrichten überbringen können

- Wie man mit der Familie in Krisensituationen oder am Lebensende umgeht.

Der Umgang mit einer Familie in einer **Krisensituation oder am Lebensende** ist eine heikle und von komplexen Emotionen geprägte Aufgabe. Es ist eine Zeit, in der die Angehörigen oft von Angst, Traurigkeit und manchmal auch Wut überwältigt werden und in der die Kommunikation von Respekt, Sensibilität und Mitgefühl geprägt sein muss. Der Pflegehelfer als Schlüsselmitglied des Pflegeteams spielt eine grundlegende Rolle bei der Begleitung der Familien in solchen Momenten. Die Fähigkeit, solche Situationen mit Wohlwollen und Fingerspitzengefühl anzugehen, ist entscheidend, um den Familien, die von intensiven Emotionen geplagt werden, menschliche Unterstützung zu bieten und gleichzeitig die Würde des Patienten zu respektieren.

In einer **medizinischen Krise** oder am **Lebensende** besteht der erste Schritt für die Pflegekraft darin, eine Haltung der **wohlwollenden Präsenz** und des Zuhörens einzunehmen. Die Familie ist angesichts der Ungewissheit oder der Ankündigung des Lebensendes eines geliebten Menschen oft verunsichert. Es ist von größter Wichtigkeit, das Gespräch nicht zu überstürzen. Es geht zunächst darum, eine tröstende Präsenz zu bieten, den Familien Zeit zu geben, sich an den Ernst der Situation anzupassen und sie in einer Umgebung willkommen zu heißen, in der sie sich unterstützt, verstanden und respektiert fühlen.

Der Pflegende sollte sich zunächst **ruhig** bei den Angehörigen **vorstellen**, sie einfühlsam begrüßen und sich einen Moment Zeit nehmen, um ihren emotionalen Zustand einzuschätzen. Jede Familie reagiert anders auf eine Krisensituation: Manche sind still und ziehen sich zurück, andere stehen vielleicht unter Schock, weinen oder stellen viele Fragen, während wieder andere Wut oder Frustration zeigen. Die Pflegekraft muss ihre Vorgehensweise an die Reaktionen jedes Einzelnen anpassen und auf diese emotionalen Hinweise achten.

Wenn das Gespräch beginnt, ist es wichtig, einen **sanften und beruhigenden Tonfall** zu verwenden. In Krisensituationen kann die kleinste Geste, das kleinste Wort die Emotionen verstärken oder besänftigen. Die Pflegekraft sollte technische oder zu medizinische Begriffe vermeiden und stattdessen eine einfache, respektvolle und zugängliche Kommunikation bevorzugen. Beispielsweise kann er erklären, dass der Patient sorgfältig betreut wird, dass das Team ständig an seiner Seite ist und dass alles getan wird, um sein Wohlbefinden und seine Würde zu gewährleisten.

Am **Lebensende** sollte der Pfleger auch versuchen, den Angehörigen psychologische Unterstützung zu geben, indem er einen Raum schafft, in dem sie ihre Gefühle frei ausdrücken können. Es geht nicht nur darum, praktische Informationen zu geben, sondern auch darum, Tränen, Traurigkeit oder Wut zuzulassen, ohne zu urteilen. Es ist wichtig, eine stille **Stütze** zu sein**, wenn es nötig ist**, indem man zuhört, ohne zu versuchen, das Gespräch zu überstürzen. Manchmal reicht es schon, an der Seite der Familie zu sein, indem man eine Hand hält oder tröstende Worte spricht.

Eine der größten Herausforderungen bei der Begleitung von Familien in einer Situation am Lebensende besteht darin, **mit den Erwartungen und Fragen** umzugehen, die sie bezüglich der Entwicklung des Zustands des Patienten haben können. Die Angehörigen, die oft auf der Suche nach Antworten oder Lösungen sind, können drängende Fragen zum Gesundheitszustand des Patienten, zur Wirksamkeit der Behandlungen oder zu bevorstehenden medizinischen Entscheidungen äußern. In solchen Momenten muss der Pflegende Klarheit und Ehrlichkeit zeigen und gleichzeitig die Grenzen seiner Rolle beachten. Er kann erklären, dass spezifische medizinische Aspekte Sache des Arztes sind, aber er kann auch die Familien beruhigen, indem er bestätigt, dass der Patient in guten Händen ist, dass die Palliativpflege zur Schmerzlinderung eingesetzt wird und dass das Team alles tut, um das Wohlbefinden des Patienten zu gewährleisten.

Parallel dazu ist es wichtig, dass die Pflegekraft **Unterstützung** bei den mit dem Lebensende verbundenen Schritten **anbietet**, z. B. beim Zugang zur Palliativmedizin oder bei der Schaffung eines intimen Raums, in dem sich die Familie von ihrem Angehörigen verabschieden kann. Dazu können einfache Handlungen gehören, wie die Beleuchtung des Zimmers anzupassen, für eine ruhige Umgebung zu sorgen und sicherzustellen, dass die Familien alles haben, was sie brauchen, um Zeit mit dem Patienten zu verbringen. Diese praktische Unterstützung ermöglicht es den Familien, sich auf ihren Angehörigen zu konzentrieren, da sie wissen, dass für die materiellen und logistischen Aspekte gesorgt ist.

Die **Diskretion und Respektabilität** des Pflegers ist auch in den kritischen Momenten am Lebensende von entscheidender Bedeutung. Er muss darauf achten, die Intimsphäre des Patienten und der Familien zu respektieren, indem er, wenn nötig, Momente des Alleinseins anbietet, aber jederzeit verfügbar bleibt, um auf unmittelbare Bedürfnisse oder Fragen der Angehörigen einzugehen. Der Pfleger sollte auch darauf achten, die Rituale und Überzeugungen der Familien, seien sie religiöser oder kultureller Art, zu respektieren und ihre Umsetzung nach Möglichkeit zu erleichtern.

Angesichts **intensiver emotionaler Reaktionen** wie Wut oder Frustration sollte die Pflegekraft eine **geduldige und verständnisvolle** Haltung einnehmen. Die Wut der Angehörigen kann sich gegen das Pflegeteam, gegen die Ungerechtigkeit der Situation oder gegen sie selbst richten. Es ist wichtig, nicht abwehrend zu reagieren, sondern diese Wut als Ausdruck von Schmerz und Angst zu hören. In solchen Momenten kann der Pfleger beruhigende Worte anbieten, daran erinnern, dass jedes Teammitglied sein Bestes tut, um dem Patienten Erleichterung zu verschaffen, und die Familien ggf. an einen Arzt verweisen, um genauere medizinische Erklärungen zu erhalten.

Schließlich muss die **Pflegekraft** darauf achten, **sich dem emotionalen Rhythmus** der einzelnen Familien **anzupassen**. Manche Familien brauchen mehr Zeit, um die Situation zu verarbeiten, andere möchten sofort Informationen erhalten und wieder andere ziehen es vor, zu schweigen. Diesen Rhythmus zu respektieren, ohne ein Gespräch oder eine Entscheidung aufzuzwingen, ist entscheidend, um die Würde der Familien zu wahren und ihnen die Möglichkeit zu geben, diesen Moment auf ihre Weise zu erleben.

- ◦ Strategien, um eine empathische und respektvolle Haltung aufrechtzuerhalten.

Die Aufrechterhaltung einer **empathischen und respektvollen Haltung** im Krankenhaus, insbesondere in der Intensivpflege, ist für eine fachlich und menschlich hochwertige Pflege von entscheidender Bedeutung. Der Pfleger, der täglich mit emotional und physisch belastenden Situationen konfrontiert ist, muss zwischen den Anforderungen seiner beruflichen Rolle und den psychologischen Bedürfnissen der Patienten und ihrer Familien navigieren können. Dazu gibt es bestimmte **Strategien**, die es ermöglichen, diese empathische und respektvolle Haltung den ganzen Tag über aufrechtzuerhalten, selbst in den schwierigsten Kontexten.

Eine der ersten Strategien zur Aufrechterhaltung der Empathie ist es, für die gepflegte Person **präsent und aufmerksam zu bleiben**. In der Intensivpflege kann das Tempo sehr hoch sein, und es kann verlockend sein, sich nur auf die technischen Aufgaben oder die medizinischen Protokolle zu konzentrieren, die befolgt werden müssen. Um eine empathische Haltung aufrechtzuerhalten, ist es jedoch entscheidend, den Patienten nicht nur als einen klinischen Fall oder eine Ansammlung von Symptomen zu sehen, sondern als eine ganze Person mit ihren einzigartigen Ängsten, Schmerzen und Bedürfnissen. Dazu gehört, dass man sich einige, wenn auch kurze Augenblicke Zeit nimmt, um den Patienten anzusehen, ihm aufmerksam zuzuhören, wenn er sich äußert, und auf seine Bedenken aufrichtig einzugehen. Vor einer Behandlung kann es beispielsweise von Vorteil sein, sich einen Moment Zeit zu nehmen, um in einer einfachen, beruhigenden Sprache zu erklären, was man tun wird, und dem Patienten dabei die Möglichkeit zu geben, Fragen zu stellen oder seine Bedenken zu äußern.

Eine weitere Strategie besteht darin, **aktives Zuhören zu kultivieren**, nicht nur gegenüber den Patienten, sondern auch gegenüber ihren Familien. Aktives Zuhören bedeutet, sich im Augenblick völlig verfügbar zu machen und nicht nur auf Worte, sondern auch auf Gefühle und Gesten zu achten. Durch aufmerksames Zuhören kann der Pflegende die tatsächlichen Bedürfnisse von Patienten und Familien besser verstehen und dadurch angemessener und respektvoller reagieren. Das bedeutet, nicht zu unterbrechen, bei Bedarf umzuformulieren, um sicherzustellen, dass Sie alles richtig verstanden haben, und die geäußerten Emotionen zu validieren, seien es Schmerzen, Sorgen oder Trauer. Ein einfacher Satz wie "Ich verstehe, dass Sie besorgt sind, das ist in dieser Situation normal" kann einen wichtigen Trost darstellen und das Vertrauensverhältnis zwischen dem Patienten, der Familie und der Pflegekraft stärken.

Empathie erfordert auch, **die Emotionen** der Patienten zu **erkennen und** zu **akzeptieren**, ohne sie zu verharmlosen oder zu verurteilen. Auf der Intensivstation können Patienten und ihre Familien intensive Emotionen wie Angst, Wut oder Frustration zum Ausdruck bringen. Diese Emotionen können zwar manchmal angesichts der klinischen Situation unverhältnismäßig erscheinen, sind aber im Erleben der Person immer legitim. Der Pflegende muss in der Lage sein, diese Emotionen mit Mitgefühl aufzunehmen, ohne sich mitreißen zu lassen oder sich persönlich angegriffen zu fühlen. Wenn ein Patient beispielsweise seine Wut oder Angst über seinen Zustand zum Ausdruck bringt, ist es entscheidend, nicht mit einer Verharmlosung der Gefühle oder mit allzu technischen Antworten zu reagieren, sondern diese Emotion zu bestätigen, indem man sagt: "Ich sehe, dass diese Situation für Sie sehr schwierig ist, und ich bin hier, um Sie zu begleiten".

Um eine empathische Haltung langfristig zu bewahren, ist es auch wichtig, sich **in Emotionsregulation zu üben**. Die Arbeit auf einer Intensivstation setzt Pflegekräfte einer großen emotionalen Belastung aus. Sie sind häufig mit Leid, Tod oder stressigen Situationen konfrontiert, die ihr eigenes emotionales Wohlbefinden beeinträchtigen können. Um zu verhindern, dass diese Belastung ihre Fähigkeit, empathisch zu bleiben, beeinträchtigt, müssen Pflegehelfer auf sich selbst achten. Dazu gehören regelmäßige Pausen, in denen sie neue Kraft schöpfen können, der Austausch mit Kollegen, um sich über erlebte Schwierigkeiten auszutauschen, und in manchen Fällen auch der

Zugang zu psychologischer Unterstützung, wenn dies erforderlich ist. Indem sie sich um ihr eigenes seelisches Wohlbefinden kümmern, sind Pfleger besser in der Lage, eine empathische und respektvolle Haltung gegenüber ihren Patienten aufrechtzuerhalten.

Ein weiterer Schlüssel zur Wahrung einer empathischen Haltung ist es, **die Herangehensweise** an jeden einzelnen Patienten **anzupassen**. Jeder Mensch ist einzigartig, und jeder reagiert anders auf Krankheit oder Leid. Manche Patienten suchen vielleicht die Interaktion und sprechen über ihre Sorgen, während andere lieber schweigen und sich in einer gewissen Zurückhaltung üben. Der Pflegende muss seine Herangehensweise an die Persönlichkeit des Patienten anpassen und sein Bedürfnis zu sprechen oder im Gegenteil sein Bedürfnis nach Einsamkeit respektieren. Wenn man auf diese Signale achtet, kann man jedem Patienten mit der ihm gebührenden Wertschätzung beggenen, indem man seinen emotionalen Rhythmus und seine persönlichen Vorlieben respektiert.

Die Achtung der Würde des Patienten ist eine weitere grundlegende Dimension des Einfühlungsvermögens. Es geht nicht nur darum, die körperlichen Bedürfnisse des Patienten zu erfüllen, sondern auch darum, seine Intimsphäre zu schützen und seine Vorlieben zu respektieren. Beispielsweise sollte die Pflegekraft bei der Hygienepflege oder bei eher technischen Eingriffen darauf achten, den Patienten so weit wie möglich zuzudecken, ihm zu erklären, was getan wird, und ihn über den Ablauf der Pflege zu beruhigen. Jeder Handgriff sollte von Respekt vor der Unversehrtheit der Person geprägt sein und niemals übereilt oder nachlässig sein, auch nicht in Zeiten, in denen die Arbeitsbelastung hoch ist.

Schließlich gehört zur Aufrechterhaltung einer empathischen und respektvollen Haltung auch das **Erkennen der eigenen Grenzen**. Es ist wichtig zu verstehen, dass die Pflegekraft, obwohl sie den Patienten nahe steht, nicht alle Antworten hat und nicht dazu da ist, alle Probleme zu lösen. Wenn man seine Grenzen akzeptiert, kann man jede Situation mit einer Art Demut angehen und weiß, dass es manchmal das Beste ist, zuzuhören, zu begleiten oder Informationen an die Teammitglieder weiterzuleiten, die am besten in der Lage sind, auf die medizinischen oder psychologischen Bedürfnisse des Patienten einzugehen. Diese Anerkennung der persönlichen und beruflichen Grenzen ermöglicht es, sich besser auf das Wesentliche zu konzentrieren: eine menschliche und mitfühlende Präsenz zu bieten, ohne sich von unrealistischen Erwartungen überwältigen zu lassen.

- Umgang mit komplexen Fragen und medizinischer Unsicherheit.

Der **Umgang mit komplexen Fragen und medizinischer Unsicherheit** ist ein heikler Bestandteil der Arbeit in der Intensivpflege, sowohl für die Angehörigen der Gesundheitsberufe als auch für die Familien der Patienten. Ungewissheit ist ein integraler Bestandteil des Umgangs mit schweren medizinischen Situationen, in denen die Entwicklung des Gesundheitszustands eines Patienten unvorhersehbar sein kann. Angesichts dessen stellen die Familien, die oft ängstlich und auf der Suche nach präzisen Antworten sind, komplexe Fragen zur Zukunft, zu Behandlungen und Prognosen. Der Pflegehelfer ist zwar nicht direkt dafür verantwortlich, Diagnosen zu stellen oder den medizinischen Verlauf vorherzusagen, spielt aber eine wesentliche Rolle bei der Begleitung der Angehörigen und beim Umgang mit dieser Ungewissheit. Seine Fähigkeit, zuzuhören, klare Informationen zu vermitteln und empathisch zu bleiben, ist entscheidend, um die Sorgen zu lindern und gleichzeitig die Grenzen seiner Rolle zu respektieren.

Der erste Schritt im Umgang mit **komplexen Fragen** besteht darin, zu erkennen, dass diese Fragen in erster Linie ein **Bedürfnis nach Sicherheit und Trost** ausdrücken. Wenn eine Familie z. B. fragt, ob der Patient wieder gesund wird, wann er aus dem Krankenhaus entlassen wird oder ob eine bestimmte Behandlung anschlägt, sind diese Fragen oft Ausdruck einer unterschwelligen Angst vor dem Unbekannten und der Ungewissheit. Der Pflegende sollte in solchen Momenten

Mitgefühl zeigen und aktiv zuhören. Es ist wichtig, die Familie ihre Bedenken äußern zu lassen, ohne zu versuchen, deren Bedeutung herunterzuspielen. Es geht darum zu zeigen, dass jede Frage legitim ist und dass sie berücksichtigt wird, auch wenn man nicht alle Antworten sofort parat hat.

Bei der Beantwortung dieser **komplexen Fragen** muss der Pflegende auch daran denken, dass es seine Aufgabe ist, praktische und konkrete Informationen anzubieten und **dabei die Grenzen seiner Kompetenzen zu beachten.** Wenn eine Familie beispielsweise fragt, ob ein Patient vollständig genesen wird oder wie lange es dauern wird, ist es entscheidend, keine Versprechungen zu machen oder Mutmaßungen über unsichere medizinische Sachverhalte anzustellen. Der Pfleger kann erklären, dass es schwierig ist, die genaue Entwicklung eines medizinischen Zustands vorherzusagen, dass aber jede Pflege, die geleistet wird, darauf abzielt, den Patienten zu stabilisieren und zu verbessern. Er kann die Familie auch an den Arzt verweisen, der am besten in der Lage ist, Behandlungen oder Prognosen zu erläutern.

In manchen Fällen ist es hilfreich, eine **einfache Erklärung** des laufenden medizinischen Prozesses anzubieten, ohne auf komplizierte technische Details einzugehen. Beispielsweise kann der Pfleger erklären, dass der Patient unter ständiger Beobachtung steht, dass seine Vitalfunktionen regelmäßig überprüft werden und dass das Ärzteteam die Behandlungen an die Entwicklung anpasst. Auf diese Weise kann auf einen Teil der Sorgen der Familie eingegangen werden, während gleichzeitig ein Rahmen von Transparenz und Klarheit gewahrt bleibt. Es geht darum, in einer Umgebung, die von den Angehörigen oft als angstbesetzt empfunden wird, Orientierungshilfen zu geben und gleichzeitig ehrlich darüber zu sein, dass Ungewissheit Teil des Behandlungsverlaufs auf der Intensivstation ist.

Ehrliche Kommunikation ist von entscheidender Bedeutung, wenn der Pflegende mit Fragen konfrontiert wird, auf die er keine unmittelbaren Antworten hat oder bei denen die medizinische

Unsicherheit überwiegt. Es ist durchaus angemessen zu sagen: "Ich bin im Moment nicht in der Lage, Ihnen diese Antwort zu geben, aber ich werde Sie mit dem Arzt verbinden, der Ihnen genauere Angaben machen kann". Diese Transparenz wird von den Familien oft positiv aufgenommen, da sie eine ehrliche Antwort einer ungenauen oder zweideutigen Information vorziehen. Indem der Pfleger die Familien an den richtigen Ansprechpartner verweist, zeigt er, dass er ihre Bedenken berücksichtigt und gleichzeitig die Rollen der einzelnen Mitglieder des Pflegeteams respektiert.

Der Pfleger kann auch eine Schlüsselrolle bei der Bewältigung der **Angst vor der Ungewissheit** spielen, die oft durch das Warten auf medizinische Informationen noch verstärkt wird. Angehörige können sich hilflos fühlen oder frustriert sein, wenn sie keine unmittelbaren Neuigkeiten über den Zustand des Patienten erhalten. In solchen Momenten sollte der Pfleger **Geduld und moralische Unterstützung** zeigen und ihnen erklären, dass das medizinische Team alles tut, um den Patienten genau zu überwachen, und dass manche Entscheidungen oder Entwicklungen Zeit brauchen. Es kann auch darum gehen, den Familien zu versichern, dass das Ausbleiben sofortiger Nachrichten nicht zwangsläufig eine schlechte Nachricht bedeutet, sondern dass der medizinische Prozess seinen Lauf nimmt.

Der Umgang mit Ungewissheit erfordert auch, **einen Raum des Vertrauens** zwischen der Pflegekraft und den Familien zu **schaffen**. Dies geschieht durch einfache, aber wichtige Gesten, wie sich die Zeit zu nehmen, jede Pflege oder Intervention zu erklären, für praktische Fragen zur täglichen Pflege zur Verfügung zu stehen und eine beruhigende Präsenz zu bieten. Die Pflegekraft sollte darauf achten, keine falschen Versicherungen abzugeben, sondern vielmehr in einer Zeit, in der sich die Familie möglicherweise verwirrt fühlt, eine stabile und beständige Unterstützung zu bieten. Dies trägt dazu bei, ein Klima des Vertrauens zu schaffen, in dem sich die Angehörigen unterstützt fühlen, auch wenn sie mit Ungewissheit konfrontiert sind.

Ein weiterer wichtiger Aspekt ist es, **die Gefühle zu erkennen, die** sich hinter komplexen Fragen verbergen. Die Angst vor dem Unbekannten, die Sorge um den Verlust eines geliebten Menschen oder die Hilflosigkeit angesichts einer medizinischen Situation, die sich der Kontrolle entzieht, sind legitime Gefühle. Die Pflegekraft kann den Familien helfen, diese Gefühle zu verbalisieren, indem sie ihnen aufmerksam zuhört und ihre Empfindungen bestätigt. Einfach zu sagen: "Ich verstehe, dass diese Situation für Sie sehr schwierig ist", kann dazu beitragen, dass sich die Familien verstanden und unterstützt fühlen. Diese Art der einfühlsamen Kommunikation hilft, einen Teil der emotionalen Belastung durch die medizinische Ungewissheit zu lindern.

Um **mit der Ungewissheit besser umgehen zu können**, sollte der Pflegehelfer auch darauf achten, sich **regelmäßig** bei Ärzten oder Krankenschwestern über die Entwicklung des Patienten zu informieren, damit er möglichst aktuelle Informationen weitergeben kann. Indem er sich auf dem Laufenden hält, kann er die Fragen der Familien besser beantworten und ihnen versichern, dass der Patient sorgfältig betreut wird.

Nonverbale Kommunikation mit dem bewusstlosen Patienten

- Die Bedeutung des Ansatzes, auch bei bewusstlosen Patienten.

Die **Bedeutung der Annäherung**, selbst bei bewusstlosen Patienten, darf in der Intensivpflege nicht unterschätzt werden. Es ist verlockend zu denken, dass, da der Patient nicht antworten kann, weniger Feingefühl oder dieselben Kommunikationsprotokolle wie bei bewussten Patienten erforderlich sind. Ein respektvoller, einfühlsamer und rigoroser Ansatz bleibt jedoch aus mehreren Gründen unerlässlich. Zum einen trägt sie dazu bei, die **Würde** des Patienten unabhängig von seinem Bewusstsein zu wahren. Zum anderen ist erwiesen, dass einige bewusstlose Patienten akustische oder taktile Reize wahrnehmen können, was die Haltung der Pflegekraft zu einem entscheidenden Faktor bei der Behandlung dieser Patienten macht. Schließlich fördert dieser professionelle Ansatz, selbst wenn der Patient nicht reagiert, den **Teamzusammenhalt** und einen von Respekt geprägten Pflegerahmen.

Zunächst einmal sollte der Umgang mit bewusstlosen Patienten von der **Achtung der Menschenwürde** geleitet sein. Jeder Mensch, ob bei Bewusstsein oder nicht, verdient es, mit Sorgfalt, Feingefühl und Rücksichtnahme behandelt zu werden. In der Intensivpflege werden Patienten häufig aufgrund von Sedierungen, schweren Traumata oder akuten Krankheiten in bewusstlose Zustände versetzt, doch sie sind weiterhin vollwertige Individuen. Der Pfleger, wie auch die anderen Mitglieder des Pflegeteams, müssen sich stets vor Augen halten, dass diese Patienten nicht einfach nur unbewegliche Körper sind, sondern Menschen, die es verdienen, mit dem gleichen Respekt behandelt zu werden, als wären sie bei Bewusstsein und in der Lage zu reagieren.

Dies äußert sich in einfachen, aber wichtigen Gesten. Vor der Durchführung einer Pflegemaßnahme ist es zum Beispiel unerlässlich, zu erklären, was man tun wird, auch wenn der Patient nicht hören oder antworten kann. Zu sagen: "Ich werde Sie jetzt in eine andere Position bringen, damit Sie sich wohler fühlen", oder "Ich werde jetzt Ihre Vitalfunktionen messen", hilft, einen respektvollen Ansatz beizubehalten. Selbst wenn die bewusstlose Person nicht antwortet, hilft diese Gewohnheit, einen Rahmen zu schaffen, in dem die Pflegekraft dem anderen als Individuum und nicht nur als medizinischem Fall gegenüber aufmerksam bleibt. Diese Vorgehensweise ist auch eine Möglichkeit, die **Bande der Menschlichkeit** in der Pflege **zu** stärken und die Ethik zu bewahren, die den Menschen unabhängig von seinem Bewusstseinszustand in den Mittelpunkt stellt.

Zweitens ist es wichtig zu bedenken, dass **einige** bewusstlose **Patienten** noch Reize wahrnehmen können, auch wenn sie dies nicht körperlich manifestieren können. Studien zeigen, dass Patienten in selbst tiefen Bewusstlosigkeitszuständen Geräusche und Stimmen aufnehmen oder körperlichen Kontakt spüren können. Das bedeutet, dass die Art und Weise, wie eine Pflegemaßnahme durchgeführt wird - der Tonfall, der verwendet wird, die Gesten, die ausgeführt werden - Auswirkungen auf ihren Komfort oder ihr Wohlbefinden haben kann. So kann es beispielsweise beruhigend wirken, wenn Sie sanft und ruhig mit dem Patienten sprechen, auch wenn er nicht sichtbar reagiert. Ebenso kann das Vermeiden von plötzlichen Geräuschen, das vorsichtige Berühren des Patienten und das Achten darauf, keine unnötigen oder aggressiven Gesten zu machen, dazu beitragen, eine gewisse Ruhe um den Patienten herum aufrechtzuerhalten.

Diese subtilen Interaktionen bestärken die Idee, dass der Ansatz **empathisch** bleiben muss, auch wenn es kein unmittelbares Feedback gibt. Die einfache Tatsache, dass man während der Pflege die Hand eines Patienten hält, darauf achtet, dass seine Gliedmaßen nicht zu sehr zusammengedrückt werden, oder Kissen und Laken zurechtlegt, um Druckstellen zu vermeiden, gehört zu den Gesten, die von einer stillen, aber wesentlichen Empathie zeugen. Diese Gesten schaffen ein menschlicheres Pflegeumfeld, in dem der Patient in seiner Gesamtheit betreut wird und nicht nur durch die Überwachung seiner Vitalparameter oder seiner medizinischen Behandlung.

Die **Wahrung der** Intimsphäre ist auch im Umgang mit bewusstlosen Patienten von entscheidender Bedeutung. Diese sind oft immobil und medizinisch betreut und befinden sich in einer sehr verletzlichen Situation. Sie sind für ihre grundlegendsten Bedürfnisse von den Pflegenden abhängig: Hygiene, Ernährung, Komfortpflege. Jede Pflege muss daher mit größtem Respekt für ihren Körper und ihre Intimsphäre durchgeführt werden. Wenn ein Patient umgezogen, gewaschen oder neu eingestellt wird, ist es von entscheidender Bedeutung, seine Intimsphäre so weit wie möglich zu schützen, indem die von der Pflege nicht betroffenen Teile bedeckt werden und bei jedem Schritt erklärt wird, was gerade getan wird. Diese Wahrung der Intimsphäre, selbst wenn kein offensichtliches Bewusstsein vorhanden ist, zeigt, dass der Patient immer als vollwertige Person und nicht nur als Pflegeobjekt betrachtet wird.

Der respektvolle und einfühlsame Umgang mit bewusstlosen Patienten kommt nicht nur dem Patienten selbst zugute, sondern hat auch **positive Auswirkungen auf das Pflegeteam**. Indem der Pfleger wohlwollend handelt, für eine ruhige Umgebung sorgt und eine respektvolle Haltung einnimmt, trägt er dazu bei, ein Arbeitsklima zu stärken, das einer qualitativ hochwertigen Pflege förderlich ist. Jeder Pfleger, ob Arzt, Krankenpfleger oder Pflegehelfer, spielt eine Rolle bei der Schaffung einer Arbeitsatmosphäre, die auf Respekt und Einfühlungsvermögen beruht. Diese Qualitäten sind ansteckend und werden von einer Fachkraft auf die andere übertragen, wodurch eine positive Pflegedynamik entsteht, bei der jedes Teammitglied dafür sorgt, dass selbst in den komplexesten Situationen die höchsten ethischen und menschlichen Standards eingehalten werden.

Darüber hinaus hat dieser empathische und respektvolle Ansatz einen **bedeutenden Einfluss auf die Familien** der Patienten. Die Angehörigen, die oft Angst davor haben, einen geliebten Menschen bewusstlos und an Maschinen angeschlossen zu sehen, finden Trost in der Haltung des Pflegepersonals. Zu sehen, dass ihr Elternteil, Bruder, Schwester oder Ehepartner mit Würde behandelt wird, auch wenn er nicht reagieren kann, hilft, einige ihrer Ängste zu lindern. Der Pfleger spielt eine grundlegende Rolle bei der Begleitung der Familien, indem er die von ihm ausgeführten Handgriffe erklärt und die Familie hinsichtlich des Komforts und des Wohlbefindens des Patienten beruhigt. Diese Unterstützung ermöglicht es, eine menschliche und beruhigende Verbindung aufrechtzuerhalten, in einem Moment, in dem sich die Angehörigen hilflos oder von ihrem geliebten Menschen entfremdet fühlen können.

Schließlich erfordert der Umgang mit bewusstlosen Patienten, dass man stets **wachsam** auf die Veränderung ihres Zustands **achtet**. Der Helfer, der häufig in direktem und regelmäßigem Kontakt mit dem Patienten steht, muss auf subtile Anzeichen von Veränderungen achten: eine Temperaturänderung, eine leichte Bewegung, eine Veränderung der Atmung oder des Gesichtsausdrucks. Selbst wenn diese Patienten bewusstlos sind, können sie Anzeichen einer Verbesserung oder Verschlechterung zeigen. Wenn der Pflegende aufmerksam bleibt, kann er eine Schlüsselrolle bei der Früherkennung dieser Veränderungen spielen und so ein schnelles und angemessenes Eingreifen ermöglichen.

- Gesten und Haltung am Bett eines Intensivpatienten.

Die **Handgriffe und das Verhalten am Bett eines Patienten auf der Intensivstation** sind von entscheidender Bedeutung. Auf der Intensivstation befinden sich die Patienten oft in kritischen Situationen, die eine ständige Überwachung und spezielle Pflege erfordern. Unabhängig davon, ob der Patient bei Bewusstsein oder bewusstlos ist, wirkt sich jede Geste, jedes Wort und jede Interaktion nicht nur auf sein körperliches Wohlbefinden, sondern auch auf sein psychologisches Wohlbefinden aus. Die Pflegekraft spielt in diesem Zusammenhang eine grundlegende Rolle, indem sie sowohl die Pflege durchführt als auch dafür sorgt, dass die Umgebung ruhig, menschlich und respektvoll bleibt. Seine Haltung sollte von Professionalität, Einfühlungsvermögen und Sanftheit geprägt sein, wobei er sich an die anspruchsvollen Pflegeprotokolle hält, die für diese Abteilung typisch sind.

Der erste wesentliche Aspekt des Verhaltens am Bett eines Patienten auf der Intensivstation ist die **Einhaltung von Ruhe und Stille**. Die Reanimation ist oft eine Umgebung voller Maschinen, ständig piepsender Monitore und technischer Behandlungen, die invasiv und für den Patienten belastend sein können. Selbst wenn ein Patient bewusstlos ist, trägt die Reduzierung unnötiger Geräusche und abrupter Bewegungen dazu bei, eine beruhigende Umgebung aufrechtzuerhalten. Indem die Pflegekraft leise spricht, jeden Handgriff ruhig erklärt und abrupte Bewegungen vermeidet, schafft sie eine Atmosphäre, die der Erholung förderlich ist. Jede Intervention sollte sanft durchgeführt werden, wobei darauf zu achten ist, dass der Umgebungsstress für den Patienten so gering wie möglich gehalten wird.

Zweitens ist die Haltung des **Respekts und der Aufmerksamkeit** gegenüber dem Patienten von entscheidender Bedeutung. Auch bei der Reanimation ist es entscheidend, den Patienten als ganze Person zu sehen und nicht nur als eine Ansammlung von Vitalwerten, die es zu überwachen gilt. Unabhängig davon, ob der Patient bei Bewusstsein ist oder nicht, muss der Helfer jede Pflegemaßnahme, die er durchführen will, erklären. Bevor man beispielsweise einen Patienten mobilisiert, um Druckgeschwüre zu vermeiden, ist es wichtig, ihm zu sagen, was man tun wird: "Ich werde Sie jetzt vorsichtig drehen, damit Sie es bequemer haben." Diese respektvolle Haltung ermöglicht es, einen menschlichen Ansatz in der Pflege beizubehalten, und gibt dem Patienten gleichzeitig Sicherheit über den Ablauf der Maßnahmen.

Technische Handlungen wie die Überwachung der Vitalparameter, die Neupositionierung des Patienten oder die Verwaltung der medizinischen Geräte müssen mit großer Sorgfalt ausgeführt werden. Der Krankenpflegehelfer auf der Intensivstation ist häufig für die Vermeidung von Komplikationen verantwortlich, die mit der Immobilisierung verbunden sind, wie z. B. Druckgeschwüre oder Infektionen. Zu diesem Zweck muss er regelmäßig Positionswechsel des Patienten nach strengen Protokollen vornehmen, um längere Druckstellen zu vermeiden. Bei der Mobilisierung muss jeder Handgriff präzise sein und vorsichtig ausgeführt werden, um Traumata oder Schmerzen zu vermeiden, selbst bei einem bewusstlosen Patienten.

Die **Pflege des Körpers** des Intensivpatienten ist ein weiterer wesentlicher Aspekt der Handlungen am Krankenbett. Der Pfleger muss auf die regelmäßige Hygiene des Patienten achten, sowohl aus Gründen des Komforts als auch zur Vermeidung von Infektionen. Die Körperpflege auf der Intensivstation umfasst die tägliche Körperpflege, die Pflege der Schleimhäute und die Pflege von invasiven Geräten wie Sonden oder Kathetern. Die Aufmerksamkeit für die Körperhygiene sollte nie als bloße technische Aufgabe gesehen werden, sondern als eine Geste, die von Respekt für die Würde des Patienten geprägt ist und seine Zerbrechlichkeit berücksichtigt.

Eine **einfühlsame** Haltung ist auch am Bett eines Patienten auf der Intensivstation von entscheidender Bedeutung. Unabhängig davon, ob der Patient bei Bewusstsein oder bewusstlos ist, muss der Pfleger ein offenes Ohr für seine Bedürfnisse haben, die manchmal nicht verbalisiert werden. Anzeichen von Unbehagen oder Schmerzen, wie eine Veränderung der Vitalwerte, unregelmäßige Atmung oder leichte Bewegungen, sollten erkannt und beachtet werden. Bei Patienten, die bei Bewusstsein sind, kann sich allein die Tatsache, dass man präsent bleibt, die Hand des Patienten hält oder sanft mit ihm spricht, positiv auf seinen emotionalen Zustand auswirken und ihm ein Gefühl des Trostes und der Sicherheit vermitteln. Bei einem intubierten Patienten, der sich nicht verbal ausdrücken kann, ist es von entscheidender Bedeutung, besonders auf nicht-verbale Anzeichen von Unwohlsein oder Schmerzen zu achten und entsprechend zu handeln.

Neben den technischen Gesten und dem Einfühlungsvermögen muss die **Pflegekraft** auf der Intensivstation auch darauf achten, **die Intimsphäre** des Patienten zu **schützen.** Selbst in Kontexten, in denen die Freilegung des Körpers für die Pflege notwendig ist, wie beim Waschen oder beim Umgang mit Kathetern, ist es wichtig, die nicht betroffenen Körperteile so weit wie möglich zu bedecken, um die Scham des Patienten zu wahren. Diese Achtung der Intimsphäre trägt dazu bei, auch bei einem bewusstlosen Patienten eine vertrauensvolle Beziehung aufrechtzuerhalten und seine Würde zu schützen.

Der Pfleger muss auch eine **kommunikative** Rolle mit der Familie spielen, insbesondere in einer so belastenden Abteilung wie der Intensivstation. Die Familien, die sich angesichts des Ernstes der Lage oft in einem Zustand der Hilflosigkeit befinden, müssen sanft und klar informiert werden. Der Pfleger hat zwar nicht die Aufgabe, detaillierte medizinische Informationen zu geben, kann aber bestimmte Handgriffe oder Pflegemaßnahmen erklären, praktische Fragen beantworten und tröstende Worte anbieten. Diese emotionale Unterstützung der Familien ist ein wesentlicher Bestandteil der Haltung, eine Umgebung zu schaffen, in der sich die Angehörigen angehört fühlen und sich sicher fühlen, dass ihr Elternteil gut versorgt wird.

Schließlich muss der Pflegehelfer am Bett eines Patienten auf der Intensivstation **ständig wachsam** sein. Die Patienten auf diesen Stationen sind oft instabil und ihr Zustand kann sich schnell verschlechtern. Der Pflegehelfer ist durch seinen engen und regelmäßigen Kontakt mit dem Patienten oft der erste, der frühe Anzeichen von Komplikationen erkennt. Eine Veränderung des Blutdrucks, eine sinkende Sauerstoffsättigung oder eine Veränderung im Verhalten des Patienten sollten dem Pflege- oder Ärzteteam sofort mitgeteilt werden. Diese Wachsamkeit ermöglicht eine reaktive und angemessene Behandlung und beugt so schwerwiegenden Komplikationen vor.

Kapitel 6

Behandlungssicherheit auf der Intensivstation

Vorbeugung von Infektionen

- Standard- und spezifische Vorsichtsmaßnahmen: Sich selbst und die Patienten schützen.

Standard- und spezifische Vorsichtsmaßnahmen bilden die Grundlage für Maßnahmen zur Infektionsprävention in Krankenhäusern und sind besonders auf der Intensivstation entscheidend, wo die Patienten häufig immunsupprimiert und gebrechlich sind und einem erhöhten Risiko für nosokomiale Infektionen ausgesetzt sind. Diese Vorsichtsmaßnahmen dienen einem doppelten Zweck: Sie sollen **die Patienten** vor der Übertragung von Keimen und Infektionen schützen, aber auch **das Pflegepersonal**, das in Kontakt mit potenziell gefährlichen Krankheitserregern arbeitet, **schützen**. Die Pflegekraft muss aufgrund ihrer Rolle in der Nähe der Patienten diese strengen Protokolle jederzeit einhalten und so eine sichere Umgebung für alle gewährleisten.

Die **Standardvorkehrungen**, auch universelle Vorsichtsmaßnahmen genannt, sind Maßnahmen, die systematisch auf alle Patienten unabhängig von ihrer Erkrankung angewendet werden. Sie beruhen auf dem Prinzip, dass jeder Patient, jede Körperflüssigkeit und jede Oberfläche potenziell mit Mikroorganismen, seien es Viren, Bakterien oder Pilze, kontaminiert sein kann. Die strikte Einhaltung dieser Maßnahmen ist unerlässlich, um Kreuzübertragungen zwischen Patienten sowie Kontaminationen des Pflegepersonals zu begrenzen.

Eine der grundlegenden Handlungen dieser Standardvorkehrungen ist die **Handhygiene**, die die einfachste, aber auch die wirksamste Maßnahme zur Verhinderung der Übertragung von Infektionen darstellt. Die Pflegekraft sollte sich systematisch die Hände waschen, bevor und nachdem sie mit einem Patienten in Kontakt kommt, bevor sie ein invasives Verfahren (wie das Legen einer Sonde oder das Führen eines Katheters) durchführt, nachdem sie potenziell kontaminiertes Material berührt hat und nachdem sie mit Körperflüssigkeiten in Berührung gekommen ist. Das Händewaschen kann entweder mit

Wasser und Seife oder - in den meisten Fällen - mit einer hydroalkoholischen Lösung durchgeführt werden, wobei für eine optimale Wirksamkeit eine Einreibezeit von mindestens 30 Sekunden einzuhalten ist. Diese Handlung muss zu einer einwandfreien Routine werden, um das Risiko der Übertragung von Krankheitserregern zwischen Pflegekräften und Patienten zu verringern.

Die **persönliche Schutzausrüstung (PSA)** ist ebenfalls Teil der Standardvorkehrungen. Dazu gehört das Tragen von Handschuhen, Masken, Schutzbrillen und Kitteln, wenn dies je nach den auszuführenden Tätigkeiten und dem Risiko, mit Körperflüssigkeiten in Berührung zu kommen, erforderlich ist. Die Pflegekraft muss darauf achten, diese Schutzkleidung zum richtigen Zeitpunkt anzulegen und sie nach den entsprechenden Verfahren auszuziehen, um eine Kreuzkontamination zu vermeiden. Beispielsweise sollten Handschuhe bei der Pflege mit direktem Kontakt zu Schleimhäuten, Wunden oder Körperflüssigkeiten getragen werden, sie sollten jedoch niemals als Ersatz für das Händewaschen verwendet werden. Besondere Aufmerksamkeit sollte der Reihenfolge der Entfernung der Ausrüstung geschenkt werden, insbesondere nach der Pflege von Patienten mit übertragbaren Infektionen, um das Risiko einer Keimverbreitung zu minimieren.

Neben diesen universellen Maßnahmen gibt es auch **spezifische Vorsichtsmaßnahmen**, die in bestimmten Situationen angewendet werden, je nach Art der Infektion oder des Krankheitserregers, an dem ein Patient leidet. Diese Vorsichtsmaßnahmen sollen die Ausbreitung hochgradig übertragbarer Infektionen verhindern, unabhängig davon, ob sie durch direkten Kontakt, Tröpfcheninfektion oder über die Luft übertragen werden. Sie beinhalten häufig die **Isolierung** infizierter Patienten sowie zusätzliche Protokolle für das Pflegepersonal.

Bei **Kontaktvorkehrungen**, z. B. wenn der Patient Träger multiresistenter Keime (wie Methicillin-resistenter

Staphylococcus aureus - MRSA) ist, muss das Pflegepersonal darauf achten, dass es Einweghandschuhe und einen Einwegkittel trägt, sobald es das Zimmer betritt. Nachdem sie den Raum verlassen haben, muss die PSA abgelegt und ordnungsgemäß entsorgt werden, um eine Kontamination der Außenflächen zu vermeiden. Medizinische Geräte, die für einen Patienten verwendet werden (wie Thermometer oder Blutdruckmanschetten), sollten ausschließlich diesem Patienten gewidmet sein oder nach jedem Gebrauch gründlich desinfiziert werden. Die Pflegekraft sollte außerdem darauf achten, dass sich der Patient nur begrenzt auf der Station bewegt, um das Risiko einer Übertragung der Infektion auf andere Patienten zu verringern.

Die **Tröpfchenvorsorge** hingegen bezieht sich auf Infektionen, die durch Atemwegssekrete übertragen werden, wie z. B. Grippe oder bestimmte Lungenentzündungen. In diesen Fällen ist es notwendig, immer dann eine chirurgische Maske zu tragen, wenn man sich weniger als einen Meter vom Patienten entfernt, um zu verhindern, dass man potenziell kontaminierte Atemwegspartikel einatmet. Die Pflegekraft sollte auch den Patienten dazu anhalten, eine Maske zu tragen, insbesondere wenn er unterwegs ist, um die Verbreitung von Tröpfchen in der Umgebungsluft zu begrenzen.

Vorsichtsmaßnahmen für die Luft betreffen Infektionen, die hoch ansteckend sind und bei denen die viralen oder bakteriellen Partikel in der Luft schweben, wie z. B. Tuberkulose oder Masern. Hier ist es unerlässlich, dass das Pflegepersonal eine Maske vom Typ FFP2 trägt, und der Patient muss in eine Unterdruckkammer gebracht werden, damit die potenziell kontaminierte Luft gefiltert und aus dem Krankenhaus abgeführt wird. Die Pflegekraft muss dafür sorgen, dass diese Maßnahmen strikt eingehalten werden, denn schon eine kleine Nachlässigkeit kann dazu führen, dass das Personal oder andere Patienten gefährlichen Infektionserregern ausgesetzt sind.

Es ist wichtig zu betonen, dass die Einhaltung der spezifischen Vorsichtsmaßnahmen niemals auf die leichte Schulter genommen werden darf, da sich nosokomiale, manchmal schwerwiegende Infektionen in einem so sensiblen Umfeld wie der Intensivpflege sehr schnell ausbreiten können. Durch die Anwendung dieser Vorsichtsmaßnahmen schützt der Pflegehelfer nicht nur gefährdete Patienten, sondern auch seine Kollegen und sich selbst vor Infektionsrisiken. Diese strikte Einhaltung der Protokolle trägt zu einer sichereren Pflegeumgebung bei und schränkt die Ausbreitung von Infektionen im Krankenhaus ein.

Schließlich ist die **kontinuierliche Fortbildung** des Pflegepersonals von entscheidender Bedeutung, um sicherzustellen, dass jede Pflegekraft immer auf dem neuesten Stand der neuesten Empfehlungen zur Infektionsprävention ist. Die Protokolle werden regelmäßig weiterentwickelt, um neuen epidemiologischen Daten und neu auftretenden Krankheitserregern Rechnung zu tragen. Durch die Teilnahme an Schulungen, Workshops oder Auffrischungssitzungen zu den Standard- und spezifischen Vorsichtsmaßnahmen stellt die Pflegekraft sicher, dass sie die bewährten Verfahren jederzeit anwendet und angesichts der sich verändernden Infektionsrisiken wachsam bleibt.

- Handhygiene: eine Schlüsselgeste bei der Prävention von nosokomialen Infektionen.

Handhygiene ist eine grundlegende Maßnahme zur Prävention von **nosokomialen Infektionen**, d. h. Infektionen, die im Krankenhaus erworben werden und bereits gefährdete Patienten betreffen. In Krankenhäusern und insbesondere auf kritischen Stationen wie der Intensivstation und der Intensivstation ist das Händewaschen das einfachste, aber auch das wirksamste Mittel, um die Übertragung von Mikroorganismen zu verhindern. Ob Bakterien, Viren oder Pilze - viele Krankheitserreger können über die Hände des Pflegepersonals von einem Patienten auf den anderen oder von der Umgebung auf den Patienten übertragen werden. Daher ist die Einhaltung der strengen Regeln für die

Handhygiene ein Muss für alle Beschäftigten im Gesundheitswesen, und die Pflegekraft, die in direktem und häufigem Kontakt mit den Patienten steht, steht bei diesem Kampf an vorderster Front.

Nosokomiale Infektionen, auch als therapieassoziierte Infektionen (therapieassoziierte **Infektionen**) bezeichnet, sind in Krankenhäusern ein großes Problem. Sie können zu schwerwiegenden Komplikationen bei den Patienten führen, ihren Krankenhausaufenthalt verlängern und in den schwersten Fällen tödlich enden. Patienten im Krankenhaus, insbesondere auf der Intensivstation, sind häufig immunsupprimiert oder werden medizinisch unterstützt (Beatmung, Sonden, Katheter), was ihre Anfälligkeit für Infektionen erhöht. Krankheitserreger können sich in einer Umgebung mit vielen Kontakten leicht verbreiten, sei es durch die Pflege, den Umgang mit medizinischen Geräten oder den direkten Kontakt zwischen Personal und Patienten.

Das **Händewaschen** ist daher eine unumgängliche Präventionsmaßnahme. Es beruht auf einem einfachen Prinzip: Die Keime, die sich auf der Haut befinden können, müssen entfernt werden, um das Risiko einer Übertragung zu verringern. Dies sollte vor und nach jedem Patientenkontakt, nach dem Berühren von kontaminiertem Material, vor invasiven Eingriffen (z. B. dem Legen eines Katheters) und nach jedem Kontakt mit Körperflüssigkeiten erfolgen. Regelmäßiges und konsequentes Handeln ist wichtig, um die Wirksamkeit zu gewährleisten.

Das Händewaschen kann im Wesentlichen auf zwei Arten erfolgen: mit Wasser und Seife oder mit einer **hydroalkoholischen Lösung**. Eine der großen Stärken der Verwendung von hydroalkoholischen Lösungen ist ihre praktische und schnelle Anwendbarkeit. Durch das Einreiben der Hände mit dieser Lösung wird die Haut innerhalb weniger Sekunden wirksam desinfiziert und die meisten Krankheitserreger werden abgetötet. Diese Art der Hygiene ist in den meisten Situationen, die im Krankenhaus üblich sind, besonders empfehlenswert, vorausgesetzt, die Hände sind nicht sichtbar verschmutzt. Bei verschmutzten Händen oder nach Kontakt mit biologischem Material (Blut, Stuhl usw.) ist das Waschen mit Wasser und Seife erforderlich, um sowohl die sichtbare Verschmutzung als auch die Keime zu entfernen.

Die Handhygiene beruht auf einer **genauen Technik**. Dabei geht es nicht nur um ein schnelles Reiben der Handflächen, sondern um ein strenges Verfahren, mit dem alle Handflächen erreicht werden, auch zwischen den Fingern, unter den Nägeln und an den Handgelenken. Der Einreibungsprozess sollte mit einer hydroalkoholischen Lösung mindestens 30 Sekunden und mit Wasser und Seife etwa 40-60 Sekunden dauern. Das Trocknen der Hände sollte im Fall des Waschens mit Wasser mit einem Einweghandtuch erfolgen, um eine Rekontamination zu vermeiden. Diese sorgfältigen Schritte sind entscheidend, um eine optimale Hygiene zu gewährleisten und zu verhindern, dass Keime auf der Haut verbleiben.

Als Pflegekraft mit direktem Patientenkontakt spielt die Pflegekraft eine Schlüsselrolle bei der konsequenten Umsetzung dieser Präventionsmaßnahme. Im Alltag berührt er häufig Patienten, hantiert mit medizinischen Geräten, greift in die Hygienepflege ein oder hilft bei technischen Handgriffen. Vor und nach jeder Handlung müssen die Hände gewaschen werden, um eine Ansteckung des Patienten oder der Krankenhausumgebung zu vermeiden. Bevor ein Pflegehelfer beispielsweise einen Patienten neu positioniert, eine Pflegemaßnahme durchführt oder eine Sonde berührt, muss er sicherstellen, dass seine Hände gründlich desinfiziert sind. Ebenso muss er nach jeder Pflege seine Hände erneut waschen, um die Übertragung von Keimen auf einen anderen Patienten oder auf medizinische Geräte zu vermeiden.

Es ist auch wichtig, daran zu erinnern, dass die Händehygiene sowohl die Patienten als auch das **Pflegepersonal** selbst schützt. Durch den Umgang mit kontaminierten medizinischen Geräten oder den Kontakt mit Körperflüssigkeiten kann die Pflegekraft gefährlichen Krankheitserregern ausgesetzt sein. Das

Händewaschen verringert daher sein eigenes Infektionsrisiko, indem es eine Schutzbarriere gegen Keime schafft, die er sich bei der Pflege einfangen könnte. Diese Praxis schützt nicht nur den Einzelnen, sondern trägt auch dazu bei, die Ausbreitung von Infektionen innerhalb des Pflegeteams einzudämmen, wodurch das Risiko einer Ketteninfektion im Krankenhaus verringert wird.

Eine der großen Stärken der Handhygiene ist, dass sie Teil einer **kollektiven Verantwortung** ist. Jedes Mitglied des Pflegeteams, vom Arzt bis zum Pfleger, muss sich strikt an diese Maßnahmen halten, um die Sicherheit aller zu gewährleisten. Es ist auch von entscheidender Bedeutung, diese Praxis bei **Besuchern und Familienangehörigen** zu fördern, da diese unbeabsichtigt Krankheitserreger in die Behandlungseinheit einschleppen können. Sensibilisierungskampagnen zur Handhygiene und Spender für hydroalkoholische Lösungen, die am Eingang zu den Zimmern oder Stationen aufgestellt werden, ermöglichen es, die Angehörigen der Patienten in diesen Schritt der Infektionsprävention einzubeziehen.

Die Handhygiene ist, obwohl sie scheinbar einfach ist, eine Handlung, die auf **ständiger Wachsamkeit** beruht. Die tägliche Routine, Stress oder das Gefühl der Vertrautheit mit der Krankenhausumgebung können manchmal dazu führen, dass etwas vergessen oder weniger gründlich durchgeführt wird. Daher ist es wichtig, ein **hohes Bewusstsein** für die Bedeutung dieser Praxis aufrechtzuerhalten. Hygieneprotokolle müssen genauestens befolgt werden, und Selbstdisziplin in Verbindung mit kontinuierlicher Weiterbildung stellt sicher, dass jeder Pfleger die guten Praktiken jederzeit einhält.

- Protokoll im Falle eines Patienten mit ansteckenden Krankheiten (Isolierung, zusätzliche Vorsichtsmaßnahmen).

Wenn ein Patient im Krankenhaus als Träger einer **ansteckenden Krankheit** identifiziert wird, sind ein **Isolationsprotokoll** und **zusätzliche Vorsichtsmaßnahmen** unerlässlich, um sowohl die anderen Patienten als auch das Pflegepersonal und die Besucher zu schützen. In der Intensivpflege, wo die Patienten oft gebrechlich und anfälliger für Infektionen sind, muss mit solchen Situationen sofort und rigoros umgegangen werden. Ziel ist es, die Ausbreitung von Infektionserregern zu begrenzen und gleichzeitig eine optimale Versorgung des betroffenen Patienten zu gewährleisten. Der Pflegehelfer spielt als Schlüsselfigur der täglichen Pflege eine entscheidende Rolle bei der Umsetzung dieses Protokolls.

Wenn ein Patient als Träger einer ansteckenden Krankheit identifiziert wird, besteht der erste Schritt darin, ihn in **Isolation** zu verlegen. Diese Isolierung soll die Übertragung von Mikroorganismen auf andere Patienten verhindern und das Risiko einer Ansteckung innerhalb der Abteilung minimieren. Es gibt verschiedene Arten der Isolierung, je nachdem, wie die Krankheit übertragen wird. Die Wahl der Isolationsart hängt von den Eigenschaften des Erregers ab, unabhängig davon, ob er durch Kontakt, Tröpfcheninfektion oder über die Luft übertragen wird.

Die **Kontaktisolierung** wird bei Patienten mit multiresistenten Keimen (wie MRSA oder VRE) oder bei Patienten mit Hautinfektionen, die durch direkten oder indirekten Kontakt mit kontaminierten Oberflächen übertragen werden können, eingeführt. In diesen Fällen wird der Patient in einem Einzelzimmer untergebracht und es werden besondere Vorsichtsmaßnahmen angewandt. Die Pflegekraft sowie alle Mitglieder des Pflegeteams müssen **Einweghandschuhe** und einen **Einwegkittel** tragen, bevor sie das Zimmer des Patienten betreten. Diese Schutzausrüstung muss vor dem Verlassen des Zimmers abgelegt werden, um eine Kontamination anderer Flächen im Krankenhaus zu vermeiden. Außerdem muss die

Verwendung von medizinischem Material strikt auf den isolierten Patienten beschränkt werden: Jegliches Material (Stethoskop, Thermometer, Manschette) muss entweder dem Patienten gewidmet sein oder nach jeder Verwendung streng desinfiziert werden.

Die **Tröpfchenisolierung** ist für Patienten mit Infektionskrankheiten erforderlich, die durch Atemwegssekrete übertragen werden, wie Grippe, Keuchhusten oder bestimmte Formen von Lungenentzündung. In diesem Fall muss der Patient ebenfalls in einem Einzelzimmer untergebracht werden. Das Pflegepersonal muss zusätzlich zu den Handschuhen und dem Kittel eine **chirurgische Maske** tragen, wenn es sich in der Nähe des Patienten befindet. Die Pflegekraft sollte sich vor dem Betreten des Zimmers vergewissern, dass die Maske richtig sitzt, um das Einatmen kontaminierter Tröpfchen zu verhindern. Außerdem wird empfohlen, die Bewegung des Patienten aus seinem Zimmer heraus so weit wie möglich einzuschränken. Wenn eine Bewegung notwendig ist, z. B. für eine Untersuchung, sollte der Patient eine **chirurgische Maske** tragen, um zu verhindern, dass infektiöse Tröpfchen in der Luft verteilt werden.

Die **Luftisolierung**, die bei durch die **Luft** übertragbaren Krankheiten wie Tuberkulose, Masern oder Windpocken angewendet wird, erfordert noch strengere Vorsichtsmaßnahmen. Der Patient wird in eine **Unterdruckkammer** gebracht, ein System, bei dem die kontaminierte Luft gefiltert und abgesaugt wird, um ihre Ausbreitung im Krankenhaus zu verhindern. Das Pflegepersonal muss eine **FFP2-Maske** tragen, die einen erhöhten Schutz gegen Partikel in der Luft bietet. Zusätzlich zu dieser Maske muss die Pflegekraft die anderen üblichen Vorsichtsmaßnahmen (Kittel, Handschuhe) einhalten und darauf achten, dass möglichst wenige Personen das Zimmer betreten. In solchen Situationen sollten die Zimmertüren stets geschlossen bleiben, und es sollten klare Anweisungen ausgehängt werden, die das Personal über die einzuhaltenden Maßnahmen informieren.

Neben der Isolierung und der persönlichen Schutzausrüstung (**PSA**) spielt die **Desinfektion der Umgebung** eine wesentliche Rolle bei der Verhinderung der Ausbreitung von ansteckenden Krankheiten. Die Pflegekraft muss in Zusammenarbeit mit den Teams für Krankenhaushygiene dafür sorgen, dass alle Oberflächen und Materialien, die im Patientenzimmer verwendet werden, regelmäßig und gemäß den geltenden Protokollen desinfiziert werden. Türgriffe, Betten, Monitore sowie alle medizinischen Geräte sollten nach jedem Kontakt gründlich mit Desinfektionsmitteln gereinigt werden, die für die jeweiligen Krankheitserreger geeignet sind. Besondere Vorsicht ist bei häufig berührten Bereichen wie Lichtschaltern oder Pflegewagen geboten, um eine Übertragung durch indirekten Kontakt zu vermeiden.

Die **Abfallentsorgung** ist auch bei Patienten, die Träger ansteckender Krankheiten sind, eine Schlüsselkomponente des Protokolls. Potenziell kontaminierte Abfälle (Handschuhe, Masken, Einwegmaterial) müssen in speziellen Beuteln entsorgt werden, die dann gemäß den Standards für die Entsorgung von infektiösem Krankenhausabfall (DASRI) behandelt werden. Es ist unbedingt erforderlich, dass diese Abfälle mit Handschuhen angefasst und direkt in die Kreisläufe für die Entsorgung infektiöser Abfälle transportiert werden, ohne sie in den Gemeinschaftsbereichen liegen zu lassen. Diese Wachsamkeit trägt dazu bei, dass Krankheitserreger nicht über das Patientenzimmer hinaus zirkulieren.

Eine der besonderen Vorsichtsmaßnahmen besteht auch darin, **die Besuche** von Angehörigen **einzuschränken**. Wenn Besuche erlaubt sind, müssen sie streng überwacht werden: Die Besucher müssen Schutzausrüstung (Handschuhe, Kittel, Maske) tragen und über die potenziellen Risiken informiert werden. Sie müssen auch angewiesen werden, wie sie diese Ausrüstungen an- und ausziehen müssen, um eine Ansteckung zu vermeiden. In bestimmten Situationen empfiehlt es sich, die Zahl der Besucher zu begrenzen oder sie zeitweise zu verbieten, wenn die Infektiosität des Patienten eine zu große Gefahr darstellt.

Parallel zu diesen Maßnahmen ist die **kontinuierliche Schulung des Personals** von entscheidender Bedeutung, um eine korrekte und systematische Anwendung der spezifischen Vorsichtsmaßnahmen zu gewährleisten. Regelmäßige Auffrischungen der Isolationsprotokolle und der Verwendung von Schutzausrüstung tragen dazu bei, ein hohes Maß an Wachsamkeit und Effizienz aufrechtzuerhalten. Pflegehilfskräfte sollten ebenso wie andere Mitarbeiter über die neuesten Empfehlungen informiert sein und wissen, wie sie ihre Praxis an die jeweilige klinische Situation anpassen können.

Schließlich ist die **Kommunikation** mit den Patienten und ihren Familien ein grundlegender Aspekt des Protokolls. Isolierte Patienten können sich durch diese Maßnahmen verängstigt oder stigmatisiert fühlen, und es ist wichtig, ihnen die Gründe für die Isolierung und die getroffenen Vorsichtsmaßnahmen zu erläutern, damit sie verstehen, dass diese Maßnahmen sie, andere Patienten und das Pflegepersonal schützen sollen. Ebenso müssen die Familien klar und wohlwollend über die einzuhaltenden Vorsichtsmaßnahmen informiert werden, während sie gleichzeitig die Gewissheit haben, dass die Qualität der Pflege gewährleistet ist.

Sicherheit bei der Mobilisierung von Patienten

- Techniken zur sicheren Mobilisierung von intubierten, beatmeten oder mit invasiven Geräten versorgten Patienten.

Sichere Mobilisierungstechniken für intubierte, beatmete oder mit invasiven Geräten ausgestattete Patienten sind in der Intensivpflege von größter Bedeutung. Diese Patienten, die häufig schwer krank sind oder sich in einem kritischen Zustand befinden, erfordern besondere Aufmerksamkeit bei der Handhabung und Mobilisierung, um Komplikationen aufgrund längerer Immobilität zu vermeiden und gleichzeitig den Schutz der lebenswichtigen Geräte, die sie tragen, zu gewährleisten. Die Pflegekraft spielt bei dieser Mobilisierung eine entscheidende Rolle, indem sie darauf achtet, angepasste und sichere Handgriffe anzuwenden, die sowohl den Komfort des Patienten als auch die Unversehrtheit der medizinischen Geräte schützen.

Die **Mobilisierung von z. B. intubierten** und beatmeten **Patienten** muss mit äußerster Vorsicht erfolgen. Die tracheale Intubation ist ein invasiver medizinischer Eingriff, bei dem die Atemwege mithilfe eines in die Luftröhre eingeführten Tubus offen gehalten werden. Dieser Tubus ist mit einem Ventilator verbunden, der die Atmung des Patienten sicherstellt. Jede plötzliche oder unangemessene Manipulation kann zu einer Verschiebung des Tubus, zu Verletzungen der Atemwege oder zu schweren respiratorischen Komplikationen führen. Vor jeder Mobilisierung sollte die Pflegekraft daher sicherstellen, dass der **Endotrachealtubus** fest sitzt und die Verbindungen zum Beatmungsgerät sicher sind. Dazu gehört auch die Überprüfung der Fixierbänder um Gesicht und Hals sowie der Anschlüsse am Beatmungsgerät, um ein versehentliches Abtrennen zu verhindern.

Bei der **Mobilisierung eines beatmeten Patienten** müssen mehrere Vorsichtsmaßnahmen getroffen werden. Wenn der Patient in eine andere Position gebracht werden muss (z. B. vom Rücken auf eine Seite), ist es wichtig, dass Sie im **Team** mit einer anderen Pflegekraft arbeiten, je nach Körperbau des Patienten und der Komplexität der vorhandenen Vorrichtungen auch mit mehreren Pflegekräften. Eine sorgfältige Koordination ist erforderlich, um sicherzustellen, dass der Patient sanft bewegt wird, ohne am Endotrachealtubus oder an anderen invasiven Vorrichtungen zu ziehen. Während der Bewegung sollte ein Teammitglied darauf konzentriert bleiben, den Tubus und die Anschlüsse an das Beatmungsgerät zu schützen, während die anderen Pflegekräfte den Körper des Patienten manipulieren.

Regelmäßiges Umpositionieren ist entscheidend für die Vermeidung von Dekubitus und anderen durch Immobilität bedingten Komplikationen, sollte jedoch schrittweise und kontrolliert durchgeführt werden. Wenn es beispielsweise darum geht, den Patienten auf die Seite zu drehen, sollte die Pflegekraft darauf achten, dass die Bewegung fließend ist und der Körper des Patienten an mehreren Stellen (Kopf, Rumpf, Beine) gestützt wird, um eine übermäßige Verdrehung zu vermeiden. Außerdem ist es wichtig, die korrekte Ausrichtung der Wirbelsäule beizubehalten, um Beschwerden oder Verletzungen vorzubeugen.

Beatmete und intubierte Patienten können auch **Katheter** (Harn- oder **Nasogastriumkatheter**) oder **Katheter** (zentralvenöse oder arterielle **Katheter**) tragen, die bei der Handhabung besondere Aufmerksamkeit erfordern. Diese Geräte sind für die Verabreichung von Medikamenten, die Überwachung der Hämodynamik oder die Verwaltung von Körperflüssigkeiten unerlässlich. Ein versehentliches Zerren oder Abklemmen kann zu schwerwiegenden Komplikationen wie Infektionen oder Blutungen führen. Bevor ein Patient mit solchen Vorrichtungen mobilisiert wird, sollte die Pflegekraft sicherstellen, dass die Sonden und Katheter sicher befestigt und richtig positioniert sind, so dass sie bei der Bewegung nicht eingeklemmt oder herausgezogen werden.

Bei der **Mobilisierung eines Patienten mit einem zentralen Venenkatheter** z. B. muss unbedingt darauf geachtet werden, dass der Katheter gut festgehalten wird, um ein Herausreißen zu verhindern. Wenn sich der Katheter am Hals oder am Schlüsselbein befindet, wie es bei zentralen Kathetern, die in die Jugular- oder Schlüsselbeinvene eingeführt werden, häufig der Fall ist, müssen Bewegungen des Kopfes oder der Schultern vermieden werden, die zu Zug auf das Gerät führen könnten. Die Einführstelle sollte regelmäßig auf Anzeichen von Rötung, Schwellung oder Infektion überwacht werden, und bei der Mobilisierung sollte der Katheter gestützt werden, um ein Verrutschen zu verhindern.

Thoraxdrainagen, die zum Ablassen von Luft oder Flüssigkeit aus der Pleurahöhle verwendet werden, sind eine weitere Art von invasiven Geräten, die bei der Mobilisierung genau überwacht werden müssen. Diese Drainagen sind oft entscheidend für Patienten, die sich einer Thoraxoperation unterzogen haben oder eine Infektion oder Verletzung der Lunge aufweisen. Bei der Handhabung sollte die Pflegekraft darauf achten, dass der Drainageschlauch in einer delivierenden Position bleibt (d. h. immer unterhalb der Brusthöhe), um eine Drainage durch die Schwerkraft zu ermöglichen und einen Rückfluss von Flüssigkeit in die Pleurahöhle zu verhindern. Es ist entscheidend, darauf zu achten, dass der Tubus nicht geknickt oder gezogen wird, da eine Verstopfung oder Verschiebung zu schweren respiratorischen Komplikationen führen könnte.

Kommunikation ist ebenfalls ein wesentlicher Aspekt der Techniken zur sicheren Mobilisierung. Wenn ein Patient bei Bewusstsein ist, ist es wichtig, ihn über jeden Schritt des Verfahrens zu informieren, um seine Angst zu verringern und seine Kooperation zu fördern. Indem die Pflegekraft ihm ruhig erklärt, was getan wird - "Wir werden Sie jetzt vorsichtig zur Seite bewegen, damit Sie sich wohler fühlen" - hilft sie dem Patienten, sich mental auf die Bewegung vorzubereiten, was die Muskelspannung verringern und die Mobilisierung erleichtern kann.

Wenn der Patient bewusstlos oder sediert ist, ist die **Kommunikation mit dem Pflegeteam** von entscheidender Bedeutung. Jedes Teammitglied sollte seine genaue Rolle kennen, bevor es mit dem Umlagern des Patienten beginnt. Dadurch wird eine reibungslose Koordination gewährleistet und es werden abrupte Bewegungen vermieden, die die Sicherheit des Patienten gefährden oder medizinische Geräte beschädigen könnten. Eine klare Kommunikation stellt auch sicher, dass alle Geräte sicher befestigt sind und nichts übersehen wurde, bevor mit der Mobilisierung begonnen wird.

Schließlich ist es nach jeder Mobilisierung entscheidend, **den Zustand der Geräte zu überprüfen** und auf Anzeichen von Komfort oder Unbehagen des Patienten zu achten. Ein falsch platzierter Beatmungsschlauch, ein verschobener Katheter oder eine eingeklemmte Drainage können zu schwerwiegenden Komplikationen führen. Daher muss die Pflegekraft nach der Handhabung immer sicherstellen, dass alles in Ordnung ist, sei es, dass sie den korrekten Sitz von Sonden und Kathetern überprüft, die Verbindungen zu Überwachungsgeräten anpasst oder darauf achtet, dass sich der Patient in einer bequemen und sicheren Position befindet.

- Vermeidung von Stürzen und Unfällen beim Transfer.

Die **Vermeidung von Stürzen und Unfällen beim Transfer** ist ein entscheidender Aspekt der Krankenhauspflege, insbesondere bei gebrechlichen Patienten, wie z. B. auf der Intensivstation. Diese Patienten, die aufgrund ihres Gesundheitszustands oft geschwächt sind, haben ein höheres Risiko, beim Umlagern vom Bett in einen Sessel, vom Bett auf einen Stuhl oder bei der Mobilisierung zu anderen medizinischen Zwecken das Gleichgewicht zu verlieren oder Unfälle zu erleiden. Die Pflegekraft spielt bei diesen Transfers eine Schlüsselrolle und muss dafür sorgen, dass jede Bewegung sicher abläuft, um den Patienten vor Stürzen und Verletzungen zu schützen.

Um **Stürzen vorzubeugen**, ist der erste Schritt eine **genaue Einschätzung des Zustands des Patienten**. Vor jedem Transfer muss der Helfer mehrere Faktoren berücksichtigen, um festzustellen, ob der Patient in der Lage ist, aktiv an seinem eigenen Transfer teilzunehmen, oder ob er im Gegenteil volle Unterstützung benötigt. Dazu gehört die Beurteilung der Muskelkraft, des Gleichgewichts, des Bewusstseinsniveaus und der motorischen Koordination des Patienten. Beispielsweise kann ein Patient, der erst kürzlich aus einer Intensivstation entlassen wurde oder an einer neurologischen Erkrankung leidet, eine erhebliche Schwäche oder sogar eine teilweise Lähmung aufweisen, was eine besondere Betreuung erfordert. Die Beurteilung der Kooperationsbereitschaft und des Verständnisses des Patienten ist ebenfalls von entscheidender Bedeutung, insbesondere wenn während des Transfers Anweisungen gegeben werden müssen.

Nach der Beurteilung ist es wichtig, **die notwendige Ausrüstung vorzubereiten**, um einen sicheren Transfer zu gewährleisten. Dazu können Vorrichtungen wie Bettgitter, **Patientenlifter** oder Haltegurte gehören. Wenn der Patient beispielsweise nicht in der Lage ist, ohne fremde Hilfe zu stehen, ist die Verwendung eines Lifters unerlässlich, um einen reibungslosen Transfer durchzuführen, ohne Gefahr zu laufen, zu stürzen. Wenn der Pflegebedürftige zwar aufstehen kann, aber noch instabil ist, kann der Helfer einen Gehgürtel verwenden, der den Pflegebedürftigen unterstützt und gleichzeitig die Kontrolle über seine Bewegungen behält. Die Sicherstellung, dass diese Vorrichtungen funktionstüchtig und richtig angebracht sind, ist ein wesentlicher Schritt zur Vermeidung von Unfällen.

Die **richtige Positionierung der Geräte** und des Pflegepersonals um den Patienten herum ist ebenfalls von grundlegender Bedeutung. Wenn der Patient vom Bett in einen Rollstuhl transferiert werden muss, sollte der Helfer darauf achten, dass der Rollstuhl in unmittelbarer Nähe des Bettes steht und die Bremse richtig angezogen ist, damit der Patient keine Strecke im Stehen zurücklegen muss. Die Bodenauflagen müssen stabil und frei sein, es dürfen keine Gegenstände oder Kabel im Weg liegen, die den Patienten oder die Pflegekraft zum Stolpern bringen könnten. Außerdem sollten die **Bremsen des Bettes** und des Rollstuhls vor jedem Transfer systematisch überprüft werden, um zu verhindern, dass sich die Geräte durch die Bewegung bewegen.

Während der Überweisung selbst ist die **Kommunikation mit dem Patienten von** größter Bedeutung. Es ist wichtig, dem Patienten jeden Schritt des Prozesses zu erklären und sicherzustellen, dass er versteht, was passieren wird. Wenn Sie z. B. sagen: "Wir werden Ihnen jetzt helfen, sich sanft auf die Bettkante zu setzen, und Sie dann in den Stuhl transferieren", hilft dies dem Patienten, sich mental und körperlich vorzubereiten. Diese klare Kommunikation hilft, die Angst des Patienten zu verringern und fördert seine Kooperation. Wenn der Patient in der Lage ist, zum Transfer beizutragen, kann der Helfer ihn bitten, sich auf seine Arme zu stützen oder sich leicht zu drehen, um die Bewegung zu erleichtern, wobei er darauf achtet, den Patienten zu stützen, falls er das Gleichgewicht verliert.

Einer der kritischsten Momente bei der Vermeidung von Stürzen ist der Übergang vom **Liegen zum Sitzen** und vom Sitzen zum Stehen. Wenn ein Patient vom Bett in den Stuhl wechselt, muss der Pflegende besonders auf die Möglichkeit **orthostatischer Schwindelgefühle** oder Benommenheit achten, die bei Patienten, die längere Zeit bettlägerig sind, häufig vorkommen. Um dies zu vermeiden, empfiehlt es sich, schrittweise vorzugehen: Bringen Sie den Patienten zunächst in eine halbsitzende Position im Bett, lassen Sie ihn dann auf der Bettkante mit den Füßen auf dem Boden sitzen und warten Sie schließlich einige Augenblicke, bevor Sie ihm beim vollständigen Aufstehen helfen. Diese Progression ermöglicht es dem Körper des Patienten, sich an die Positionsänderungen anzupassen, und verringert das Risiko von Unwohlsein oder Stürzen.

Wenn der Patient aufstehen kann, sollte der Helfer eine sichere Körperhaltung einnehmen, indem er neben dem Patienten steht und bereit ist, **sein Gewicht zu stützen**, falls dies erforderlich ist. Es empfiehlt sich, leicht seitlich vom Patienten zu stehen, mit einer Hand unter seinem Arm oder seiner Taille, um Halt zu bieten, während der Patient in der Bewegung aktiv bleiben kann. Wenn der Pflegebedürftige das Gleichgewicht verliert, muss der Helfer schnell eingreifen können, ohne seine eigene Sicherheit zu gefährden. Deshalb ist eine stabile Körperhaltung mit fest auf dem Boden verankerten Füßen unerlässlich, und der Pflegebedürftige darf niemals unangemessen gezogen oder gehoben werden.

In Fällen, in denen der Patient vollständig auf Hilfe angewiesen ist, **ist** der Einsatz von mechanischen Hilfsmitteln wie einem **Patientenlifter** unerlässlich. Mit diesem Gerät kann der Patient sicher vom Bett in einen Sessel oder vom Bett auf eine Trage gebracht werden, ohne dass der Patient oder das Pflegepersonal stürzen oder sich verletzen kann. Die Pflegekraft sollte in der Verwendung dieser Geräte geschult sein und sicherstellen, dass der Hebegurt richtig sitzt und die Haken sicher befestigt sind, bevor sie mit dem Transfer beginnt. Nach Abschluss des Transfers ist es wichtig, zu überprüfen, ob der Pflegebedürftige richtig positioniert ist und bequem sitzt.

Nach dem Transfer ist es von entscheidender Bedeutung, **den Komfort und die Sicherheit des Patienten** in seiner neuen Position zu **überprüfen.** Wenn der Patient in einem Stuhl sitzt, sollte er gut ausgerichtet sein, die Füße flach auf dem Boden oder auf einer Fußstütze stehen und die Rückenlehne so eingestellt sein, dass sie den Rücken stützt. Wenn er wieder im Bett liegt, sollten die Bettgitter bei Bedarf hochgestellt und der Patient bequem neu gelagert werden.

Schließlich ist nach einem Transfer eine **verstärkte Überwachung** erforderlich, insbesondere bei Patienten mit hohem Sturzrisiko. Wenn ein Patient während des Transfers Anzeichen von Schwäche oder Instabilität gezeigt hat, sollten Sie einige Minuten bei ihm bleiben, um sich zu vergewissern, dass er stabil ist und gut sitzt. Wenn der Patient trotz der Empfehlungen wahrscheinlich selbst aufstehen wird, kann es notwendig sein, einen Bett- oder Stuhlalarm zu aktivieren, um das Personal bei einem unbeaufsichtigten Aufstehversuch zu alarmieren.

- Schutz der Mitarbeiter vor Muskel- und Skelettverletzungen: Gute ergonomische Praxis.

Der **Schutz des Personals vor Muskel- und Skelettverletzungen** in Krankenhäusern und insbesondere in anspruchsvollen Abteilungen wie der Intensivstation hat höchste Priorität, um die Sicherheit und das Wohlbefinden der Pflegekräfte zu gewährleisten. Pflegekräfte und andere Gesundheitsfachkräfte werden häufig für körperlich anspruchsvolle Aufgaben herangezogen, wie z. B. das Heben, Umlagern oder Mobilisieren von Patienten. Wenn diese Tätigkeiten nicht korrekt ausgeführt werden, kann es zu **Verletzungen des Muskel-Skelett-Systems** im Rücken, in den Schultern, Handgelenken oder Knien kommen. Diese Verletzungen können sich in chronischen Schmerzen, Gelenkbeschwerden oder sogar in vorübergehenden oder dauerhaften Behinderungen äußern. Daher ist die Einführung **guter ergonomischer Praktiken von** entscheidender Bedeutung für den Schutz des Personals und die Gewährleistung ihrer dauerhaften Fähigkeit, eine qualitativ hochwertige Pflege zu leisten.

Eine der ersten **guten ergonomischen Praktiken** besteht darin, **die Situation richtig einzuschätzen**, bevor man eine Handlung ausführt, die eine körperliche Anstrengung erfordert. Es ist wichtig, immer die Umgebung und die Aufgabe zu analysieren, bevor man handelt. Wenn es z. B. darum geht, einen Patienten zu bewegen oder neu zu positionieren, muss sich die Pflegekraft mehrere Fragen stellen: Kann sich der Patient an der Anstrengung beteiligen? Benötige ich Unterstützung oder Hilfsmittel? Wie schwer ist der Patient und wie komplex ist die Aufgabe? Diese Einschätzung hilft bei der Planung der Bewegung und bei der Auswahl der am besten geeigneten Techniken und Hilfsmittel, wodurch das Verletzungsrisiko verringert wird.

Die **richtige Körperhaltung** ist ein Schlüsselfaktor bei der Vorbeugung von Muskel- und Skelettverletzungen. Wenn eine Pflegekraft einen Patienten heben oder bewegen muss, ist eine **ergonomische Körperhaltung**, die den Druck auf die Gelenke und die Wirbelsäule reduziert, von entscheidender Bedeutung. Dies beginnt mit einer guten **Verankerung der Füße**: Diese sollten hüftbreit auseinander stehen, wobei ein Fuß etwas vor dem anderen steht, um eine bessere Stabilität zu bieten. Zweitens: Statt den Rücken zu beugen, ist es entscheidend, **die Knie zu beugen** und den Rücken während der gesamten Bewegung gerade zu halten. Durch dieses Prinzip des "Hebens mit den Beinen" wird die Anstrengung auf die stärksten Muskeln des Körpers wie Oberschenkel und Gesäßmuskeln verteilt, anstatt die Rückenmuskeln, die anfälliger für Verletzungen sind, übermäßig zu beanspruchen.

Bei der Mobilisierung oder dem Transfer eines Pflegebedürftigen ist es auch wichtig, dass Sie sich nicht über ihn **beugen**. Häufig besteht die Versuchung, sich nach vorne zu beugen, um den Patienten zu erreichen oder seine Position anzupassen. Dies kann jedoch dazu führen, dass der Rücken und die Schultern verdreht werden, was das Verletzungsrisiko erhöht. Stattdessen sollte die Pflegekraft so nah wie möglich an den Patienten herantreten, bevor sie mit der Bewegung beginnt. Falls nötig, sollte das Bett abgesenkt oder die Höhe des Stuhls angepasst werden, um auf eine ergonomisch günstige Höhe zu gelangen. Außerdem sollte immer darauf geachtet werden, dass die Position der Füße und des Rumpfes es ermöglicht, **in einer Linie zu bleiben** und abrupte Drehbewegungen des Oberkörpers zu vermeiden, die der Wirbelsäule schaden können.

Die Verwendung **geeigneter Werkzeuge und Ausrüstungen** ist ein weiterer grundlegender Aspekt des Schutzes vor Verletzungen. Es gibt zahlreiche Hilfsmittel, die das Heben, Umlagern oder Neupositionieren von Patienten erleichtern, wie z. B. **Lifter**, **Gleitkissen**, **Stützgriffe** oder **Transfergurte**. Diese Hilfsmittel sollten eingesetzt werden, sobald es die Situation erfordert, insbesondere wenn der Patient schwer, unkooperativ oder stark pflegebedürftig ist. Ein Patientenlifter ist beispielsweise besonders nützlich, um einen Patienten vom Bett in einen Stuhl zu heben oder ihn von einem Punkt zum anderen zu bewegen, ohne die Körperkräfte der Pflegekraft übermäßig zu beanspruchen. Die regelmäßige Verwendung dieser technischen Hilfen verringert das Verletzungsrisiko erheblich und erhöht den Komfort sowohl für die Pflegekraft als auch für den Patienten.

Zusätzlich zu dieser speziellen Ausstattung sollte die **Höhe des Bettes** oder des Stuhls wann immer möglich angepasst werden. Aufgaben wie die Pflege des Patienten, die Neupositionierung oder die Mobilisierung sollten in einer **Höhe** durchgeführt werden**, die die Belastung** für den Rücken und die Schultern der Pflegekraft **minimiert**. Wenn das Bett zu niedrig oder zu hoch ist, ist die Pflegekraft gezwungen, sich auf unbequeme Weise zu bücken oder zu heben, wodurch sich das Verletzungsrisiko erhöht. Wenn Sie das Bett auf die Höhe Ihrer Taille einstellen, können Sie in einer neutralen und stabilen Haltung arbeiten.

Eine weitere wichtige Praxis ist es, bei Bedarf im **Team zu arbeiten**. In vielen Situationen, insbesondere beim Transfer eines schweren oder instabilen Patienten, ist es besser, eine andere Pflegekraft um Hilfe zu bitten, als eine Aufgabe, die zu einer körperlichen Überlastung führen könnte, allein auszuführen. Die Arbeit zu zweit ermöglicht es, die Anstrengung zu verteilen, die Bewegungen zu koordinieren und eine größere Sicherheit für den Patienten und das Pflegepersonal zu gewährleisten. Es ist auch wichtig, vor der Durchführung einer gemeinsamen Bewegung **klar** mit dem Teamkollegen zu **kommunizieren** und die Schritte und Rollen jedes Einzelnen zu klären, um Ungleichgewichte oder ungeschickte Bewegungen zu vermeiden.

Mikropausen und der Wechsel zwischen körperlichen und weniger körperlichen Aufgaben sind ebenfalls wirksame Strategien zur Vermeidung von Muskel-Skelett-Verletzungen. Pflegehilfskräfte führen häufig repetitive körperliche Aufgaben aus, wie z. B. das Umpositionieren mehrerer Patienten während derselben Arbeitsschicht. Um Muskelermüdung und angesammelte Schmerzen zu vermeiden, ist es wichtig, die Tätigkeiten zu variieren und zwischen den körperlichen Aufgaben kurze Pausen zu machen, damit sich die Muskeln entspannen können. Selbst eine Pause von wenigen Minuten kann ausreichen, um die Muskelspannung zu verringern und einer Überlastung der Gelenke vorzubeugen.

Schließlich ist die **ständige Weiterbildung** in Ergonomie und Mobilisierungstechniken von entscheidender Bedeutung, um gute Praktiken in die tägliche Routine zu integrieren. In regelmäßigen Schulungen werden den Pflegekräften die richtigen Handgriffe, die Verwendung von Hilfsmitteln und die richtige Körperhaltung beigebracht oder in Erinnerung gerufen. Die Schulung schärft auch das Bewusstsein der Mitarbeiter dafür, dass es wichtig ist, den eigenen Körper genauso zu pflegen wie den der Patienten. Darüber hinaus fördert sie die Schaffung einer Kultur der Verletzungsprävention innerhalb der Pflegeteams, in der jeder für seine eigene Sicherheit, aber auch für die seiner Kollegen verantwortlich ist.

Management von Arzneimittelrisiken

- Sichere Verabreichung von Medikamenten

Die **sichere Verabreichung von Medikamenten** ist eine große Herausforderung in Krankenhäusern, insbesondere in kritischen Abteilungen wie der Intensivstation, wo die Patienten oft komplexe und unterschiedliche Behandlungen erhalten. Die Verabreichung von Medikamenten muss streng, präzise und unter Einhaltung strenger Protokolle erfolgen, um Fehler zu vermeiden, die schwerwiegende Folgen für die Gesundheit des Patienten haben können. Die Pflegekraft unterstützt zwar in der Regel die Krankenschwester bei dieser Aufgabe, spielt aber eine entscheidende Rolle bei der Überwachung und Sicherung des Prozesses, indem sie darauf achtet, dass jeder Schritt im Rahmen der von ihr geleisteten Pflege eingehalten wird.

Der erste Schritt zur sicheren Verabreichung von Medikamenten ist die **strikte Einhaltung der ärztlichen Verschreibung**. In Krankenhäusern sind die Verschreibungen oft komplex, mit genauen Dosierungen, strikten Zeitplänen und potenziellen Arzneimittelwechselwirkungen, auf die geachtet werden muss.

Daher ist es von entscheidender Bedeutung, dass die Verabreichung von Medikamenten strikt nach den Angaben auf dem Verschreibungsblatt oder in der elektronischen Patientenakte erfolgt. Es sollten keine Änderungen vorgenommen werden, ohne dass der verschreibende Arzt oder die verantwortliche Pflegekraft dies formell bestätigt. Wenn auf der Verschreibung irgendwelche Unklarheiten auftreten - eine unklare Dosierung, ein Medikament, das für den Zustand des Patienten ungeeignet erscheint -, muss vor der Verabreichung unbedingt sofort das medizinische Team konsultiert werden. Die Pflegekraft sollte auf jede Situation achten, die ungewöhnlich erscheint, und den Reflex haben, die Informationen weiterzuleiten, wenn Zweifel bestehen.

Eines der wirksamsten Instrumente, um diesen Schritt sicher zu gestalten, ist die Befolgung der "**5-B-Regel**", einer systematischen Kontrollmethode vor jeder Medikamentenverabreichung. Bei dieser Regel werden fünf grundlegende Elemente überprüft, um sicherzustellen, dass das Medikament richtig verabreicht wird. Es gilt zu prüfen:

1. **Der richtige Patient**: Es muss unbedingt sichergestellt werden, dass das Medikament für den richtigen Patienten bestimmt ist. Auf der Intensivstation, wo sich die Patienten oft in einem kritischen Zustand befinden und manchmal nicht in der Lage sind zu kommunizieren, ist es wichtig, vor jeder Verabreichung die Identität des Patienten anhand des Identifikationsarmbands oder der Krankenakte zu überprüfen. So kann vermieden werden, dass ein Medikament verabreicht wird, das für einen anderen Patienten bestimmt ist.

2. **Das richtige Medikament**: Es muss sorgfältig geprüft werden, ob das zu verabreichende Medikament auch wirklich das verschriebene ist. Dazu gehört, das Etikett auf der Flasche oder Ampulle gründlich zu lesen und sich zu vergewissern, dass das Medikament die richtige Formulierung hat (Tablette, Injektionslösung usw.). Eine Verwechslung von ähnlichen Medikamentennamen kann

zu schwerwiegenden Fehlern führen. Wenn Zweifel über die Art des Arzneimittels bestehen, sollten Sie unbedingt bei der Krankenschwester oder dem Apotheker nachfragen.

3. **Die richtige Dosis**: Die Dosierung auf der Intensivstation kann besonders kritisch sein, da die Patienten oft schwere Behandlungen mit engen Sicherheitsmargen erhalten. Es ist entscheidend, sicherzustellen, dass die Dosis genau dem entspricht, was verordnet wurde. Dazu gehört auch die Überprüfung der Maßeinheiten (mg, ml) und die Verwendung der richtigen Dosierungswerkzeuge (Spritze, Infusionspumpe). Ein falsches Ablesen oder eine falsche Interpretation der Einheiten kann zu einer Über- oder Unterdosierung führen, mit möglicherweise schwerwiegenden Folgen für den Patienten.

4. **Der richtige Verabreichungsweg**: Es gibt verschiedene Wege, auf denen Medikamente verabreicht werden (oral, intravenös, intramuskulär, subkutan usw.), und jeder hat seine Besonderheiten. Ein Medikament, das intravenös verabreicht werden soll, darf z. B. auf keinen Fall intramuskulär injiziert werden, da dies zu Schäden oder einer unwirksamen Behandlung führen kann. Die Pflegekraft sollte daher immer den verordneten Verabreichungsweg überprüfen und sicherstellen, dass die verwendeten Materialien geeignet sind.

5. **Der richtige Zeitpunkt** : Ebenso entscheidend ist die Einhaltung des richtigen Zeitpunkts der Verabreichung. Bestimmte Medikamente, insbesondere bei der Reanimation, müssen zu ganz bestimmten Zeiten verabreicht werden, um ihre Wirkung zu maximieren und Wechselwirkungen oder Nebenwirkungen zu vermeiden. Es ist daher unerlässlich, sich an die vorgeschriebenen Zeiten zu halten, den Rhythmus der Infusionen und Injektionen einzuhalten und darauf zu achten, keine Dosis auszulassen.

Neben diesen Überprüfungen ist die **Rückverfolgbarkeit** der verabreichten Medikamente ein weiterer grundlegender Pfeiler der Sicherheit. Jedes verabreichte Medikament muss in der Krankenakte des Patienten **verzeichnet** werden, unabhängig davon, ob es sich um eine Infusion, eine Injektion oder orale Medikamente handelt. Dies ermöglicht eine vollständige Behandlungshistorie und verhindert Fehler, die z. B. durch die unbeabsichtigte Wiederholung einer Dosis entstehen können. Die Pflegekraft muss sicherstellen, dass die Informationen an die Pflegekraft weitergeleitet oder in der Patientenakte festgehalten werden, damit das medizinische Team den Behandlungsverlauf in Echtzeit verfolgen kann. Diese Rückverfolgbarkeit trägt nicht nur zur Sicherheit des Patienten bei, sondern ermöglicht auch eine kontinuierliche Bewertung der Wirksamkeit der verabreichten Behandlungen.

Ein weiterer wesentlicher Aspekt ist die **Kontrolle der Wechselwirkungen von Medikamenten.** Auf der Intensivstation werden Patienten häufig mit Mehrfachmedikation behandelt, was das Risiko von Wechselwirkungen zwischen verschiedenen Medikamenten erhöht. Bestimmte Medikamente können die Wirksamkeit anderer Behandlungen verringern oder in Kombination zu schweren Nebenwirkungen führen. Obwohl der Umgang mit diesen Wechselwirkungen in erster Linie Aufgabe des Arztes und des Apothekers ist, sollte die Pflegekraft wachsam bleiben und alle ungewöhnlichen Symptome oder unerwarteten Reaktionen des Patienten melden. Wenn ein Patient scheinbar negativ auf eine Behandlung reagiert, wie z. B. ein plötzlicher Blutdruckabfall oder Atemnot, muss das Pflegepersonal unbedingt sofort alarmiert werden.

Ein weiterer Aspekt der sicheren Verabreichung von Medikamenten ist die Bedeutung **der Information und Kommunikation mit dem Patienten**, wenn dieser bei Bewusstsein und in der Lage ist, zu verstehen. Vor der Verabreichung eines Medikaments ist es sinnvoll, den Patienten daran zu erinnern, welche Behandlung er erhält und warum, und dabei darauf zu achten, dass seine Fragen oder Bedenken beantwortet werden. Manchmal kann der Patient selbst auf einen möglichen Fehler oder eine Unverträglichkeit eines bestimmten Medikaments hinweisen. Der Dialog mit dem Patienten ist daher ein zusätzliches Sicherheitsnetz, da er die korrekte Verabreichung bestätigt und das Vertrauensverhältnis zwischen Patient und Behandlungsteam stärkt.

Parallel dazu ist es von entscheidender Bedeutung, **allergische Reaktionen zu verhindern und zu überwachen**. Vor der Verabreichung eines Medikaments muss die Pflegekraft sicherstellen, dass in der Krankenakte des Patienten keine Allergien vermerkt sind. Einige Patienten können allergisch auf Antibiotika, Schmerzmittel oder bestimmte Produkte reagieren. Wenn ein Patient Anzeichen einer Allergie zeigt (Hautausschlag, Atembeschwerden, Schwellungen), ist es lebenswichtig, die Verabreichung des Medikaments sofort zu stoppen und Notfallmaßnahmen zu ergreifen.

Schließlich ist eine **kontinuierliche Fortbildung** unerlässlich, um ein hohes Maß an Sicherheit bei der Verabreichung von Medikamenten aufrechtzuerhalten. Da sich Medikamente und Protokolle ständig weiterentwickeln, ist es von entscheidender Bedeutung, dass jedes Mitglied des Pflegeteams über neue Praktiken, neue Medikamente und Technologien, die die Verabreichung erleichtern, geschult wird. Regelmäßige Auffrischungssitzungen, Erinnerungen an bewährte Verfahren und der Austausch innerhalb des Teams tragen dazu bei, das Fehlerrisiko zu verringern und die Qualität der Pflege zu verbessern.

- ◦ Überprüfung und doppelte Kontrolle der kritischen Dosen.

Die **Überprüfung und doppelte Kontrolle kritischer Dosen** ist ein grundlegender Schritt zur sicheren Verabreichung von Medikamenten, insbesondere auf der Intensivstation, wo die

Patienten häufig komplexe und starke Therapien erhalten. Kritische Dosen, in der Regel von Medikamenten mit hohem Wirkungspotenzial oder geringer therapeutischer Breite, müssen mit äußerster Vorsicht gehandhabt werden, da ein Fehler bei der Dosierung zu schwerwiegenden Komplikationen oder sogar zum Tod führen kann. Um diese Risiken zu vermeiden, ist die doppelte Kontrolle kritischer Dosen ein Verfahren, das die Sicherheit des Patienten gewährleistet und gleichzeitig menschliche Fehler auf ein Minimum reduziert.

Kritische Dosen betreffen Medikamente, deren Dosierung sorgfältig angepasst werden muss, da schon die kleinste Abweichung von der verschriebenen Dosis zu erheblichen Nebenwirkungen führen kann. Dazu gehören Behandlungen wie Antikoagulantien, Insuline, vasoaktive Medikamente, einige Antibiotika mit hoher Toxizität sowie Opiate und Medikamente, die zur Sedierung eingesetzt werden. In der Intensivmedizin werden diese Medikamente häufig zur Stabilisierung von Patienten in kritischen Situationen eingesetzt, aufgrund ihrer Potenz erfordern sie jedoch eine erhöhte Wachsamkeit.

Das Verfahren der **doppelten Kontrolle** beruht auf der Zusammenarbeit zwischen zwei Pflegekräften, in der Regel einer Krankenschwester und einer anderen Krankenschwester oder einem ausgebildeten Pflegehelfer. Dadurch soll sichergestellt werden, dass die verschriebenen Dosen vor der Verabreichung von zwei verschiedenen Fachkräften überprüft werden. Diese doppelte Kontrolle ermöglicht es, potenzielle Fehler zu erkennen und zu korrigieren, sei es ein Fehler beim Lesen der Verschreibung, eine Fehlinterpretation der Dosierung, ein Fehler bei der Berechnung der Dosis oder eine unangemessene Mischung. Dies ist eine unumgängliche Sicherheitsstrategie, insbesondere wenn es sich um Medikamente mit hoher Toxizität handelt.

Die **erste Kontrolle** findet statt, wenn die Krankenschwester oder der Krankenpfleger das Medikament vorbereitet. Bevor die Dosis vorbereitet wird, ist es unerlässlich, die ärztliche Verschreibung sorgfältig zu prüfen und sicherzustellen, dass das Medikament, die Dosis, die Konzentration und der Verabreichungsweg genau dem entsprechen, was für den Patienten erforderlich ist. Dazu gehört auch, den Allgemeinzustand des Patienten zu überprüfen, da Parameter wie Nierenfunktion, Leberfunktion oder Gewicht die Dosis beeinflussen können. Sobald das Medikament vorbereitet ist, führt die Pflegekraft eine erste Kontrolle durch, indem sie die Dosis neu berechnet und mit der Verschreibung vergleicht, um sicherzustellen, dass alles korrekt ist.

Die **zweite Kontrolle** erfolgt, wenn eine andere Gesundheitsfachkraft, in der Regel ein Kollege aus der Krankenpflege oder ein qualifizierter Pflegehelfer, die Vorbereitung überprüft. Dieser Schritt der doppelten Kontrolle ist unerlässlich, da er einen Blick von außen und eine zusätzliche Überprüfung ermöglicht. Die zweite Pflegekraft muss den gesamten Überprüfungsvorgang übernehmen und darf sich nicht auf einen Blick beschränken. Sie muss die ärztliche Verschreibung überprüfen, die eingetragene Dosis noch einmal lesen, sicherstellen, dass die Konzentration korrekt ist, und die Dosis gegebenenfalls neu berechnen, bevor sie ihre Zustimmung gibt. Dieser Schritt ist entscheidend, um zu verhindern, dass Fehler unbemerkt bleiben. Bei einer intravenösen Verabreichung z. B. sollte diese zweite Kontrolle auch die Überprüfung der Infusionsgeschwindigkeit umfassen, falls eine Anpassung erforderlich ist.

Ein weiterer wichtiger Aspekt der doppelten Kontrolle ist die **Nachvollziehbarkeit** dieser Überprüfung. In einigen Einrichtungen ist eine Unterschrift von beiden Pflegekräften erforderlich, um zu bestätigen, dass die Dosis vor der Verabreichung kontrolliert und validiert wurde. Diese Rückverfolgbarkeit gewährleistet nicht nur die Strenge des Verfahrens, sondern schafft auch eine transparente Historie in der Krankenakte des Patienten. Bei späteren Problemen kann so jeder Schritt der Vorbereitung und Verabreichung kritischer Dosen nachvollzogen werden. Dies kann entscheidend sein, um zu verstehen, was passiert sein könnte, und um die Praktiken gegebenenfalls zu verbessern.

Hochrisikosituationen, wie z. B. die intravenöse Verabreichung von Medikamenten mit hohem Sofortwirkungspotenzial, erfordern eine noch größere Aufmerksamkeit. Beispielsweise erfordert die Infusion von vasoaktiven Medikamenten (wie Dopamin oder Noradrenalin), die den Blutdruck und die Herzfunktion direkt beeinflussen, absolute Genauigkeit. Ein Fehler bei der Dosis oder der Verabreichungsgeschwindigkeit kann unmittelbare und schwerwiegende Folgen haben, wie z. B. einen plötzlichen Abfall oder einen übermäßigen Anstieg des Blutdrucks. Die doppelte Kontrolle gilt nicht nur für die Anfangsdosis, sondern auch für die kontinuierliche Überwachung der Einstellungen für die Flussrate und die Konzentration des Medikaments in der Infusion.

Die **Bedeutung der Kommunikation** zwischen den beiden an der Doppelkontrolle beteiligten Pflegekräften sollte nicht unterschätzt werden. Es ist von entscheidender Bedeutung, dass man sich die Zeit nimmt, die zu verabreichende Dosis zu besprechen, sich über die durchgeführten Überprüfungen auszutauschen und vor der Verabreichung eine klare Vereinbarung zu treffen. Dadurch wird das Vertrauen in den Prozess gestärkt und Verwirrung oder Fehlinterpretationen vermieden. Darüber hinaus fördert diese Kommunikation eine Sicherheitskultur innerhalb des Pflegeteams, in der jeder aktiv an der Fehlervermeidung beteiligt ist.

Parallel dazu können **Technologien** eine Rolle bei der Sicherung kritischer Dosen spielen. Durch den Einsatz von Computersystemen, wie z. B. Software zur unterstützten Verschreibung, können bestimmte Berechnungs- oder Interpretationsfehler vermieden werden. Diese Systeme können das Pflegepersonal bei zu hohen Dosen oder Medikamentenunverträglichkeiten alarmieren und so eine zusätzliche Sicherheitsebene hinzufügen. Auch der Einsatz von **intelligenten Infusionspumpen**, die die Infusionsrate automatisch anhand der verordneten Dosis berechnen, verringert das Risiko menschlicher Fehler. Doch auch mit technologischer Unterstützung bleibt die doppelte manuelle Kontrolle unerlässlich, um die vollständige Sicherheit des Prozesses zu gewährleisten.

Ein weiterer Punkt, den es zu beachten gilt, ist die **Einhaltung des Timings** der kritischen Dosen. Bestimmte Medikamente müssen zu bestimmten Zeitpunkten verabreicht werden, um ihre Wirksamkeit zu gewährleisten und unerwünschte Wechselwirkungen zu vermeiden. Durch die doppelte Kontrolle kann auch sichergestellt werden, dass die Dosis zum richtigen Zeitpunkt verabreicht wird, insbesondere in Situationen, in denen mehrere Medikamente in bestimmten Zeitabständen gegeben werden müssen. Eine ungerechtfertigte Verzögerung oder Vorwegnahme kann sich auf den Zustand des Patienten auswirken, insbesondere auf der Intensivstation.

- Zu vermeidende Fehler und besondere Vorsichtsmaßnahmen in der Intensivpflege.

Die **zu vermeidenden Fehler** und die **besonderen Vorsichtsmaßnahmen** in der Intensivpflege sind Schlüsselelemente für eine sichere und wirksame Patientenversorgung in einer Umgebung, in der jede Handlung kritische Folgen haben kann. Auf Intensivstationen und Intensivstationen befinden sich die Patienten oft in extrem verletzlichen Situationen, die eine komplexe Pflege, präzise Behandlungen und eine ständige Überwachung erfordern. Der Druck ist hoch und der kleinste Fehler kann die Gesundheit oder sogar das Leben der Patienten gefährden. Daher ist es von entscheidender Bedeutung, die spezifischen Risiken in diesem Umfeld zu verstehen und Präventionsstrategien zur Minimierung von Fehlern zu entwickeln.

Einer der ersten **Fehler, die es auf der Intensivstation zu vermeiden gilt**, ist die **Unterlassung einer strengen Überwachung**. Auf der Intensivstation stehen die Patienten unter ständiger Überwachung und ihre Vitalparameter können sich schnell ändern. Eine nachlassende Wachsamkeit oder mangelnde Aufmerksamkeit gegenüber einer subtilen Veränderung der Vitalwerte kann zu schwerwiegenden Folgen führen. So kann beispielsweise ein leichter Anstieg der Atemfrequenz oder ein Rückgang der Sauerstoffsättigung ein Warnzeichen für eine Verschlechterung des Zustands des Patienten sein, die ein schnelles Eingreifen erfordert. Daher ist es für die Pflegekraft und das Pflegeteam zwingend erforderlich, die Monitore aufmerksam zu beobachten, Parameter wie Blutdruck, Herzfrequenz, Sauerstoffsättigung und Temperatur regelmäßig zu überprüfen und jede Abweichung sofort der Pflegekraft oder dem Arzt zu melden.

Ein weiterer **häufiger Fehler** ist der **falsche Umgang mit invasiven medizinischen Geräten** wie Sonden, Kathetern oder Drainagen. Diese Geräte sind für die Behandlung von Patienten auf der Intensivstation unerlässlich, aber eine falsche Handhabung oder schlechte Pflege kann zu schwerwiegenden Komplikationen führen, insbesondere zu nosokomialen Infektionen. Es ist von entscheidender Bedeutung, die Fixierung von Sonden und Kathetern regelmäßig zu überprüfen, um ein Verschieben oder Herausreißen zu verhindern, die Sauberkeit der Einstichstellen sicherzustellen und strenge aseptische Protokolle anzuwenden. Infektionen durch Medizinprodukte sind eine der Hauptursachen für nosokomiale Infektionen in der Intensivpflege. Daher sollte der Handhygiene vor jeder Handhabung, der Desinfektion der Ausrüstung und der Überwachung von Anzeichen einer Infektion um die Einstichstellen herum besondere Aufmerksamkeit geschenkt werden.

Eine weitere Gefahrenquelle auf der Intensivstation ist der **Medikationsfehler**. Patienten auf der Intensivstation erhalten häufig Medikamente, die eine hohe Toxizität aufweisen oder eine genaue Dosierung erfordern, wie z. B. Beruhigungsmittel, starke

Antibiotika, Antikoagulanzien oder gefäßverstärkende Medikamente. Ein Fehler bei der verabreichten Dosis, dem Zeitpunkt der Verabreichung oder dem Verabreichungsweg kann unmittelbare und schwerwiegende Folgen haben. Um diese Fehler zu vermeiden, ist es unerlässlich, die Regeln der "5 B" (richtiger Patient, richtiges Medikament, richtige Dosis, richtiger Verabreichungsweg, richtiger Zeitpunkt) einzuhalten und bei kritischen Dosen eine **doppelte Kontrolle** einzuführen. Fehler bei der Zubereitung, Etikettierung oder Verabreichung von Medikamenten müssen durch die Einführung strenger Verfahren und eine wirksame Kommunikation innerhalb des Pflegeteams antizipiert werden.

Schlechte Kommunikation ist ein weiterer großer Risikofaktor in der Intensivpflege. Die Schnelligkeit und der Ernst der klinischen Situationen erfordern eine klare, präzise und unmittelbare Kommunikation zwischen den Teammitgliedern. Falsch übermittelte Informationen oder mangelnde Koordination können die Versorgung eines Patienten in einer kritischen Situation gefährden. Um solchen Fehlern vorzubeugen, muss unbedingt sichergestellt werden, dass die **Informationsweitergabe** gut organisiert ist, insbesondere bei einem Teamwechsel. Das Briefing und Debriefing zu Beginn und am Ende der Schicht sollte einen detaillierten Statusbericht über die Entwicklung jedes Patienten, die verabreichten Medikamente, die durchgeführte Pflege und mögliche Komplikationen, auf die geachtet werden muss, beinhalten. Eine schlechte Informationsweitergabe zwischen Pflegekräften kann auch zu Verwirrung über laufende Behandlungen oder spezielle Anweisungen im Zusammenhang mit einem Patienten führen.

In der Intensivpflege kann auch eine **falsche Prioritätensetzung** einen schwerwiegenden Fehler darstellen. Patienten, die eine Notfallversorgung oder ein sofortiges Eingreifen benötigen, müssen zuerst versorgt werden. Doch in einer Umgebung, in der sich mehrere Patienten in kritischem Zustand befinden, kann es schwierig sein, zu entscheiden, welche Maßnahmen zuerst durchgeführt werden müssen. Eine schnelle und effektive

Beurteilung des Zustands jedes einzelnen Patienten ermöglicht es, die Maßnahmen zu priorisieren. Bei Herzstillstand oder septischem Schock beispielsweise sollte die Herz-Lungen-Wiederbelebung oder die schnelle Verabreichung vasopressorischer Therapien oberste Priorität haben. Fortlaufende Schulungen zum Umgang mit Notfallsituationen und die Anwendung standardisierter Protokolle wie die des **Advanced Cardiac Life Support (ACLS)** sind entscheidend, um Fehleinschätzungen oder Fehlentscheidungen bei der Prioritätensetzung zu minimieren.

Auch **Fehler im Zusammenhang mit der Positionierung des Patienten** sind zu vermeiden. Eine falsche Lagerung kann zu Komplikationen wie Druckgeschwüren, Kontrakturen oder Atemstörungen führen. Bettlägerige Patienten auf der Intensivstation sollten regelmäßig mobilisiert werden, um diesen Komplikationen vorzubeugen. Bei der Mobilisierung von intubierten, beatmeten oder mit invasiven Geräten ausgestatteten Patienten ist es jedoch entscheidend, sichere Mobilisierungstechniken zu befolgen, um Sonden, Katheter oder zentrale Zugänge nicht zu gefährden. Häufig ist der Einsatz von Hebevorrichtungen oder die Hilfe mehrerer Mitglieder des Pflegeteams erforderlich, um eine schonende und sichere Handhabung zu gewährleisten.

Eine weitere besondere Vorsichtsmaßnahme besteht darin, **eine emotionale und physische Erschöpfung** des Pflegepersonals zu vermeiden, die zu einer verminderten Wachsamkeit und damit zu Fehlern führen kann. Pflegekräfte auf Intensivstationen sind aufgrund der Schwere der von ihnen behandelten Fälle und der Emotionen, die mit der Betreuung von Patienten in kritischen Situationen verbunden sind, starkem Stress ausgesetzt. Diese Erschöpfung kann ihre Fähigkeit, sich zu konzentrieren, schnell zu reagieren und effektiv zu kommunizieren, beeinträchtigen. Daher ist es wichtig, Mechanismen zur **psychologischen Unterstützung** einzurichten, regelmäßige Pausen zu fördern und eine gute Aufgabenverteilung zu unterstützen, um zu verhindern, dass das Personal von der Arbeitslast überfordert wird. Ein psychisch und physisch gesundes Pflegepersonal ist eher in der Lage, Fehler zu vermeiden und eine qualitativ hochwertige Pflege zu leisten.

Ein kritischer Punkt, der oft vernachlässigt wird, ist schließlich **die Antizipation von Komplikationen**. In der Intensivpflege reicht es nicht aus, auf Probleme zu reagieren, wenn sie auftreten; oft ist es notwendig, ihnen vorzubeugen. Dazu gehört die ständige Überwachung potenzieller Risiken wie Infektionsrisiko, Thrombose, Entsättigung oder Organversagen und die Einführung geeigneter Präventivmaßnahmen. Beispielsweise können die vorbeugende Gabe von Antikoagulanzien zur Vermeidung von Thrombosen, die prophylaktische Verwendung von Antibiotika zur Vermeidung postoperativer Infektionen oder die genaue Überwachung der biologischen Parameter zur Früherkennung eines metabolischen Ungleichgewichts schwerwiegende Komplikationen verhindern.

Kapitel 7

Palliativpflege in der Intensivpflege

Palliativpflege auf der Intensivstation verstehen

- Unterschied zwischen Reanimation und Palliativmedizin.

Der **Unterschied zwischen Reanimation und Palliativmedizin** liegt vor allem in den Zielen und Ansätzen dieser beiden Pflegebereiche, obwohl beide oft in Situationen gefordert werden, in denen der Patient extrem verletzlich ist. Während sich die Reanimation auf die Aufrechterhaltung und Wiederherstellung lebenswichtiger Funktionen in Notfallsituationen oder bei schwerem Organversagen konzentriert, zielt die Palliativmedizin auf die Linderung von Schmerzen und die Verbesserung der Lebensqualität von Patienten mit unheilbaren Krankheiten ab, ohne dabei eine Lebensverlängerung um jeden Preis anzustreben. Diese beiden Ansätze spiegeln komplementäre Sichtweisen der Pflege wider, verfolgen jedoch unterschiedliche Ziele.

Die **Reanimation** ist hauptsächlich ein Bereich der Notfallmedizin, in dem Patienten in kritischen Situationen behandelt werden, in denen ihre kurzfristige Lebensprognose auf dem Spiel steht. Bei der Reanimation besteht das Ziel darin, das Leben zu erhalten, indem intensive Behandlungen zur Unterstützung oder Wiederherstellung der lebenswichtigen Funktionen eingesetzt werden. Patienten, die auf die Intensivstation kommen, leiden häufig an Zuständen wie akuter Ateminsuffizienz, Herzstillstand, Polytrauma, septischem Schock oder auch Multivisoralversagen. In diesen Fällen mobilisiert das Reanimationsteam alle verfügbaren technischen und therapeutischen Mittel wie mechanische Beatmung, vasopressorische Medikamente, Infusionen und dringende chirurgische Eingriffe, um zu versuchen, den Patienten zu retten oder seinen Zustand zu stabilisieren.

Das **Hauptziel der Reanimation** ist es daher, das Leben um jeden Preis zu erhalten, selbst in Situationen mit schwerem Organversagen. Dieser Ansatz beruht auf fortschrittlichen medizinischen Techniken und erfordert eine ständige Überwachung, um die Behandlungen in Echtzeit an die

Entwicklung des Zustands des Patienten anzupassen. Entscheidungen auf der Intensivstation werden häufig unter Zeitdruck getroffen, und das Ziel besteht darin, ein physiologisches Gleichgewicht wiederherzustellen, das es dem Patienten ermöglicht, sich zu erholen oder zumindest einen kritischen Zustand zu überwinden. Trotz aller Bemühungen kann die Reanimation jedoch daran scheitern, den Patienten zu retten, entweder weil die Krankheit oder die Verletzungen zu schwer sind oder weil die lebenswichtigen Funktionen auch mit Intensivpflege nicht mehr aufrechterhalten werden können.

Im Gegensatz dazu richtet sich die Palliativmedizin an Patienten, deren Krankheit als unheilbar oder unheilbar anerkannt ist, die jedoch weiterhin eine qualitativ hochwertige Betreuung und Pflege benötigen. Bei der Palliativmedizin geht es nicht mehr um Heilung oder Lebensverlängerung um jeden Preis, sondern um **die Verbesserung der Lebensqualität des Patienten** durch Schmerzlinderung, Symptommanagement und psychologische und emotionale Unterstützung sowohl des Patienten als auch seiner Familie. Diese Pflege wird häufig dann geleistet, wenn eine kurative Behandlung nicht mehr möglich ist oder wenn intensivmedizinische Optionen dem Patienten keinen Nutzen mehr bringen können.

Der Ansatz der Palliativmedizin konzentriert sich auf den **Patienten in seiner Gesamtheit** und berücksichtigt nicht nur seine körperlichen, sondern auch seine emotionalen, psychologischen und spirituellen Bedürfnisse. Im Gegensatz zur Intensivmedizin, die häufig von invasiven technischen Maßnahmen und intensiven Behandlungen geprägt ist, zeichnet sich die Palliativmedizin durch einen sanfteren Ansatz aus, bei dem das Wohlbefinden des Patienten respektiert wird. Die Schmerzlinderung hat oberste Priorität, häufig mithilfe starker Schmerzmittel wie Morphin, und es werden Behandlungen zur Linderung von Symptomen wie Übelkeit, Atemnot oder Angstzuständen eingesetzt. Das Ziel ist es, die letzten Tage oder Monate des Lebens so angenehm wie möglich zu gestalten und dabei die Wünsche des Patienten und seiner Familie zu respektieren.

Ein weiterer grundlegender Unterschied zwischen Reanimation und Palliativmedizin besteht im **Ziel der** Behandlung. Bei der Reanimation leitet die Hoffnung auf eine - wenn auch nur teilweise - Genesung die medizinischen Entscheidungen. Die Pflegeintensität ist häufig maximal, wobei dringende Interventionen darauf abzielen, eine kritische Situation umzukehren. Die Entscheidung, ob die Intensivbehandlung fortgesetzt oder abgebrochen wird, hängt häufig vom klinischen Verlauf und dem Erholungspotenzial des Patienten ab. In der Palliativmedizin hingegen steht die Achtung des natürlichen Prozesses am Lebensende im Vordergrund. Invasive Eingriffe, die das Leiden des Patienten unnötig verlängern könnten, werden vermieden, und die Entscheidungen orientieren sich stärker am Komfort und der Würde des Patienten.

Auch der **emotionale und psychologische** Aspekt der beiden Ansätze unterscheidet sich. Auf der Intensivstation ist das Umfeld oft von Dringlichkeit, Ungewissheit und intensiven technischen Eingriffen geprägt. Die Familien und Angehörigen des Patienten warten in der Regel auf Neuigkeiten und hoffen auf eine schnelle Verbesserung des Zustands ihres Angehörigen. Die Kommunikation zwischen dem medizinischen Team und der Familie muss klar, direkt und häufig sein, da sich die Situation oft unvorhersehbar entwickelt. In der Palliativmedizin hingegen ist die Atmosphäre ruhiger und die Zeit wird mehr darauf verwendet, den Patienten und seine Angehörigen in diesem Prozess am Lebensende zu begleiten. Die Gespräche konzentrieren sich auf die Wünsche des Patienten, die Wahrung seiner Würde und die Frage, wie psychologische und emotionale Unterstützung geleistet werden kann.

Schließlich ist es wichtig zu beachten, dass die **Palliativmedizin** in bestimmten Situationen nicht unbedingt im Gegensatz zur Intensivmedizin steht. Es kann Momente geben, in denen ein Patient von einer Reanimationsbehandlung zu einem palliativen

Ansatz übergeht, wenn eine Intensivbehandlung nicht mehr von Vorteil ist. Dies ist oft der Zeitpunkt, an dem das medizinische Team in Absprache mit der Familie und unter Berücksichtigung des Patientenwillens beschließt, invasive Eingriffe zu unterbrechen und sich auf den Komfort und die Lebensqualität des Patienten zu konzentrieren. Dieser heikle Übergang erfordert eine einfühlsame Kommunikation und eine ganzheitliche Betreuung.

- Wann und wie man von der Reanimation zu einer palliativen Betreuung übergehen sollte.

Der Übergang von der **Intensiv-** zur **Palliativpflege** ist ein heikler Moment, der sich ergibt, wenn sich die Pflegeziele von einem intensiven, auf die Wiederherstellung der Vitalfunktionen ausgerichteten Ansatz hin zu einem auf **Komfort** und **Lebensqualität** ausgerichteten Ansatz verändern. Dieser Übergang ist sowohl für das Pflegeteam als auch für die Familie des Patienten oft mit starken Emotionen verbunden, da er die Erkenntnis markiert, dass eine kurative oder intensive Behandlung den Patienten trotz aller Bemühungen nicht mehr retten kann. Die Entscheidung, zu einer palliativen Betreuung überzugehen, muss mit Bedacht, in Absprache mit allen Beteiligten und unter Berücksichtigung des Willens des Patienten getroffen werden.

Wann der Übergang von der Reanimation zur palliativen Betreuung erfolgt, hängt von mehreren Kriterien ab, die sich hauptsächlich auf den Gesundheitszustand des Patienten und seine Erholungschancen beziehen. Dieser Zeitpunkt tritt in der Regel ein, wenn die Intensivbehandlung an ihre Grenzen stößt und das medizinische Team feststellt, dass lebenswichtige Organe nicht mehr selbstständig funktionieren können oder dass die Ausfälle irreversibel sind. Dies kann bei Patienten der Fall sein, deren Atemfunktionen nicht mehr ohne ständige Unterstützung aufrechterhalten werden können, bei Patienten mit Multiorganversagen oder bei Patienten, deren zugrunde liegende Krankheit zu weit fortgeschritten ist (Krebs im Endstadium, neurodegenerative Erkrankung im fortgeschrittenen Stadium usw.). In diesen Fällen verbessert sich der Allgemeinzustand des Patienten trotz der Pflege auf der Intensivstation nicht oder verschlechtert sich sogar zunehmend.

Die Entscheidung, zu einer palliativen Betreuung überzugehen, beruht häufig auf einer **medizinischen Neubewertung** der Chancen auf eine Genesung oder Stabilisierung des Patienten. Wenn durch Wiederbelebungsmaßnahmen keine akzeptable Lebensqualität mehr aufrechterhalten werden kann oder wenn sie eine Agonie unangemessen verlängern, muss sich das Behandlungsteam die Frage stellen, ob eine weitere Intensivpflege sinnvoll ist. Dabei geht es nicht mehr um die Frage, was medizinisch möglich ist, sondern vielmehr darum, was für den Patienten **richtig und vorteilhaft** ist. Diese Neubewertung basiert auf objektiven klinischen Kriterien (Entwicklung der Vitalfunktionen, Therapieversagen, Bewusstseinszustand) und auf einer Gesamtbeurteilung der Situation des Patienten.

Sobald feststeht, dass die Reanimation ihre Ziele nicht mehr erreichen kann, muss der Übergang zur Palliativmedizin mit **Sensibilität** und **klarer Kommunikation angegangen** werden. Dieser Moment ist für die Familien oft schwer zu akzeptieren, da sie möglicherweise an der Vorstellung festhalten, dass bis zum Schluss alles versucht werden muss. Daher ist es von entscheidender Bedeutung, dass das Behandlungsteam und insbesondere die Intensivmediziner mit den Angehörigen auf transparente Weise kommunizieren. Sie müssen die Realität der Situation, die Grenzen der laufenden Behandlungen und die Aussichten für die Zukunft erklären. Das Ziel ist nicht, den Patienten aufzugeben, sondern **das Ziel zu ändern**: weg von der Lebenserhaltung um jeden Preis hin zur Verbesserung der Lebensqualität des Patienten in seinen letzten Momenten.

Der Übergang von der Reanimation zur Palliativversorgung ist ein **klar definierter Prozess**, der alle Beteiligten einbeziehen muss, angefangen beim Patienten selbst, sofern er bei Bewusstsein und in der Lage ist, zu verstehen. Wenn möglich, ist es von entscheidender Bedeutung, den Willen des Patienten zu respektieren, der direkt oder über eine Patientenverfügung geäußert wurde. Wenn der Patient nicht in der Lage ist zu kommunizieren, sollten die Familie und die Angehörigen in die Diskussionen einbezogen werden, damit die getroffenen Entscheidungen die Werte und Vorlieben des Patienten respektieren. Das Behandlungsteam muss außerdem sicherstellen, dass diese Gespräche in einer Atmosphäre der Empathie und des Respekts geführt werden und der Familie Zeit geben, die Situation zu verstehen und den Übergang zu akzeptieren.

Auf praktischer Ebene bedeutet der Übergang zu einer palliativen Betreuung mehrere **Veränderungen** in der Art und Weise, wie die Pflege durchgeführt wird. Invasive Behandlungen wie mechanische Beatmung, vasoaktive Medikamente oder Dialyse können schrittweise eingestellt werden, wenn dies als angemessen erachtet wird. Die Priorität wird dann auf die Linderung der **Symptome** des Patienten verlagert, wie Schmerzen, Angst, Atemnot oder andere körperliche oder psychische Beschwerden. Der Schwerpunkt liegt auf der Komfortpflege, der Hydratation und Ernährung sowie der psychologischen Begleitung des Patienten und seiner Familie.

Eines der Hauptziele der Palliativmedizin ist es, **das Leiden zu lindern**, indem geeignete Medikamente wie starke Schmerzmittel (Morphine), Sedativa oder Anxiolytika eingesetzt werden. Diese Medikamente werden verabreicht, um sicherzustellen, dass der Patient nicht leidet, ohne zu versuchen, das Leben künstlich zu verlängern. In manchen Fällen kann eine **palliative Sedierung** erforderlich sein, wenn Schmerzen oder Leiden mit herkömmlichen Mitteln nicht mehr kontrolliert werden können. Diese Entscheidung muss, wie alle anderen Entscheidungen im Zusammenhang mit der palliativen Behandlung, in Absprache mit dem Behandlungsteam, der Familie und, wenn möglich, dem Patienten getroffen werden.

Während des gesamten Übergangs ist die **Kommunikation** mit der Familie und den Angehörigen des Patienten von entscheidender Bedeutung. Die Familien sollten in jeder Phase des Prozesses informiert werden, und ihre Fragen oder Sorgen sollten mit Respekt und Mitgefühl behandelt werden. Die Entscheidung, in die Palliativmedizin zu wechseln, kann von manchen Angehörigen als Versagen oder Verzicht empfunden werden, und es ist wichtig, ihnen zu erklären, dass dieser Übergang oft die beste Option ist, um dem Patienten ein würdiges Lebensende ohne unnötiges Leiden zu ermöglichen. Die psychologische Betreuung der Angehörigen ist ebenso entscheidend wie die des Patienten, da diese Zeit oft von Schmerz, Traurigkeit und Angst vor dem drohenden Verlust geprägt ist.

Das **Betreuungssetting** kann sich auch ändern, wenn der Patient von der Intensivstation in die Palliativmedizin wechselt. Wenn der Verbleib auf der Intensivstation nicht mehr notwendig ist, kann der Patient in eine Palliativstation oder in ein Zimmer verlegt werden, das seinen Bedürfnissen nach Komfort und Ruhe besser entspricht. Diese ruhigere Umgebung ermöglicht es der Familie, Zeit mit dem Patienten in einer intimeren Atmosphäre zu verbringen, fernab von der Hektik und den Maschinen, die oft mit einer Reanimation verbunden sind. Auch die emotionale und spirituelle Unterstützung wird in diesen Momenten verstärkt, wobei je nach Wunsch des Patienten und seiner Familie möglicherweise Psychologen, Priester oder andere spirituelle Begleiter hinzugezogen werden.

- Die Rolle der Pflegekraft bei diesem Übergang.

Die **Rolle der Pflegekraft** beim Übergang von der Reanimation zur Palliativversorgung ist von entscheidender Bedeutung, da sie im Zentrum der täglichen Begleitung des Patienten und seiner Familie steht. Dieser Übergang, der oft mit großen emotionalen und medizinischen Herausforderungen verbunden ist, erfordert sowohl einen technischen als auch einen menschlichen Ansatz, zwei Aspekte, die der Pflegehelfer besonders gut verkörpern kann. Neben der praktischen Pflege und der medizinischen Unterstützung spielt der Pflegende eine Schlüsselrolle in der **menschlichen Dimension** dieses Übergangs, indem er in einer Zeit, in der der Patient und seine Familie mit schwierigen Entscheidungen und Realitäten konfrontiert sind, eine kontinuierliche und fürsorgliche Unterstützung bietet.

In der ersten Phase tritt der Pflegehelfer als **aufmerksamer Beobachter** der Entwicklung des Zustands des Patienten auf. Er ist oft derjenige, der dem Patienten im Alltag am nächsten steht, ihn bei der Grundpflege begleitet und subtile Veränderungen in seinem körperlichen und emotionalen Zustand beobachten kann. Diese Beobachtungen sind für das Pflegeteam wertvoll, denn sie helfen zu beurteilen, wann eine Intensivbehandlung den Bedürfnissen des Patienten nicht mehr gerecht wird und eine palliative Betreuung in Betracht gezogen werden könnte. Durch den direkten und regelmäßigen Kontakt mit dem Patienten kann der Pfleger auf Anzeichen von Verschlechterung oder Unbehagen hinweisen, die eine Neubewertung der Pflegeziele erforderlich machen.

Bei der Entscheidung, zu einer palliativen Betreuung überzugehen, ist der Pfleger ein **Schlüsselakteur bei der praktischen Umsetzung** dieses Übergangs. Dies bedeutet, dass die Pflege des Patienten angepasst werden muss. Häufig werden intensive Behandlungen wie mechanische Beatmung, massive Infusionen oder vasopressorische Medikamente zugunsten einer schmerzlindernden und komfortableren Pflege aufgegeben. Die Pflegekraft ist aktiv an dieser Pflege beteiligt, indem sie dafür sorgt, dass der Patient bequem sitzt, seine Position regelmäßig ändert, um Druckgeschwüren vorzubeugen, eine angemessene Hygienepflege durchführt und sicherstellt, dass die primären

Bedürfnisse wie Hydratation und Ernährung angemessen versorgt werden.

Eine der wichtigsten Aufgaben der Pflegekraft in dieser Phase ist es, dafür zu sorgen, dass das **Wohlbefinden** des Patienten oberste Priorität hat. In der Palliativmedizin ist das Ziel nicht mehr die Heilung, sondern die Linderung. Die Pflegekraft muss daher besonders auf die Schmerzbehandlung achten, die bei Patienten im Endstadium oder mit schweren chronischen Erkrankungen sehr intensiv sein kann. In Zusammenarbeit mit dem Pflegeteam stellt er sicher, dass Schmerzmittel regelmäßig verabreicht werden, dass der Patient ausreichend hydriert ist und dass seine Bedürfnisse nach körperlichem Wohlbefinden befriedigt werden. Dazu gehören einfache, aber wichtige Maßnahmen wie das Anpassen der Kopfkissen, das Achten auf saubere Bettwäsche und die Mundpflege zur Vermeidung von Trockenheit. All diese Gesten tragen dazu bei, die Lebensqualität des Patienten in seinen letzten Momenten zu verbessern.

Die **emotionale Unterstützung** ist ebenfalls eine zentrale Dimension der Rolle des Pflegers bei diesem Übergang. Der Übergang zu einer palliativen Betreuung kann für den Patienten, sofern er bei Bewusstsein ist, und für seine Familie schwer zu akzeptieren sein. Der Pfleger bietet durch seine ständige und wohlwollende Präsenz einen wertvollen Trost. Er ist oft derjenige, der zuhört, der beruhigt, der sich die Zeit nimmt, Fragen zu beantworten oder einfach an der Seite des Patienten zu bleiben, wenn dieser es braucht. Seine ruhige und diskrete Präsenz hilft, die Angst zu lindern, die das Lebensende sowohl für den Patienten als auch für die Angehörigen auslösen kann. Diese Rolle der **moralischen Unterstützung** ist von entscheidender Bedeutung, da sie eine ruhigere Atmosphäre schafft und einen Prozess menschlicher macht, der manchmal kalt und technisch erscheinen kann.

Der Pfleger ist auch ein **wichtiger Vermittler** zwischen dem medizinischen Team, dem Patienten und seinen Angehörigen. Die Kommunikation in der Palliativmedizin ist von entscheidender

Bedeutung, da die Familien oft viele Fragen über den Zustand des Patienten, die Versorgung und die getroffenen Entscheidungen haben. Obwohl der **Pflegende** nicht für die medizinischen Aspekte zuständig ist, kann er eine grundlegende Rolle bei der **Weitergabe von Informationen** und der Klärung der geleisteten Pflege spielen. Er kann praktische Fragen beantworten, bestimmte Handgriffe erklären und die Familie für spezifischere Antworten an das Pflegeteam verweisen. Indem er diese Vertrauensbeziehung zu den Familien aufbaut, trägt der Pflegehelfer dazu bei, **den Dialog zu erleichtern** und die Angehörigen in Momenten der Ungewissheit zu beruhigen.

Darüber hinaus muss der Pflegende in dieser Phase besonders darauf achten, **den Willen des Patienten** und seiner Familie zu **respektieren**. Da die Palliativpflege darauf abzielt, die Würde und die Wünsche des Patienten zu respektieren, ist es wichtig, dass die Pflegekraft ihre Handlungen und ihr Verhalten an die geäußerten Wünsche anpasst. Dies kann die Schmerzbehandlung, die Achtung bestimmter religiöser oder spiritueller Überzeugungen oder auch die Achtung der Intimsphäre des Patienten und seiner Familie betreffen. Der Pflegehelfer ist durch seine Nähe zum Patienten in einer guten Position, um sicherzustellen, dass diese Wünsche in der täglichen Pflegepraxis respektiert werden.

Schließlich hat der Pfleger auch eine Rolle bei der **Unterstützung der anderen Mitglieder des Behandlungsteams** zu spielen. Der Übergang zu einer palliativen Betreuung betrifft nicht nur die Familie des Patienten, sondern auch das gesamte medizinische Personal, das angesichts der Unmöglichkeit, einen Patienten zu retten, mit Gefühlen der Frustration oder Traurigkeit konfrontiert werden kann. Der Pflegehelfer kann durch seine Erfahrung, Patienten am Lebensende nahe zu sein, dazu beitragen, ein Arbeitsumfeld aufrechtzuerhalten, das von **Solidarität und gegenseitiger Unterstützung** geprägt ist. Indem er seine Beobachtungen mitteilt und eng mit Krankenschwestern, Ärzten und anderen Pflegekräften zusammenarbeitet, trägt er zu einer reibungslosen Pflege bei und schafft eine menschlichere und beruhigtere Pflegeatmosphäre.

Begleitung am Lebensende

- Dem Patienten am Lebensende Komfort bieten.

Dem Patienten am Lebensende Komfort zu bieten, ist eine wesentliche und zutiefst menschliche Aufgabe für das Pflegepersonal. In dieser heiklen Phase geht es nicht mehr in erster Linie um Heilung oder Lebensverlängerung, sondern um Schmerzlinderung und eine fürsorgliche Begleitung, damit der Patient diese Phase mit größtmöglicher Gelassenheit durchleben kann. Es handelt sich um einen ganzheitlichen Ansatz, der sowohl physische, psychologische, emotionale und manchmal auch spirituelle Pflege integriert, um zu gewährleisten, dass der Patient sowohl körperlich entlastet als auch geistig beruhigt wird. Jede Geste, jede Aufmerksamkeit, die auf das Wohlbefinden des Patienten am Lebensende gerichtet ist, spiegelt eine tiefe Achtung seiner Würde wider.

Der erste grundlegende Aspekt dieses Ansatzes betrifft die **Schmerzbehandlung**. Körperliche Schmerzen sind oft ein wichtiger Bestandteil des Unbehagens von Patienten am Lebensende, insbesondere bei Patienten mit schweren Erkrankungen wie Krebs oder neurodegenerativen Erkrankungen. Die Linderung dieser Schmerzen ist eine absolute Priorität. Zu diesem Zweck werden regelmäßig starke Schmerzmittel wie Opioide (Morphin, Fentanyl) oder andere, spezifischere Medikamente verabreicht, um den Schmerz zu kontrollieren. Der Pflegehelfer achtet in Zusammenarbeit mit dem Pflegeteam nicht nur auf die korrekte Verabreichung dieser Medikamente, sondern auch auf die kontinuierliche Beurteilung des Schmerzniveaus des Patienten. Er stellt sicher, dass die Schmerzen gut behandelt werden, und informiert das Team, wenn Anpassungen der Behandlung erforderlich sind.

Neben der medikamentösen Behandlung ist die Pflegekraft auch an **Gesten des körperlichen Komforts** beteiligt, die eine sofortige Linderung bewirken können. Die regelmäßige Neupositionierung des Patienten in seinem Bett ist eine wesentliche Maßnahme, um Druckgeschwüre zu vermeiden, Muskelverspannungen zu reduzieren und die Atmung zu verbessern. Der Patient, der oft über längere Zeit bettlägerig ist, sollte in Positionen gelagert werden, die Druckstellen verhindern und den Komfort fördern. Zum Beispiel durch die Verwendung von Kissen, um bestimmte Körperteile zu stützen, oder durch das Verstellen des Bettes, um dem Rücken und den Beinen eine bessere Stütze zu bieten. Diese kleinen Anpassungen können, wenn sie sorgfältig vorgenommen werden, erheblich dazu beitragen, das Wohlbefinden des Patienten zu verbessern.

Die **tägliche Körperpflege** ist eine der einfachsten, aber dennoch wesentlichen Handlungen, um Komfort zu bieten. Am Lebensende kann es sein, dass der Patient nicht mehr in der Lage ist, sich um seine persönliche Hygiene zu kümmern, und die Pflegekraft spielt hier eine unverzichtbare unterstützende Rolle. Eine behutsame und respektvolle Körperpflege hilft, den Patienten sauber und frisch zu halten, und fördert das körperliche Wohlbefinden. Sie hilft auch, Hautreizungen und Infektionen zu vermeiden, insbesondere in Bereichen mit empfindlicher Haut oder in denen medizinische Geräte (Sonden, Katheter) verwendet werden. Die Körperpflege wird somit nicht nur zu einem Moment der körperlichen, sondern auch der psychologischen Pflege, in dem die Pflegekraft durch ihre Geste Trost und Würde spendet.

Eine weitere Schlüsselkomponente des Komforts am Lebensende ist der **Umgang mit den Symptomen**, die diese Phase häufig begleiten. Patienten am Lebensende können aufgrund ihrer Krankheit oder der erhaltenen Behandlungen unter **Atembeschwerden**, **Übelkeit**, **Mundtrockenheit** oder **Verstopfung** leiden. Der Pfleger sollte besonders auf diese

Symptome achten und mit dem Team zusammenarbeiten, um sie zu lindern. Beispielsweise kann er den Mund des Patienten regelmäßig befeuchten, um Trockenheit vorzubeugen, Mundpflegeprodukte verabreichen, um die Mundhöhle zu kühlen, oder die Umgebung anpassen, indem er für eine gute Belüftung des Raums sorgt, um das Atmen zu erleichtern. Diese kleinen Aufmerksamkeiten tragen dazu bei, den Komfort des Patienten erheblich zu verbessern.

Eine weitere wesentliche Dimension ist der **psychologische und emotionale Komfort.** Am Lebensende können Patienten angesichts des bevorstehenden Todes Angst, Traurigkeit oder Furcht empfinden. Der Pfleger kann durch seine aufmerksame und einfühlsame Präsenz eine Schlüsselrolle bei der Linderung dieser Emotionen spielen. Allein die Tatsache, dass er zuhört, in der Nähe des Patienten bleibt, seine Hand hält oder leise mit ihm spricht, kann eine Atmosphäre der Ruhe und des Trostes schaffen. Manchmal möchte der Patient nicht unbedingt über seine Situation sprechen, aber die beruhigende Anwesenheit des Pflegers, selbst wenn er schweigt, kann ausreichen, um die Angst des Patienten zu lindern.

Komfort zu bieten bedeutet auch, die **Rituale und Glaubensvorstellungen** des Patienten zu respektieren, insbesondere wenn sie das Lebensende betreffen. Manche Patienten haben religiöse oder spirituelle Praktiken, auf die sie in ihren letzten Momenten besonders Wert legen. Indem der Pflegende sich über diese Bedürfnisse informiert und sie respektiert, kann er dazu beitragen, ein Umfeld zu schaffen, das den inneren Frieden des Patienten fördert. Dies kann sich in einfachen Gesten äußern, wie z. B. ein Treffen mit einem Priester, Imam oder einem anderen spirituellen Vertreter zu organisieren oder dem Patienten zu ermöglichen, Rituale zu praktizieren, die ihm wichtig sind.

Der **Beziehungsaspekt mit der Familie** des Patienten ist ebenfalls ein nicht zu vernachlässigender Faktor für den Gesamtkomfort am Lebensende. Die Angehörigen sind oft ängstlich und traurig über den Verlust eines geliebten Menschen, und ihr Wohlbefinden wirkt sich direkt auf das des Patienten aus. Indem der Pflegende die Kommunikation erleichtert und eine Umgebung schafft, die Gelassenheit fördert, kann er der Familie helfen, sich wohler zu fühlen. Wenn man der Familie Qualitätszeit mit dem Patienten in einer ruhigen, respektvollen und intimen Atmosphäre anbietet, kann dies die Bindung stärken und sowohl für den Patienten als auch für seine Angehörigen eine wertvolle emotionale Unterstützung darstellen.

- ○ Die Familie in den letzten Momenten unterstützen: zuhören und anwesend sein.

Die Unterstützung der **Familie in den letzten Momenten** eines Patienten ist eine Aufgabe, die von großer Feinfühligkeit und tiefer Menschlichkeit geprägt ist. Die Begleitung von Angehörigen, die angesichts des drohenden Verlusts eines geliebten Menschen oft von Angst und Trauer überwältigt sind, erfordert einen wohlwollenden Ansatz, der auf **Zuhören** und **Präsenz** beruht. Diese beiden Dimensionen sind wesentlich, um den Familien in Momenten, in denen sie sich oft hilflos und ohnmächtig fühlen, Trost zu spenden. Der Pflegende spielt durch seine Nähe zum Patienten und seiner Familie in dieser Zeit eine Schlüsselrolle, indem er für eine beruhigende Präsenz und ein aktives Zuhören sorgt, die einen Teil der emotionalen Belastung der Angehörigen lindern können.

In solchen Momenten ist das **Zuhören** von größter Bedeutung. Die Familien erleben intensive Gefühle, die zwischen Trauer, Angst, Wut oder Schuldgefühlen schwanken. Jedes Familienmitglied kann anders reagieren, und es ist wichtig, sie in der ganzen Vielfalt ihrer Gefühle anzunehmen, ohne sie zu verurteilen. Aktives Zuhören bedeutet, für sie voll da zu sein und ihnen zu ermöglichen, ihre Gefühle, Ängste, Fragen und manchmal sogar ihre Zweifel oder ihre Wut über die Situation auszudrücken. Indem der Pflegende verfügbar und aufmerksam ist, schafft er einen Raum, in dem die Familie sich anvertrauen,

Fragen stellen oder einfach über den Patienten, seine Erinnerungen und das, was er für sie bedeutet, sprechen kann. Dadurch kann ein Teil der emotionalen Spannung abgebaut werden, und man fühlt sich in dieser schwierigen Situation verstanden und unterstützt.

Manchmal brauchen Angehörige nicht sofort eine Antwort oder einen Rat, sondern einfach jemanden, der ihnen zuhört. Die Pflegekraft muss in ihrer unterstützenden Rolle daher Geduld und **respektvolles Schweigen** aufbringen können. Da zu sein, ohne zu unterbrechen und ohne zu versuchen, die Leere mit unnötigen Worten zu füllen, gibt der Familie das Gefühl, dass ihr Schmerz geteilt und ihre Notlage anerkannt wird. Dieses Schweigen kann eine beruhigende Wirkung haben, denn es gibt jedem den nötigen Raum, um seine Gefühle auszudrücken oder - im Gegenteil - sie schweigend zu verarbeiten, aber mit der Gewissheit, dass sie in diesem schwierigen Moment nicht allein sind.

Neben dem Zuhören ist die **Präsenz** ein weiterer grundlegender Pfeiler für die Unterstützung der Familien in den letzten Momenten. Die einfache physische Präsenz des Pflegers, die beruhigend und wohlwollend ist, kann großen Trost spenden. Es geht nicht nur darum, etwas zu "tun", sondern "da zu sein", eine Figur zu sein, auf die sich die Angehörigen stützen können. Die physische und emotionale Präsenz des Pflegers wird zu einem Anker für die Familie, die sich in einer Zeit großer Unsicherheit befindet. Manchmal reicht schon der Gedanke, dass ein fürsorglicher Pfleger in der Nähe ist, der bereit ist, einzugreifen oder auf ihre Bedürfnisse einzugehen, aus, um das Gefühl der Einsamkeit oder Verwirrung zu lindern, das Familien oft empfinden.

Der Pfleger kann die **Familie** auch ermutigen**, in der Nähe des Patienten zu bleiben** und an den letzten Momenten teilzunehmen, wenn sie es wünschen. Manche Familienmitglieder zögern vielleicht, sich zu nähern, weil sie Angst haben, zu stören, oder weil sie nicht wissen, wie sie sich im Umgang mit einem todkranken Angehörigen verhalten sollen. Der Pfleger kann sie begleiten, indem er ihnen zeigt, dass sie bei dem Patienten sein können, sei es, um seine Hand zu halten, mit ihm zu sprechen oder einfach still an seiner Seite zu sein. Diese Momente sind wertvoll und können beiden Seiten, der Familie und dem Patienten, ein Gefühl des Trostes vermitteln. Selbst wenn der Patient bewusstlos oder nicht in der Lage ist, zu antworten, kann die Anwesenheit der Angehörigen beruhigend wirken und ein Gefühl der Sicherheit vermitteln.

Die Unterstützung der Familie beschränkt sich nicht nur auf die Bewältigung von Emotionen, sondern kann auch **praktische Unterstützung** umfassen. Der Pfleger kann konkrete Fragen zur Pflege, zu den verabreichten Medikamenten oder zu den durchgeführten Verfahren beantworten. Manchmal hilft es, zu verstehen, was medizinisch geschieht, die Sorgen der Angehörigen zu mindern und ihnen ein gewisses Gefühl der Kontrolle oder Klarheit zu vermitteln. Wenn man auf einfache und zugängliche Weise erklärt, was mit dem Patienten gemacht wird, welche Schritte noch bevorstehen oder was sie in den letzten Stunden erwarten können, kann dies die Angst vor dem Unbekannten verringern. Diese Transparenz in der Kommunikation ist entscheidend für den Aufbau eines Vertrauensverhältnisses zwischen dem Pflegeteam und der Familie.

Es ist auch wichtig zu erkennen, dass die **emotionale Unterstützung** für die Familie nicht mit dem Tod endet. Auf die letzten Momente des Lebens folgt oft eine Phase intensiver Emotionen, in der sich die Angehörigen verloren, überwältigt oder in einem Schockzustand fühlen können. Der Betreuer kann auch in dieser Phase eine Rolle spielen, indem er dafür sorgt, dass die Familie umsorgt wird und über die nötigen Ressourcen verfügt, um diesen Moment zu bewältigen. Dazu können einfache Gesten gehören, wie einen ruhigen Ort anzubieten, an dem sie sich sammeln können, oder die Familie bei Bedarf an psychologische oder spirituelle Unterstützung zu verweisen.

Schließlich ist es von entscheidender Bedeutung, dass sich die Pflegekraft auf **die jeweilige Familiensituation** einstellen kann, da jede Familie anders auf den Verlust reagiert. Manche Familien möchten zusammenbleiben und in der Nähe des Patienten bleiben, während andere sich lieber distanzieren möchten. Der Pflegende sollte diese Entscheidungen respektieren und seine Unterstützung an die individuellen Bedürfnisse anpassen. Manchmal geht es darum, diskret zu bleiben und sich zurückzuziehen, ein anderes Mal geht es darum, präsenter zu sein, indem man Gespräche initiiert oder greifbare Unterstützung anbietet. Diese Flexibilität ist entscheidend, um sicherzustellen, dass die Begleitung dem entspricht, was die Familie in dieser schwierigen Zeit erwartet oder wünscht.

- Umgang mit Emotionen im Angesicht des Todes: Wie der Pfleger sich selbst schützen und mit seinem eigenen emotionalen Stress umgehen kann.

Der **Umgang mit den Emotionen im Angesicht des Todes** ist eine große Herausforderung für Pfleger, die regelmäßig mit dem Lebensende von Patienten konfrontiert werden. Die Arbeit in Krankenhäusern, insbesondere auf Intensivstationen oder in der Palliativmedizin, setzt Pflegende emotional belastenden Situationen aus, in denen der Tod zum Alltag gehört. Angesichts dieser wiederholten Erfahrungen ist es für Pflegende von entscheidender Bedeutung, Strategien zu entwickeln, um **sich emotional zu schützen** und **den eigenen Stress zu bewältigen**, damit sie ihr Wohlbefinden aufrechterhalten und gleichzeitig eine qualitativ hochwertige Pflege leisten können. Auf sich selbst aufpassen zu können, ist genauso wichtig wie auf andere aufzupassen, denn ein Pfleger, der von seinen Emotionen überwältigt wird, läuft Gefahr, die nötige Distanz zu verlieren, um Patienten und ihre Familien mitfühlend und effektiv zu begleiten.

Der erste Schritt, um mit seinen Emotionen umzugehen, besteht darin, die **Realität des Todes** als Teil der Pflege zu akzeptieren.

Der Tod wird in unserer Gesellschaft oft als Scheitern wahrgenommen, aber in der Palliativpflege oder am Lebensende ist es wichtig zu verstehen, dass die Hauptaufgabe nicht mehr darin besteht, zu retten, sondern zu begleiten. Diese Dimension des Berufs zu akzeptieren, hilft dabei, das Lebensende nicht als Scheitern, sondern als natürlichen Schritt zu begreifen. Dies hilft, einen Teil der emotionalen Belastung zu lindern, die ein Pfleger empfinden kann, insbesondere wenn er das Gefühl hat, einen Patienten "verloren" zu haben. Dieses Bewusstsein ermöglicht es, die Pflege in einen respektvollen Begleitprozess umzuwandeln, bei dem die Schmerzlinderung und die Würde des Patienten zu Zielen an sich werden.

Trotz dieser Akzeptanz ist es für den Pfleger normal, vom Tod emotional betroffen zu sein, insbesondere wenn er sich in die Beziehung zum Patienten und seiner Familie eingebracht hat. In diesem Fall ist es entscheidend, die **eigenen Gefühle** nicht **zu unterdrücken**, sondern sie zu erkennen und zu akzeptieren. Traurigkeit, Frustration oder sogar Wut sind in solchen Situationen natürliche Emotionen, und es ist wichtig, sie nicht zu ignorieren. Es kann hilfreich sein, diese Emotionen in Gesprächen mit Kollegen oder Angehörigen der Gesundheitsberufe auszudrücken. **Der Erfahrungsaustausch** zwischen Pflegekräften ist eine äußerst vorteilhafte Form der gegenseitigen Unterstützung. Kollegen, die die gleichen Alltagsrealitäten erleben, können ein verständnisvolles Zuhören und einen sicheren Raum für Gespräche bieten. Wenn man über den Verlust eines Patienten, die dabei empfundenen Emotionen oder die aufgetretenen Schwierigkeiten spricht, kann sich ein Teil der emotionalen Anspannung lösen und man fühlt sich mit dieser Belastung weniger allein.

Neben dem Ausdruck von Emotionen ist es für die Pflegekraft von entscheidender Bedeutung, emotionale **Grenzen zu setzen**. Das bedeutet nicht, gleichgültig oder gefühllos zu werden, sondern vielmehr zu lernen, ein Gleichgewicht zwischen Einfühlungsvermögen und Selbstschutz zu finden. Es geht darum, für den Patienten und seine Familie da zu sein, aber gleichzeitig eine gewisse emotionale Distanz zu wahren, um nicht überfordert zu werden. Das kann bedeuten, die eigenen emotionalen Grenzen zu erkennen und zu wissen, wann es Zeit ist, einen Schritt zurückzutreten. Es ist zum Beispiel wichtig, sich nicht so sehr zu engagieren, dass man sich emotional erschöpft oder sich über seine Fähigkeiten hinaus verantwortlich fühlt. Wenn der Pflegende lernt, zwischen professionellem Einfühlungsvermögen und übermäßiger emotionaler Bindung zu unterscheiden, kann er weiterhin eine qualitativ hochwertige Pflege leisten und gleichzeitig sein eigenes Wohlbefinden bewahren.

Eine weitere wirksame Strategie zur Bewältigung von emotionalem Stress besteht darin, **persönliche Rituale** zu entwickeln, mit denen man das Ende einer schwierigen Pflegephase markieren kann. Diese Rituale können einfach, aber symbolisch stark sein: in ein Tagebuch schreiben, meditieren, nach der Arbeit in der Natur spazieren gehen oder auch nur ein paar Minuten in der Stille verbringen, um sich neu zu zentrieren. Diese Momente der Selbstbesinnung helfen beim **Übergang** von der Arbeit zum Privatleben und ermöglichen es dem Betreuer, das Kapitel des Tages emotional "abzuschließen", bevor er nach Hause geht. Diese Pausen ermöglichen es, sich wieder mit sich selbst zu verbinden, Abstand zu gewinnen und den angestauten Stress abzubauen.

Formelle **psychologische Unterstützung** kann ebenfalls eine entscheidende Rolle bei der Bewältigung des emotionalen Stresses spielen, der mit dem Tod verbunden ist. Krankenhäuser und Einrichtungen der Intensiv- oder Palliativpflege bieten häufig psychologische Unterstützung an, z. B. Sitzungen mit Psychologen, die auf die Pflege spezialisiert sind. Die Pflegekraft kann so einen Raum erhalten, in dem sie ihre Gefühle verbalisieren, ihre Emotionen verstehen und lernen kann, besser mit ihnen umzugehen. In einer Psychotherapie oder in Sitzungen einer Selbsthilfegruppe können die erlebten Emotionen tiefgründig erforscht werden, und man kann lernen, angesichts der wiederholten Todesfälle von Patienten resilientere Bewältigungsmechanismen zu entwickeln. Dies hilft, dem Risiko eines **Burnouts** vorzubeugen, das auftreten kann, wenn der emotionale Stress zu intensiv ist und nicht behandelt wird.

Für die Pflegekraft ist es auch wichtig, sich **um ihren Körper zu kümmern,** um besser mit emotionalem Stress umgehen zu können. Stress äußert sich nicht nur auf der mentalen Ebene, sondern hat auch körperliche Auswirkungen: Muskelverspannungen, Müdigkeit, Schlafstörungen usw. Wer sich durch regelmäßige Bewegung, eine ausgewogene Ernährung und ausreichend Schlaf um seinen Körper kümmert, kann seine Fähigkeit, mit emotionalem Stress umzugehen, verbessern. Sport ist zum Beispiel ein hervorragendes Mittel, um angesammelte Spannungen zu lösen und das emotionale Gleichgewicht wiederherzustellen. Darüber hinaus können Aktivitäten wie Yoga oder Meditation helfen, den Geist zu beruhigen und den Umgang mit Stress im Alltag zu verbessern.

Schließlich ist einer der Schlüssel zu einem guten Umgang mit den Emotionen im Angesicht des Todes die Kultivierung eines **Sinn- und Auftragssinns** bei der Arbeit. Der Pfleger, ob am Lebensende oder in der Palliativpflege, spielt eine wesentliche Rolle bei der Begleitung der Patienten in einem besonders intimen und verletzlichen Moment ihres Daseins. Sich daran zu erinnern, wie wichtig diese Aufgabe ist, für die Patienten da zu sein, ihre Schmerzen zu lindern und sie in ihren letzten Momenten würdevoll zu begleiten, kann ein Gefühl der Erfüllung und beruflichen Zufriedenheit vermitteln. Dies hilft, der schwierigen Erfahrung des Todes einen Sinn zu geben und die geleistete Arbeit zu würdigen, selbst wenn der Ausgang unvermeidlich ist.

Ethik in der Palliativmedizin

- Dilemmata im Zusammenhang mit dem Abbruch von Behandlungen und der Einschränkung der Pflege.

Die **Dilemmata, die mit dem Abbruch von Behandlungen und der Einschränkung der Pflege verbunden** sind, sind besonders schwierige Momente für das Pflegepersonal, die Patienten und ihre Familien. In der Intensiv- oder Palliativmedizin kommt ein Punkt, an dem die Fortsetzung der kurativen oder intensiven Behandlung im Vergleich zum Zustand des Patienten und seinen Chancen auf Genesung unverhältnismäßig erscheint. Diese Situation wirft komplexe ethische, medizinische und emotionale Fragen auf, bei denen das Behandlungsteam zwischen der Achtung des Patientenwillens, medizinischen Erwägungen und der Sorge um die Wahrung der Würde des Patienten am Lebensende navigieren muss. Diese Dilemmasituationen sind oft von tiefgreifenden Fragen darüber geprägt, **was richtig ist** und **wie weit** die medizinische Begleitung **gehen soll**.

Der erste Aspekt dieser Dilemmas betrifft die **Nutzen-Risiko-Abwägung** von Behandlungen. Wenn ein Patient auf der Intensivstation oder der Intensivstation liegt, zielt die Behandlung darauf ab, lebenswichtige Funktionen am Leben zu erhalten, die vom Körper des Patienten nicht mehr selbstständig ausgeführt werden können. Wenn die Behandlungen jedoch zu invasiv oder schmerzhaft werden oder keine realistischen Aussichten auf Heilung oder wesentliche Verbesserungen mehr bieten, kann es relevant werden, sich zu fragen, ob diese Behandlungen noch vorteilhaft sind. Beispielsweise kann bei Multiviszeralversagen, bei dem mehrere Organe nicht mehr richtig funktionieren, die Wiederbelebung das Leben künstlich erhalten, aber ohne Hoffnung auf Genesung. Eine unbegrenzte Verlängerung der Intensivpflege kann dann eher als Verlängerung des Leidens denn als echte Hilfe empfunden werden.

Hier entsteht das Dilemma der **therapeutischen Verbissenheit**. In der Medizin bedeutet therapeutischer Eifer, dass Behandlungen auch dann fortgesetzt werden, wenn sie dem Patienten nicht mehr nützen, sondern nur noch den unvermeidlichen Todeskampf verlängern. Die Angehörigen der Gesundheitsberufe müssen ständig abwägen, ob die Behandlung die Lebensqualität des Patienten wirklich verbessert oder ob sie das Unvermeidliche nur hinauszögert. Die **ethische Debatte** um den Behandlungsabbruch liegt dann in der Fähigkeit zu erkennen, wann es humaner ist, die Pflege zu begrenzen oder einzustellen. Dies ist keine leichte Entscheidung, denn sie bedeutet, anzuerkennen, dass die Medizin an ihre Grenzen stößt und dass es manchmal notwendig ist, das Lebensende zu akzeptieren, anstatt es künstlich hinauszuzögern.

Ein weiterer heikler Aspekt betrifft die **Achtung des Willens des Patienten**. Wenn ein Patient in der Lage ist, seine Wünsche zu äußern, kann er selbst entscheiden, ob er bestimmte Behandlungen akzeptiert oder ablehnt. Es kommt jedoch häufig vor, dass der Patient nicht mehr in der Lage ist, solche Entscheidungen zu treffen, insbesondere bei Wiederbelebungsmaßnahmen oder im Koma. In diesen Situationen müssen die **Patientenverfügung** oder die zuvor geäußerten Wünsche des Patienten berücksichtigt werden, aber ihr Fehlen kann den Entscheidungsprozess erschweren. Das Dilemma für das medizinische Team besteht dann darin, ob die laufenden Behandlungen noch dem entsprechen, was der Patient gewollt hätte, oder ob es an der Zeit ist, zu einem eher palliativen Ansatz überzugehen.

Auch die Familien spielen bei dieser Entscheidungsfindung eine wichtige Rolle. Häufig müssen sie entscheiden, ob die Pflege fortgesetzt werden soll oder nicht, wenn der Patient dazu nicht mehr in der Lage ist. Dies bringt die Angehörigen in eine äußerst schwierige Lage, da sie Entscheidungen mit weitreichenden Folgen treffen müssen, während sie selbst oft von Stress und Emotionen überwältigt werden. Nicht selten kommt es innerhalb der Familien zu Meinungsverschiedenheiten zwischen denjenigen, die die Behandlung fortsetzen möchten, manchmal aus Hoffnung oder Verlustangst, und denjenigen, die im Gegensatz dazu eine therapeutische Verbissenheit vermeiden wollen. Die Rolle des medizinischen Teams, insbesondere der Ärzte und des Pflegepersonals, besteht dann darin, den Dialog zu erleichtern, klare und ehrliche Informationen über den Zustand des Patienten und die tatsächlichen Behandlungsaussichten zu **geben** und den Familien dabei zu helfen, **fundierte Entscheidungen zu treffen**.

Die Kommunikation mit der Familie ist daher ein Schlüsselelement bei der Bewältigung dieser Dilemmas. Es ist entscheidend, die **medizinischen Alternativen** und die **Folgen der verschiedenen Entscheidungen** klar zu erklären und alle Fragen transparent zu beantworten. Ärzte sollten auch in der Lage sein, die Begriffe **verhältnismäßige** und **unverhältnismäßige Pflege** zu erklären. Verhältnismäßige Pflege ist eine Pflege, die dem Patienten einen klaren Nutzen bringt, ohne übermäßig invasiv oder belastend zu sein, während unverhältnismäßige Pflege eine Pflege ist, die den Behandlungsweg nur erschwert, ohne dass ein Nutzen zu erwarten ist. Diese Unterscheidung hilft den Familien oft, die Gründe für eine Beendigung oder Einschränkung der Behandlung besser zu verstehen.

Die Rolle des medizinischen Teams in diesen Momenten der Entscheidungsfindung ist daher eine doppelte: Einerseits müssen sie **die Familie** und die Angehörigen des Patienten dabei **unterstützen, die** Situation zu verstehen und ihnen helfen, ihre Erwartungen zu formulieren, andererseits müssen sie sicherstellen, dass die **Würde des Patienten** gewahrt bleibt. Das Pflegepersonal muss dafür sorgen, dass die noch laufenden Behandlungen nicht zu unnötigem Leiden führen und dass der Patient unter humanen und respektvollen Bedingungen begleitet wird. Wenn entschieden wird, die Behandlung abzubrechen, bedeutet dies nicht, dass die Pflege aufhört, sondern dass sie sich auf einen **palliativen** Ansatz verlagert, bei dem Schmerzlinderung, Komfort und psychologische Begleitung zu Prioritäten werden.

Es ist auch wichtig zu verstehen, dass selbst wenn die Entscheidung getroffen wird, die Pflege zu begrenzen, dies nicht bedeutet, dass **der Patient aufgegeben wird**. Die palliative Betreuung, die auf die Beendigung der kurativen Behandlung folgen kann, zielt darauf ab, ein möglichst friedliches Lebensende ohne übermäßiges Leiden und unter Beachtung des Patientenwillens zu ermöglichen. Dieser Ansatz ermöglicht es, den Patienten in seinen letzten Momenten in Würde zu begleiten, indem er Schmerzen lindert, sich um sein körperliches Wohlbefinden kümmert und den Angehörigen emotionale Unterstützung bietet.

Schließlich werden diese medizinischen Entscheidungen häufig von **ethischen** und rechtlichen **Überlegungen** eingerahmt. In vielen Ländern gibt es Protokolle und Ethikkommissionen, die bei einem Dilemma in Bezug auf die Begrenzung der Pflege konsultiert werden können. Diese Gremien helfen den Behandlungsteams dabei, über bewährte Verfahren nachzudenken, zu beurteilen, ob die Entscheidungen die Rechte des Patienten wahren, und zu gewährleisten, dass der Behandlungsabbruch der medizinischen Ethik entspricht. Die Achtung des Patientenwillens, die Vermeidung therapeutischer Härte und die Wahrung der Würde sind die Grundlagen, auf denen diese Entscheidungen beruhen, aber sie müssen immer in Absprache mit allen beteiligten Akteuren, von der Familie bis zum Behandlungsteam, getroffen werden.

- Therapeutische Verbissenheit versus Patientenbegleitung.

Therapeutische Verbissenheit und **Patientenbegleitung** stellen zwei grundlegend verschiedene Ansätze bei der Behandlung von Patienten in kritischen Phasen oder am Lebensende dar. Während die therapeutische Hardinierung die Fortsetzung medizinischer Behandlungen beinhaltet, die als unverhältnismäßig angesehen werden, liegt der Schwerpunkt der Patientenbegleitung auf der Achtung der Würde des Patienten, seinen Wünschen und der Verbesserung seiner Lebensqualität. Diese beiden Ansätze spiegeln unterschiedliche Auffassungen von der Rolle der Medizin in einer Zeit wider, in der Heilung kein realistisches Ziel mehr ist.

Acharnement thérapeutique, auch als **unvernünftige Hartnäckigkeit** bezeichnet, bezeichnet die Verabreichung medizinischer Behandlungen, die das Leben eines Patienten künstlich verlängern, ohne dass eine echte Hoffnung auf Heilung oder eine Verbesserung der Lebensqualität besteht. Mit anderen Worten geht es darum, die biologischen Körperfunktionen um jeden Preis aufrechtzuerhalten, selbst wenn die Behandlungen keinen signifikanten Nutzen mehr bringen oder dazu beitragen, das Leiden zu verschlimmern. Der Begriff beschwört eine Situation herauf, in der sich die Medizin ausschließlich auf das biologische Überleben des Patienten konzentriert, ohne Rücksicht auf das dadurch verursachte Leiden oder die Aussicht auf den Tod als natürlichen Prozess.

Therapeutische Verbissenheit ist häufig in Situationen zu beobachten, in denen Patienten **künstlich beatmet** werden, **invasive Behandlungen** erhalten oder mit starken Medikamenten infundiert werden, obwohl ihr Zustand als unheilbar gefährdet gilt. Solche Situationen können in der Intensivmedizin auftreten, wo die Medizin über fortschrittliche Technologien verfügt, die es ermöglichen, lebenswichtige Funktionen wie Atmung oder Blutkreislauf aufrechtzuerhalten, selbst wenn die inneren Organe schwer versagen. Manchmal ist therapeutischer Eifer das Ergebnis übertriebener Hoffnungen seitens der Familie oder des Pflegepersonals oder der Angst, angesichts der Krankheit "aufzugeben". Dieser Ansatz kann jedoch letztlich dazu führen, dass dem Patienten ein friedliches und respektvolles Lebensende verwehrt wird, indem er schmerzhaften oder invasiven Behandlungen unterzogen wird, die das Leiden unnötig verlängern.

Im Gegensatz dazu legt die **Patientenbegleitung** den Schwerpunkt auf die Achtung der Person, ihres Wohlbefindens und ihrer Würde, insbesondere wenn klar wird, dass die Medizin nicht mehr heilen oder das Leben auf akzeptable Weise verlängern kann. Bei der Begleitung, zu der auch die **Palliativmedizin** gehört, geht es darum, die Grenzen der kurativen Behandlungsmöglichkeiten zu erkennen und die Pflege auf eine umfassende Patientenbetreuung auszurichten, die sich auf Schmerzlinderung, Symptommanagement sowie psychologische und emotionale Unterstützung konzentriert.

Die Begleitung von Patienten am Lebensende ist ein Ansatz, der anerkennt, dass die **Lebensqualität** Vorrang vor der Lebenszeit hat. Anstatt zu versuchen, das Leben um jeden Preis zu erhalten, wird das Ziel darin bestehen, **die Würde** des Patienten **zu wahren**, ihm eine friedliche Umgebung zu bieten, in der seine Wünsche respektiert werden, und das Leiden zu minimieren. Dies kann die Verabreichung **starker Schmerzmittel** zur Schmerzlinderung, die Behandlung von Symptomen wie Atemnot und psychologische Unterstützung zur Linderung von Ängsten vor dem bevorstehenden Tod umfassen.

Begleitung bedeutet jedoch nicht, dass der Patient aufgegeben wird. Im Gegenteil, es handelt sich um eine Form der Pflege, die genauso streng ist wie die kurative Medizin, aber anders ausgerichtet ist. Im Mittelpunkt der **Palliativmedizin** steht beispielsweise ein multidisziplinärer Ansatz, bei dem das Betreuungsteam (Ärzte, Krankenschwestern, Pfleger, Psychologen) zusammenarbeitet, um sicherzustellen, dass die körperlichen, emotionalen und spirituellen Bedürfnisse des Patienten berücksichtigt werden. Auch die Familie wird mit einbezogen, denn die Begleitung betrifft sowohl den Patienten als auch seine Angehörigen, die Unterstützung brauchen, um diese schwierige Zeit zu akzeptieren und durchzustehen.

Eines der wichtigsten Prinzipien der Begleitung ist es, den **Willen des Patienten** zu respektieren. Wenn dieser in der Lage ist, sich zu äußern, sollten seine Wünsche bezüglich des Lebensendes berücksichtigt werden: Möchte er die Intensivbehandlung fortsetzen oder lieber die invasive Pflege einstellen und sich auf den Komfort konzentrieren? Wenn der Patient eine

Patientenverfügung verfasst hat, sollten diese Dokumente respektiert werden, da sie seine Entscheidungen bezüglich der Versorgung in einer kritischen Situation widerspiegeln. Im Rahmen der Betreuung hilft das Pflegeteam dabei, sicherzustellen, dass diese Wünsche respektiert werden, auch wenn dies bedeutet, dass bestimmte Behandlungen eingeschränkt oder abgebrochen werden müssen.

Das Dilemma zwischen **therapeutischem Eifer** und **der Begleitung des Patienten** ist häufig Anlass für ethische Überlegungen. Einerseits hat die moderne Medizin mächtige Mittel entwickelt, um das Leben zu verlängern, andererseits muss sie aber auch ihre **Grenzen** erkennen. Wenn die Behandlungen dem Patienten nicht mehr nützen, sondern nur noch sein Leiden verlängern, wird die Begleitung zu einem respektvolleren Vorgehen gegenüber der Person. Es geht dann darum, zu verstehen, dass **das Lebensende ein natürlicher Schritt ist** und dass die Medizin sich manchmal zurückziehen muss, um einer menschlicheren Pflege Platz zu machen, die nicht nur den Körper, sondern auch den Geist und die Seele des Patienten berücksichtigt.

Pflegekräfte, die mit solchen Situationen konfrontiert sind, müssen oft schwierige Entscheidungen treffen und dabei den **tatsächlichen Nutzen der Behandlung** gegen das Leiden, das sie verursachen kann, abwägen. Sie müssen auch Einfühlungsvermögen zeigen, nicht nur für den Patienten, sondern auch für seine Familie, die manchmal verleugnet oder übertrieben hofft. Bei der Begleitung arbeitet das Behandlungsteam mit Hilfe der Familien daran, **ein würdiges und friedliches Lebensende zu ermöglichen**, indem es unnötige Eingriffe vermeidet und das Wohlbefinden des Patienten in den Vordergrund stellt.

- Entscheidungen, die mit der Familie und dem medizinischen Team geteilt werden.

Gemeinsame Entscheidungen mit der Familie und dem medizinischen Team sind ein grundlegender Aspekt der Betreuung von Patienten in der kritischen Phase oder am Lebensende. Diese oft komplexen und folgenschweren Entscheidungen betreffen entscheidende Fragen wie die Fortsetzung oder den Abbruch von Behandlungen, die Wahl der bevorzugten Pflege oder auch die Modalitäten der Begleitung des Patienten. Der Ansatz der **gemeinsamen** Entscheidungsfindung beruht auf einem offenen und transparenten Dialog zwischen allen Beteiligten: Ärzten, Pflegekräften, dem Patienten (sofern er sich äußern kann) und seiner Familie. Ziel ist es, zu Entscheidungen zu gelangen, die die Werte und Wünsche des Patienten respektieren und gleichzeitig die medizinischen Gutachten, die klinischen Realitäten und die emotionale Unterstützung der Angehörigen berücksichtigen.

Einer der ersten Grundsätze dieses Ansatzes ist die **Achtung der Autonomie des Patienten**. Wenn der Patient in der Lage ist, sich zu äußern und an Diskussionen teilzunehmen, sollte er im Mittelpunkt des Entscheidungsprozesses stehen. Die Aufgabe des medizinischen Teams besteht darin, **klare und umfassende Informationen** über den Gesundheitszustand des Patienten, die verfügbaren Behandlungsoptionen sowie die Risiken und Vorteile jeder Option bereitzustellen. Es ist von entscheidender Bedeutung, dass der Patient diese Informationen versteht, damit er sachkundige Entscheidungen über seine eigene Gesundheit treffen kann. In manchen Situationen kann der Patient es vorziehen, die Intensivpflege einzuschränken und sich stattdessen auf einen palliativen Ansatz zu konzentrieren, bei dem das Wohlbefinden im Vordergrund steht und nicht die Lebensverlängerung um jeden Preis.

In vielen Fällen, insbesondere bei einer Reanimation oder wenn der Patient bewusstlos ist, ist er jedoch nicht mehr in der Lage, Entscheidungen zu treffen. Die Verantwortung für diese Entscheidungen liegt dann beim **medizinischen Team** und der

Familie, die bei der Entscheidung über die weitere Behandlung eng zusammenarbeiten müssen. Dies ist eine schwierige Situation, da oft zwischen dem **mutmaßlichen Willen** des Patienten, der medizinischen Meinung und den Emotionen der Angehörigen navigiert werden muss. In solchen Momenten kommt dem Konzept der **gemeinsamen Entscheidung eine** besondere Bedeutung zu.

Das medizinische Team spielt als **Experte für die klinische Situation** eine zentrale Rolle. Es ist dafür verantwortlich, den Zustand des Patienten zu beurteilen, Behandlungsoptionen auf der Grundlage der medizinischen Daten vorzuschlagen und die Familie über die Aussichten auf Genesung oder den Verlauf der Krankheit zu informieren. Diese Informationen müssen auf ehrliche und transparente Weise präsentiert werden, damit die Familie die Realität der Situation und die möglichen Optionen verstehen kann. Dazu gehören auch Gespräche über die **Verhältnismäßigkeit der Versorgung**, d. h. die Abwägung zwischen Nutzen und Risiken der geplanten Behandlungen, und über die Grenzen der Medizin angesichts einer Situation, in der die Chancen auf Heilung oder Besserung minimal sind.

Der Dialog mit der Familie ist ein **entscheidender Schritt** in diesem Prozess. Die Angehörigen, die oftmals mit den Werten und Wünschen des Patienten vertraut sind, sind unverzichtbare Partner im Entscheidungsprozess. Das medizinische Team muss Einfühlungsvermögen und Sensibilität zeigen, um sich die Sorgen und Wünsche der Angehörigen anzuhören. Die Angehörigen können wertvolle Informationen über die Vorlieben des Patienten liefern, indem sie sich auf frühere Gespräche oder auf die **Patientenverfügung**, falls eine solche erstellt wurde, stützen. Diese Verfügungen geben Aufschluss über den Willen des Patienten in Bezug auf die Pflege, wenn er sich nicht mehr äußern kann, und sollten so weit wie möglich beachtet werden.

In Fällen, in denen keine Patientenverfügung vorliegt, stehen die Angehörigen oft vor der Schwierigkeit, Entscheidungen im Namen des Patienten zu treffen. Dies kann zu Stress, Verwirrung oder sogar zu Konflikten unter den Angehörigen führen, insbesondere wenn die Meinungen über das richtige Vorgehen auseinandergehen. Die Rolle des medizinischen Teams besteht dann darin, **die Kommunikation zu erleichtern** und die Familie durch diesen Prozess zu führen. Indem es einen Raum für einen respektvollen Dialog bietet, kann das Behandlungsteam helfen, **die Prioritäten zu klären** und die Diskussion in Richtung einer gemeinsamen Entscheidungsfindung zu lenken, bei der die Bedürfnisse und Wünsche des Patienten im Mittelpunkt stehen.

Ein häufiges Dilemma bei solchen gemeinsamen Entscheidungen ist die Frage, ob **die Intensivbehandlung beendet oder eingeschränkt werden** soll. Wenn sich der Zustand des Patienten trotz Intensivpflege nicht verbessert oder wenn die Behandlungen im Vergleich zu dem Leiden, das sie verursachen können, unverhältnismäßig werden, kann die Beendigung bestimmter invasiver Maßnahmen wie mechanische Beatmung oder Infusionen mit starken Medikamenten in Betracht gezogen werden. Solche Entscheidungen sind für die Familien oft schwer zu akzeptieren, da sie entweder auf eine Besserung hoffen oder den Ernst der Lage leugnen. Das medizinische Team muss daher mit pädagogischem Geschick und Einfühlungsvermögen die **Grenzen der Medizin** erklären und gleichzeitig die Zeit respektieren, die die Familie benötigt, um diese Informationen zu verarbeiten und die Realität zu akzeptieren.

Ein weiterer wichtiger Aspekt gemeinsamer Entscheidungen ist die **Berücksichtigung der emotionalen Dimension**. Für Familien ist es eine äußerst schwierige Aufgabe, Entscheidungen über das Leben oder den Tod eines nahestehenden Menschen zu treffen. Sie können von Schuldgefühlen, Hilflosigkeit oder Traurigkeit überwältigt werden, die ihre Fähigkeit, rationale Entscheidungen zu treffen, beeinträchtigen. Das Behandlungsteam sollte nicht nur medizinische Informationen bereitstellen, sondern auch **emotionale Unterstützung** bieten, um die Familie in dieser Zeit zu begleiten. Dies kann die Einbeziehung von Psychologen, Sozialarbeitern oder religiösen oder spirituellen Vertretern umfassen, je nach den Wünschen der Familie und den Überzeugungen des Patienten.

Die **kontinuierliche Kommunikation** ist ein zentrales Element des gemeinsamen Entscheidungsprozesses. Dabei handelt es sich nicht um ein einmaliges Gespräch, sondern um einen **ständigen Dialog** zwischen dem medizinischen Team und der Familie, der sich je nach Zustand des Patienten und neuen medizinischen Informationen weiterentwickelt. Die Entscheidungen müssen regelmäßig neu bewertet werden, je nach klinischer Entwicklung, und die Familie muss kontinuierlich über Veränderungen in der Situation informiert werden. Dieser Ansatz schafft **Vertrauen** zwischen Betreuern und Angehörigen und stellt sicher, dass die getroffenen Entscheidungen das Ergebnis einer Zusammenarbeit sind, bei der alle Beteiligten ihre Ansichten und Emotionen zum Ausdruck bringen konnten.

Kapitel 8

Die Besonderheiten der pädiatrischen Intensivpflege

Die Besonderheiten der Kinderbetreuung Kritisch

- Physiologische und psychologische Unterschiede bei der Betreuung von Kindern.

Die **Betreuung von Kindern** im medizinischen Umfeld, insbesondere auf der Intensivstation oder der Intensivstation, weist im Vergleich zur **Betreuung** von Erwachsenen erhebliche **physiologische und psychologische Unterschiede** auf. Diese Unterschiede beeinflussen nicht nur die Art und Weise, wie das Pflegepersonal medizinisch eingreift, sondern auch die Art und Weise, wie es das Kind und seine Familie emotional betreut. Das Verständnis der physiologischen und psychologischen Besonderheiten von Kindern ist daher von entscheidender Bedeutung, um die Pflege auf ihre Bedürfnisse abzustimmen und ihnen eine sichere und empathische Pflegeumgebung zu bieten.

Physiologische Unterschiede

Kinder, insbesondere **Säuglinge und Kleinkinder**, weisen physiologische Besonderheiten auf, die sich auf ihre Reaktion auf Krankheiten, Behandlungen und medizinische Eingriffe auswirken. Eine der wichtigsten Eigenschaften von Kindern ist ihre **physiologische Unreife**, d. h. viele Körpersysteme wie das Immunsystem, die Atmung und das Herz-Kreislauf-System sind nicht vollständig entwickelt.

1. **Atmungssystem**: Das Atmungssystem von Kindern, insbesondere von Säuglingen, befindet sich noch in der Entwicklung. Ihre Atemwege sind kleiner und enger, wodurch sie anfälliger für **Verstopfungen** (wie bei Infektionen oder Allergien) und für Atemwegserkrankungen wie Bronchiolitis sind. Auch ihr Zwerchfell, der wichtigste Atemmuskel, ist weniger entwickelt, was die Atmung in kritischen Situationen erschwert. Daher ist die **Überwachung der Atmung** bei Kindern von entscheidender Bedeutung und das Pflegepersonal muss die Behandlung entsprechend anpassen, z. B. durch die Verwendung von

Beatmungsgeräten, die an die Körperform des Kindes angepasst sind.

2. **Herz-Kreislauf-System**: Das **Herz und die Blutgefäße** von Kindern funktionieren anders als die von Erwachsenen. Kinder haben eine höhere Herzfrequenz als Erwachsene, was eine natürliche Reaktion auf ihren schnelleren Stoffwechsel ist. Außerdem ist ihre Fähigkeit, Herzversagen zu kompensieren, eingeschränkter. Bei einem hypovolämischen Schock oder einem großen Flüssigkeitsverlust kann sich ihr Herz-Kreislauf-System beispielsweise sehr schnell verschlechtern. Daher ist es von entscheidender Bedeutung, die Anzeichen eines Herz-Kreislauf-Versagens bei Kindern frühzeitig zu erkennen und frühzeitig mit einer dem Gewicht und dem Alter des Kindes angepassten Behandlung einzugreifen.

3. **Stoffwechsel und Umgang mit Medikamenten** : Der **Stoffwechsel** von Kindern ist schneller als der von Erwachsenen, was sich darauf auswirkt, wie sie Medikamente verstoffwechseln. Die Medikamentendosen sollten an ihr Körpergewicht angepasst werden, da eine unangemessene Dosis schwerwiegende Nebenwirkungen haben kann. Kinder, insbesondere Säuglinge, sind anfälliger für Überdosierungen oder toxische Wirkungen bestimmter Medikamente. Daher erfordert die pädiatrische Versorgung eine erhöhte Wachsamkeit bei der Berechnung der Dosierung, der Verabreichung und der Überwachung der Auswirkungen von Medikamenten.

4. **Immunsystem**: Das **Immunsystem von Kindern** ist noch nicht ausgereift, vor allem bei Säuglingen, was sie anfälliger für Infektionen macht. Ihre Immunantworten sind oft unberechenbarer, und sie können schnell schwere Infektionszustände entwickeln. Infektionen der Atemwege oder des Verdauungstrakts können sich bei Kleinkindern beispielsweise schnell zu einer Sepsis entwickeln. Diese Anfälligkeit erfordert eine genaue Beobachtung von

Infektionssymptomen und eine schnelle Reaktion auf Anzeichen einer Infektion.

Psychologische Unterschiede

Neben den physiologischen Besonderheiten unterscheidet sich die **psychologische Betreuung** von Kindern grundlegend von der von Erwachsenen. Kinder haben noch nicht die emotionale oder kognitive Reife, um vollständig zu verstehen, was mit ihnen geschieht, was bei ihnen intensive Ängste oder ein Gefühl des Kontrollverlusts auslösen kann.

1. **Verständnisfähigkeit**: Kinder haben je nach Alter eine sehr unterschiedliche Verständnisfähigkeit in Bezug auf Krankheiten, Behandlungen und medizinische Eingriffe. Ein kleines Kind versteht vielleicht nicht, warum es ins Krankenhaus eingeliefert wird oder warum es schmerzhaften Eingriffen unterzogen wird. Dies kann **Angst, Unruhe** und sogar Panikreaktionen auslösen. Die pädiatrische Versorgung sollte daher eine **altersgerechte Kommunikation** beinhalten, bei der die Verfahren auf einfache und beruhigende Weise erklärt werden. Die Verwendung von Worten, die sie verstehen, und die Vorbereitung auf das, was passieren wird, kann ihnen helfen, besser mit der Situation umzugehen.

2. **Trennungsangst**: Kleine Kinder, insbesondere Kleinkinder, reagieren sehr empfindlich auf die **Trennung von ihren Eltern**. Ein Krankenhausaufenthalt, vor allem auf der Intensivstation, wo die Umgebung unbekannt und manchmal beängstigend ist, kann erhebliche Trennungsängste hervorrufen. Um diese Angst zu minimieren, ist es von entscheidender Bedeutung, den **elterlichen Kontakt** so weit wie möglich zu fördern, indem man den Eltern ermöglicht, auch auf der Intensivstation bei ihrem Kind zu sein und sich in angemessener Weise an der Pflege zu beteiligen. Die Anwesenheit der Eltern bietet dem Kind eine Quelle des

Trostes und der Sicherheit, wodurch die mit dem Krankenhausaufenthalt verbundenen Ängste verringert werden.

3. **Schmerzmanagement**: Kinder nehmen Schmerzen anders wahr als Erwachsene, und ihre **Schmerztoleranz ist** in der Regel geringer. Daher ist es von entscheidender Bedeutung, Schmerzen bei Kindern im Krankenhaus richtig einzuschätzen und zu behandeln, indem altersgerechte Schmerzskalen und geeignete Schmerzmittel verwendet werden. Unbehandelte Schmerzen können nicht nur unmittelbare Not verursachen, sondern auch emotionale und psychologische Langzeitfolgen hinterlassen, insbesondere wenn das Kind das Krankenhaus mit einem traumatischen Erlebnis verbindet.

4. **Emotionale Unterstützung**: Die **emotionale Unterstützung** von Kindern im Krankenhaus ist von größter Bedeutung. Kinder brauchen Bezugspunkte, Routine und Spielzeiten, um sich sicher zu fühlen. In einer medizinisch betreuten Umgebung ist es von entscheidender Bedeutung, einen beruhigenden Raum zu schaffen, in dem das Kind seine Gefühle ausdrücken, spielen und trotz der Pflege normale soziale Interaktionen durchführen kann. Das Pflegepersonal sollte auf diese Bedürfnisse achten und Zeiten für therapeutisches Spiel oder geeignete Aktivitäten einbauen, um das Kind abzulenken und Stress abzubauen.

5. **Die Rolle der Eltern in der Pflege**: Die Eltern spielen eine zentrale Rolle in der Pflege des Kindes. Ihre Anwesenheit und ihre Einbeziehung in die Pflege sind wichtige Elemente, die dem Kind ein Gefühl der Sicherheit vermitteln. Sie sind auch ein wichtiger Informationsvermittler, da sie die Gewohnheiten, Reaktionen und besonderen Bedürfnisse ihres Kindes am besten kennen. Die Eltern in die medizinischen

Entscheidungen einzubeziehen und ihnen psychologische Unterstützung anzubieten, ist daher für eine optimale Betreuung unerlässlich. Psychologische Unterstützung für die Eltern kann ebenfalls erforderlich sein, da sie oft selbst mit einer Situation konfrontiert sind, in der sie sich aufgrund der Krankheit ihres Kindes starkem Stress, Sorgen oder Schuldgefühlen ausgesetzt sehen.

- Die Behandlung von Schmerzen und Angst bei Kindern auf der Intensivstation.

Die **Schmerz- und Angstbewältigung bei Kindern auf der Intensivstation** ist ein wesentlicher Bestandteil der pädiatrischen Versorgung. Kinder, die auf diesen Stationen stationär behandelt werden, sind häufig mit komplexen medizinischen Situationen konfrontiert, die mit invasiven und potenziell traumatisierenden Behandlungen einhergehen. Zusätzlich zu den körperlichen Schmerzen, die durch die Krankheit oder die Eingriffe verursacht werden, können sie erhebliche Ängste erleben, die mit der Krankenhausumgebung, der Trennung von den Eltern oder der Angst vor dem Unbekannten zusammenhängen. Eine angemessene und spezifische Schmerz- und Angstbehandlung ist daher von entscheidender Bedeutung, um ihr Leiden zu lindern und ihnen ein beruhigenderes Pflegeumfeld zu bieten.

Schmerzmanagement bei Kindern auf der Intensivstation

Schmerzen bei Kindern werden häufig unterschätzt oder falsch eingeschätzt, da ihre Fähigkeit, Schmerzen auszudrücken, je nach Alter, Entwicklung und Verständnis variiert. Auf Intensivstationen mit häufigen Eingriffen (Punktionen, Intubationen, chirurgische Eingriffe) muss die Schmerzbehandlung streng, kontinuierlich und auf jedes Kind abgestimmt sein.

1. **Schmerzbewertung**: Bevor Schmerzen behandelt werden, müssen sie unbedingt **gemessen und** altersgerecht **bewertet** werden. Hierzu werden mehrere spezifische Instrumente und Skalen verwendet:

    ◦ Bei **Säuglingen** oder Kleinkindern, die ihre Schmerzen nicht verbalisieren können, werden Skalen verwendet, die auf der Beobachtung von **Verhaltensweisen** (Weinen, Grimassen schneiden, Unruhe) beruhen, wie die FLACC-Skala (Face, Legs, Activity, Cry, Consolability).
    ◦ Bei älteren Kindern können **Selbsteinschätzungsskalen** verwendet werden, z. B. die Gesichterskala (Wong-Baker FACES), bei der das Kind ein Gesicht auswählt, das seinem Schmerzempfinden entspricht. Diese Instrumente ermöglichen eine objektive und regelmäßige Bewertung, die für die Anpassung der Behandlung erforderlich ist.

2. **Medikamentöse Schmerztherapie**: Die Schmerzbehandlung auf der Intensivstation beruht auf einem **multimodalen Ansatz**, bei dem je nach Ausmaß und Art des Schmerzes verschiedene Arten von Medikamenten miteinander kombiniert werden.

    ◦ Grundlegende **Schmerzmittel** wie Paracetamol werden bei leichten bis mäßigen Schmerzen eingesetzt.
    ◦ Bei stärkeren Schmerzen, postoperativ oder nach invasiven Eingriffen, werden **Opioide**(wie Morphin oder Fentanyl) verwendet, die auf das Gewicht des Kindes abgestimmt sind und vorsichtig verabreicht werden, um Nebenwirkungen zu vermeiden.
    ◦ In manchen Fällen können **Lokalanästhetika** oder **Nervenblockaden** eingesetzt werden, um die mit einem bestimmten Bereich verbundenen

Schmerzen zu begrenzen. Die genaue Überwachung von Nebenwirkungen (Atemdepression, Schläfrigkeit) ist bei Kindern aufgrund ihrer Empfindlichkeit gegenüber Medikamenten von entscheidender Bedeutung. Wichtig ist auch die Anpassung der Dosis an den Schmerzverlauf und den klinischen Zustand.

3. **Nicht-pharmakologische Methoden**: Als Ergänzung zur medikamentösen Behandlung werden häufig **nicht-pharmakologische Methoden** zur Schmerzlinderung eingesetzt. Diese Methoden sind bei Kindern besonders wirksam, da sie ihre Aufmerksamkeit von den Schmerzen ablenken und ihre Angst reduzieren können :

    - **Ablenkung** durch Spiele, Videos, Bücher oder PCs-Tablet kann helfen, die Aufmerksamkeit des Kindes auf etwas anderes als den Schmerz zu lenken.
    - **Entspannung und Atmung** sind ebenfalls Techniken, die vor allem bei älteren Kindern eingesetzt werden, um die Körperspannung zu verringern und besser mit Schmerzen umgehen zu können.
    - **Medizinische Hypnose** kann eine wirksame Option sein, insbesondere in Situationen, in denen der Schmerz wiederkehrend ist oder durch Medikamente nur unzureichend gelindert werden kann. Mithilfe von Hypnose kann dem Kind geholfen werden, seine Schmerzwahrnehmung durch positive mentale Bilder zu verändern. Diese Ansätze reduzieren nicht nur den wahrgenommenen Schmerz, sondern geben dem Kind auch eine Form der Kontrolle über die Situation.

Umgang mit Angst bei Kindern auf der Intensivstation

Bei Kindern, die auf einer Intensivstation liegen, treten häufig **Ängste** auf, was auf die Natur dieser Station zurückzuführen ist: eine Umgebung voller medizinischer Geräte, ständiger Geräusche und Pflegekräfte, die manchmal beeindruckende oder schmerzhafte Eingriffe vornehmen. Die Angst kann auch durch die **Trennung von den Eltern**, ein Unverständnis der Situation oder die Angst vor der Krankheit verstärkt werden. Mit dieser Angst umzugehen ist von entscheidender Bedeutung, da sie sich auf die emotionale Gesundheit des Kindes auswirken und die Pflege erschweren kann.

1. **Eine beruhigende Umgebung schaffen** : Die Umgebung der **Intensivstation** ist zwar medizinisch geprägt, kann aber **angepasst** werden**, um die Angst** des Kindes **zu verringern.** Dies geschieht durch :

    ◦ **Anwesenheit der Eltern**: Soweit es möglich ist, sollten die Eltern unbedingt bei ihrem Kind sein können. Ihre Anwesenheit ist eine Quelle des Trostes, da sie ein Gefühl der Sicherheit vermittelt. Auf der Intensivstation können die Eltern auch in einige nicht-technische Pflegemaßnahmen einbezogen werden, z. B. indem sie die Hand ihres Kindes halten oder während der Maßnahmen mit ihm sprechen.

    ◦ **Personalisierung des Raumes**: Das Hinzufügen von vertrauten Gegenständen wie Spielzeug, Kuscheltieren oder Decken von zu Hause hilft, die Umgebung für das Kind weniger angstbesetzt zu gestalten.

    ◦ **Vermeidung von Isolation**: Wenn es der Gesundheitszustand des Kindes zulässt, ist es wichtig, Momente der Interaktion mit anderen Kindern zu fördern oder zumindest eine gewisse soziale und kognitive Stimulation durch Spiele, Geschichten oder Musik zu bieten.

2. **Altersgerechte** Kommunikation: Einer der Hauptgründe für Angst bei Kindern ist, dass sie **nicht verstehen,** was mit ihnen geschieht. Es ist entscheidend, die Kommunikation an das Alter des Kindes und seine kognitive Entwicklung anzupassen.

    - Bei jüngeren Kindern ist es wichtig, auf einfache Weise zu erklären, was passieren wird, und dabei Wörter zu verwenden, die sie verstehen. Wenn Sie z. B. statt von "Intubation" davon sprechen, dass man ihnen "mit einem kleinen Schlauch beim besseren Atmen helfen" wird, kann das ihre Angst verringern.
    - Bei älteren Kindern können **ehrliche und beruhigende Erklärungen** über ihren Zustand und die bevorstehenden Verfahren dazu beitragen, dass sie die Behandlung besser akzeptieren. Es ist wichtig, ihnen die Möglichkeit zu geben, Fragen zu stellen und ehrlich zu antworten.
    - Auch der Einsatz von **visuellen Hilfsmitteln** wie Zeichnungen oder altersgerechten Erklärvideos kann helfen, das Kind auf medizinische Eingriffe vorzubereiten und so die Angst zu verringern.

3. **Emotionale Unterstützung**: Auf der Intensivstation ist die emotionale Unterstützung der Kinder genauso wichtig wie die körperliche Pflege. Das Pflegepersonal sollte **auf Anzeichen emotionaler Not achten** und bei Bedarf psychologische Betreuung anbieten. Krankenhauspsychologen können eine Schlüsselrolle bei der Betreuung des Kindes spielen, indem sie ihm helfen, seine Ängste auszudrücken, und Techniken zur Bewältigung seiner Angst anbieten.

- Es können auch **therapeutische** Spielsitzungen abgehalten werden, die dem Kind helfen, seine Gefühle in Worte zu fassen und besser zu verstehen, was es erlebt. Diese Spiele, die manchmal von Therapeuten oder Kinderkrankenschwestern geleitet werden, können auch Handpuppen oder medizinisches Spielzeug beinhalten, um bestimmte medizinische Verfahren zu entdramatisieren.

4. **Leichte Sedierung, falls erforderlich**: In manchen Fällen, wenn ein Kind extrem ängstlich ist und nichtpharmakologische Methoden nicht ausreichen, kann eine **leichte Sedierung** in Betracht gezogen werden, um dem Kind zu helfen, besonders stressige Momente wie einen invasiven Eingriff oder eine Untersuchung zu überstehen. Diese Sedierung sollte gezielt und immer unter der strengen Aufsicht des medizinischen Teams eingesetzt werden, um den Stress zu reduzieren, ohne die Sicherheit des Kindes zu gefährden.

Die Rolle der Eltern bei der Betreuung des Kindes

- Teamarbeit mit der Familie: Die Bedeutung der Einbeziehung der Eltern.

Die Teamarbeit mit der Familie und insbesondere die **Einbeziehung der Eltern** ist ein entscheidender Aspekt bei der Betreuung von Kindern im Krankenhaus, insbesondere auf der Intensivstation. Der Krankenhausaufenthalt eines Kindes stellt nicht nur für das Kind, sondern auch für seine Eltern ein traumatisches Ereignis dar, das sie oft in ein Gefühl der Angst, Unsicherheit und Hilflosigkeit gegenüber der Situation stürzt. Durch die Einbeziehung der Eltern kann nicht nur **die Angst** des Kindes **verringert** werden, sondern auch **die Wirksamkeit der**

Pflege gesteigert werden, indem die Familie zu einem Hauptakteur der **Pflege** wird. Durch eine enge Zusammenarbeit zwischen Pflegekräften und Eltern kann eine sicherere Umgebung geschaffen werden, die den Bedürfnissen des Kindes besser gerecht wird und sein emotionales und körperliches Wohlbefinden respektiert.

Die Bedeutung der Einbeziehung der Eltern

1. **Trost und emotionale Sicherheit für das Kind** : Das Krankenhaus und vor allem die Intensivstation können für ein Kind ein fremder, beängstigender und verunsichernder Ort sein, vor allem wenn sein Zustand eine längere oder schmerzhafte Pflege erfordert. In diesem Zusammenhang stellt die Anwesenheit der Eltern eine **wesentliche Quelle des Trostes** dar. Die Vertrautheit und emotionale Sicherheit der Eltern hilft dem Kind, medizinische Eingriffe besser zu tolerieren, seine Ängste zu überwinden und ein Gefühl der Stabilität in einer medizinisch geprägten Umgebung zu finden. Die bloße Anwesenheit eines Elternteils, sei es, dass er die Hand des Kindes hält, sanft mit ihm spricht oder sich an der nichttechnischen Pflege beteiligt, kann Stress und Angst deutlich reduzieren.

   Auch die **körperliche Nähe** zwischen dem Kind und seinen Eltern, sofern dies möglich ist, ist eine wirksame Strategie zur Bewältigung von Schmerzen und Ängsten. Studien zeigen, dass die Anwesenheit der Eltern bei manchen Kindern den Bedarf an Analgetika oder Sedierung verringert, da die bloße Anwesenheit der Eltern dazu beiträgt, zu **beruhigen** und **Sicherheit zu vermitteln**. Daher ist es selbst auf der Intensivstation von entscheidender Bedeutung, den Eltern zu ermöglichen, so viel wie möglich bei ihrem Kind anwesend zu sein, wobei die klinischen Bedürfnisse zu beachten sind.

2. **Vermittlung wichtiger Informationen**: Eltern sind oft die **besten Experten** für ihr Kind. Sie kennen seine

Gewohnheiten, sein Verhalten, seine Vorlieben, seine Ängste und seine Reaktionen. Diese genaue Kenntnis ihres Kindes ist für das Behandlungsteam wertvoll, da es die Pflege und Interventionen individueller anpassen kann. Eltern können subtile Veränderungen im Verhalten ihres Kindes, Anzeichen von Schmerzen oder Unbehagen melden, die das Pflegepersonal möglicherweise nicht sofort wahrnimmt, insbesondere in Situationen, in denen das Kind zu jung oder zu krank ist, um seine Bedürfnisse zu äußern.

Darüber hinaus können die Eltern dem medizinischen Team helfen, die **Krankengeschichte** ihres Kindes, bereits erfolgte Behandlungen oder mögliche Allergien zu verstehen, was die medizinische Entscheidungsfindung erleichtert. Dieser bidirektionale Informationsaustausch verbessert die Qualität der Pflege, verringert das Fehlerrisiko und ermöglicht es dem Pflegeteam, genauer auf die Bedürfnisse des Kindes einzugehen.

3. **Partnerschaft bei der Entscheidungsfindung**: Die Einbeziehung der Eltern in medizinische Entscheidungen ist ein grundlegendes Element des Modells der familienzentrierten Versorgung. Entscheidungen, die die Gesundheit des Kindes betreffen, insbesondere Entscheidungen darüber, welche Behandlungen durchgeführt werden sollen, welche Eingriffe vorgenommen werden sollen oder ob die Pflege eingeschränkt werden soll, sind oft folgenschwer und schwierig zu treffen. Durch die partnerschaftliche Zusammenarbeit mit dem medizinischen Team können die Eltern eine aktive Rolle im **Entscheidungsprozess** spielen, wodurch sie sich einbezogen und angehört fühlen. In manchen Situationen können die Eltern Meinungen oder Vorlieben haben, die die **familiären Werte** oder **kulturellen Überzeugungen** besser widerspiegeln, und diese Ansichten sollten respektiert und in die Betreuung des Kindes einbezogen werden. Eine offene und einfühlsame Kommunikation zwischen Betreuern und

Eltern ist notwendig, um die verschiedenen Behandlungsmöglichkeiten, die damit verbundenen Risiken und Vorteile sowie die Entscheidungen am Lebensende zu besprechen, wenn dies erforderlich ist. Durch die Einbeziehung der Eltern in diese Entscheidungen wird sichergestellt, dass das **beste Interesse des Kindes** auf kollaborative Weise respektiert wird, wobei der familiäre Kontext berücksichtigt wird.

4. **Emotionale Unterstützung für Eltern** : Eltern, die mit einer schweren Krankheit oder einem Krankenhausaufenthalt ihres Kindes konfrontiert sind, werden oft selbst in intensives **emotionales Leid** gestürzt. Sie können Ängste, Schuldgefühle, Wut oder ein tiefes Gefühl der Hilflosigkeit empfinden. Wenn sie mit dem Pflegeteam zusammenarbeiten, werden sie nicht nur informiert und in die Pflege einbezogen, sondern erhalten auch **psychologische und emotionale Unterstützung**.
Die Einbindung in den Pflegeprozess vermittelt ihnen ein gewisses Gefühl der **Kontrolle,** was für ihr psychisches Wohlbefinden von entscheidender Bedeutung ist. Die Pflegekräfte sollten auf ihre emotionalen Bedürfnisse eingehen, indem sie ihnen die Verfahren verständlich erklären, ihre Fragen beantworten und sie in Momenten des Zweifels oder der Not begleiten. Eltern kann psychologische Unterstützung angeboten werden, um ihnen durch diese schwierige Zeit zu helfen, indem sie ihnen helfen, ihren eigenen Stress zu bewältigen und gleichzeitig stark für ihr Kind zu bleiben.

5. **Kontinuität** der Pflege **zu Hause**: Die Einbeziehung der Eltern in die Krankenhauspflege ist auch entscheidend für die Vorbereitung der **Rückkehr nach Hause** und die Gewährleistung der Kontinuität der Pflege. Wenn das Kind die Intensivstation verlässt, benötigt es möglicherweise eine längere Pflege, eine medikamentöse Behandlung oder eine regelmäßige Überwachung zu Hause. Da die Eltern im Krankenhaus **aktiv** in die Pflege

eingebunden waren, sind sie besser darauf vorbereitet, diese Verantwortung nach der Rückkehr nach Hause zu übernehmen.

Das Pflegepersonal sollte darauf achten, **die Eltern** in der speziellen Pflege zu **schulen**, die ihr Kind zu Hause benötigen wird, z. B. im Umgang mit medizinischen Geräten, der Verabreichung von Medikamenten oder dem Erkennen von Anzeichen für Komplikationen. Diese Vorbereitung verringert das Risiko von Fehlern, gibt den Eltern Sicherheit und gewährleistet einen reibungsloseren Übergang in eine weniger medizinisch geprägte Umgebung. Wenn man die Eltern bereits während des Krankenhausaufenthalts einbezieht, stärkt man zudem ihr Vertrauen in ihre Fähigkeit, sich um ihr Kind zu kümmern, was für die Rehabilitation oder die Nachsorge nach dem Krankenhausaufenthalt von entscheidender Bedeutung ist.

Die Zusammenarbeit von Pflegenden und Eltern: ein familienzentriertes Pflegemodell

Die Teamarbeit mit der Familie und insbesondere mit den Eltern ist ein integraler Bestandteil der familienzentrierten Pflege, einem Modell, das die **Familie** als wesentlichen Teil des Heilungsprozesses des Kindes anerkennt. In diesem Modell beruht die Beziehung zwischen dem Pflegeteam und den Eltern auf **Kommunikation, Vertrauen und Kooperation**.

1. **Offene** Kommunikation: Eine klare und regelmäßige Kommunikation ist für den Aufbau von Vertrauen zwischen Pflegekräften und Eltern unerlässlich. Das bedeutet, Diagnosen, Behandlungspläne und medizinische Verfahren auf zugängliche Weise zu erklären und gleichzeitig ein offenes Ohr für die Sorgen und Fragen der Eltern zu haben. Eine transparente Kommunikation hilft, die Ängste der Eltern zu mindern und ihnen die Gewissheit zu geben, dass ihr Kind die bestmögliche Versorgung erhält.

2. **Achtung der Familienwerte**: Jede Familie hat ihre eigenen kulturellen Überzeugungen, Werte und Praktiken, die sich auf die Art und Weise auswirken können, wie sie die Pflege ihres Kindes wünscht. Die Achtung dieser Werte ist entscheidend für den Aufbau einer Beziehung, die von **Vertrauen und gegenseitigem** Respekt **geprägt** ist. Das Pflegeteam sollte sich bemühen, diese Eigenheiten zu verstehen und in die Pflege einzubeziehen, und gleichzeitig fundierte medizinische Empfehlungen geben.

3. **Aktive Beteiligung der Eltern** : Wenn Eltern ermutigt werden, sich aktiv an der Pflege ihres Kindes zu beteiligen, soweit es ihren Fähigkeiten und den medizinischen Erfordernissen entspricht, fördert dies einen kooperativeren Ansatz. Sei es, dass sie bei der Körperpflege des Kindes mithelfen, ihm beim Essen helfen oder einfach nur für sein Wohlbefinden sorgen - diese Beteiligung stärkt die Eltern-Kind-Bindung und hilft dem Kind, den Krankenhausaufenthalt besser zu überstehen.

- Eltern in einem Moment der Not unterstützen.

Die Unterstützung von Eltern in einem Moment der **Not** ist ein wesentlicher Aspekt der medizinischen Versorgung, insbesondere wenn ihr Kind auf einer kritischen Station wie der Intensivstation liegt. Eltern erleben in solchen Situationen eine Zeit intensiven emotionalen Stresses, die von Gefühlen der Angst, Hilflosigkeit, Schuld und manchmal auch der Verzweiflung geprägt ist. Angesichts dieser tiefgreifenden Emotionen spielt das Pflegepersonal, insbesondere Pflegehelfer, Krankenschwestern und Ärzte, eine entscheidende Rolle, nicht nur als Anbieter medizinischer Versorgung für das Kind, sondern auch als **psychologischer und emotionaler Beistand** für die Eltern.

Die Unterstützung von Eltern in Not erfordert einen **einfühlsamen, respektvollen und aufmerksamen Ansatz**, da jeder Elternteil anders auf die Krankheit oder das Leiden seines Kindes reagiert. Indem das Behandlungsteam eine verständnisvolle Haltung einnimmt und einen sicheren Raum für den Ausdruck von Emotionen bietet, kann es das Leiden der Eltern erheblich lindern und ihnen bei der Bewältigung dieser Herausforderung helfen.

Die emotionalen Bedürfnisse von Eltern in Not

1. **Angst und Furcht vor dem Verlust ihres Kindes** : Eine der wichtigsten Emotionen, die Eltern eines Kindes auf der Intensivstation empfinden, ist die Angst, ihr Kind zu verlieren. Diese Angst ist oft allgegenwärtig und wird von tiefen Ängsten begleitet, insbesondere wenn der Zustand des Kindes instabil oder kritisch ist. Eltern können Schwierigkeiten haben, die Situation zu rationalisieren oder komplexe medizinische Aspekte zu verstehen, was das Gefühl der Verletzlichkeit noch verstärkt. Sie stellen sich möglicherweise schwierige Fragen: *Wird mein Kind wieder gesund? Werden die Behandlungen funktionieren?*

2. **Das Gefühl der Hilflosigkeit**: Wenn ihr Kind ins Krankenhaus eingeliefert wird, können Eltern ein überwältigendes Gefühl der Hilflosigkeit empfinden. Sie sind es gewohnt, ihr Kind zu schützen und zu pflegen, aber in einem medizinischen Umfeld, in dem Maschinen und Pfleger die Gesundheit ihres Kindes übernehmen, können sie sich ihrer elterlichen Rolle beraubt fühlen. Dieses Gefühl wird häufig durch das Unverständnis der medizinischen Aspekte und die Komplexität der Behandlung auf der Intensivstation noch verstärkt.

3. Schuldgefühle: Viele Eltern haben Schuldgefühle, die sie als irrational, aber dennoch vorhanden empfinden. Sie machen sich vielleicht Vorwürfe, dass sie die Anzeichen einer Krankheit nicht früher erkannt haben oder dass sie

ihr Kind nicht vor Krankheiten oder Unfällen schützen konnten. Diese Schuldgefühle sind zwar oft unbegründet, können aber zu einer sehr schweren emotionalen Belastung werden.

4. **Frustration und Wut**: Die Krisensituation kann auch zu Frustration führen, insbesondere wenn die Eltern vor schwierigen Entscheidungen stehen oder lange Zeit nicht wissen, wie sich der Zustand ihres Kindes entwickelt. Sie können sich über das medizinische System oder das Schicksal ärgern oder einfach nur eine dumpfe Wut über die Situation empfinden, mit der sie konfrontiert sind.

Strategien zur Unterstützung von Eltern in Not

1. **Aktives Zuhören und Einfühlungsvermögen**: Eines der ersten und mächtigsten Unterstützungsinstrumente ist das **aktive Zuhören**. Indem sich das Pflegeteam die Zeit nimmt, den Worten der Eltern zuzuhören, ohne sie zu unterbrechen oder zu bewerten, zeigt es, dass es ihre Emotionen versteht und respektiert. Aktives Zuhören beinhaltet eine **vollständige Präsenz**, bei der nicht nur auf die Worte, sondern auch auf die zugrunde liegenden Emotionen gehört wird und versucht wird, zu verstehen, was die Eltern erleben. Das Pflegepersonal sollte auch eine **offene Haltung** einnehmen, die den Ausdruck von Emotionen fördert. Wenn Sie einem Elternteil sagen: "Ich verstehe, dass Sie sehr besorgt sind, und das ist in einer so schwierigen Situation völlig normal", bestätigt dies die Gefühle der Eltern und hilft ihnen, sich verstanden und weniger isoliert zu fühlen.

2. **Transparenz und klare Kommunikation**: Transparenz **in der Kommunikation** ist ein wesentlicher Aspekt der emotionalen Unterstützung. Eltern müssen oft verstehen, was mit ihrem Kind los ist, auch wenn die Nachrichten nicht immer positiv sind. Das medizinische Team sollte genaue Informationen über den Gesundheitszustand des

Kindes, die laufenden Behandlungen und mögliche Komplikationen geben und dabei klare und zugängliche Begriffe verwenden. Die **medizinische Popularisierung** ist von entscheidender Bedeutung: Das Erklären von medizinischen Prozessen oder komplizierten Begriffen hilft den Eltern, die Situation besser zu verstehen und sich stärker in die Betreuung ihres Kindes einbezogen zu fühlen.

Außerdem ist die **Häufigkeit der Aktualisierungen** von entscheidender Bedeutung. Selbst wenn der Zustand des Kindes stabil bleibt, ist es wichtig, die Eltern regelmäßig zu informieren, damit sie sich mit dem Geschehen verbunden fühlen. Wenn es medizinische Unsicherheiten gibt oder die Betreuer auf Untersuchungsergebnisse warten müssen, hilft das Erklären dieser Wartezeiten, **die Angst** der Eltern **zu verringern**, indem es ihnen einen zeitlichen Rahmen gibt, den sie antizipieren können.

3. **Psychologische Unterstützung**: Oft ist es notwendig, Eltern, die mit der schweren Erkrankung ihres Kindes konfrontiert sind, **psychologische Unterstützung** anzubieten. Das Pflegepersonal kann die Eltern an einen **Krankenhauspsychologen** oder eine andere Fachkraft für psychische Gesundheit verweisen, um ihnen einen Raum zu bieten, in dem sie über ihre Gefühle, Ängste und ihre Erschöpfung sprechen können. Psychologische Unterstützung ist nicht nur für die Eltern selbst, sondern auch für das Kind von entscheidender Bedeutung, denn Eltern, die beruhigter sind und emotional unterstützt werden, sind besser in der Lage, ihrem Kind im Krankenhaus eine tröstende Präsenz zu bieten.

Einige Krankenhäuser bieten auch **Selbsthilfegruppen** für Eltern schwerkranker Kinder an. In diesen Gruppen können Eltern andere Menschen treffen, die Ähnliches durchmachen, ihre Erfahrungen austauschen und sich gegenseitig unterstützen. Das Gefühl, dass sie in ihrer Not nicht allein sind, kann eine wichtige Quelle des Trostes sein.

4. **Eltern in die Pflege einbeziehen**: Ein wirksames Mittel, um das Gefühl der Hilflosigkeit zu verringern und eine gewisse **elterliche Kontrolle** wiederherzustellen, besteht darin, den Eltern die Möglichkeit zu geben, sich so weit wie möglich aktiv an der Pflege ihres Kindes zu beteiligen. Selbst auf der Intensivstation ist es für Eltern oft möglich, sich an nicht-technischen Aspekten der Pflege zu beteiligen, wie z. B. ihr Kind zu füttern, es zu waschen oder einfach bei medizinischen Eingriffen anwesend zu sein.
Diese Beteiligung stärkt die Bindung-Kind-Eltern und gibt den Eltern das Gefühl, dass sie aktiv zum Wohlergehen ihres Kindes beitragen können, was ihr Gefühl der Hilflosigkeit mindert. Das Behandlungsteam sollte darauf achten, die Eltern bei diesen Handlungen zu begleiten, indem es klar erklärt, was sie tun können, um zu helfen, und sie in diesem Prozess unterstützt.

5. **Anerkennung der elterlichen Emotionen**: Die **Emotionen** der Eltern zu validieren ist von entscheidender Bedeutung. Das Pflegepersonal muss anerkennen, dass Eltern das Recht haben, intensive Gefühle zu empfinden, sei es Traurigkeit, Angst, Wut oder Frustration. Ihnen ausdrücklich zu sagen, dass diese Emotionen verständlich und normal sind, hilft, einen Raum zu schaffen, in dem sich die Eltern sicher fühlen, ihre Gefühle auszudrücken, ohne sich verurteilt zu fühlen. Dies ermöglicht ihnen auch, einen Teil ihres emotionalen Leidens durch Verbalisierung zu lindern.

6. **Praktische Ressourcen anbieten**: Neben der emotionalen Unterstützung benötigen Eltern möglicherweise auch **praktische Unterstützung** bei der Bewältigung der logistischen Aspekte, die mit dem Krankenhausaufenthalt ihres Kindes verbunden sind. Dazu können Informationen über Unterkünfte in der Nähe des Krankenhauses, finanzielle oder soziale Unterstützung oder Betreuungsangebote für Geschwister gehören. Das

Pflegeteam kann durch die Zusammenarbeit mit Sozialarbeitern und den Ressourcen des Krankenhauses diese Aspekte erleichtern und dazu beitragen, die logistische Last zu lindern, die oft auf den hilfsbedürftigen Eltern lastet.

Häufige Erkrankungen in der pädiatrischen Intensivpflege

- Atemwegserkrankungen, schwere Infektionen, schwere Unfälle.

Atemwegserkrankungen, **schwere Infektionen** und **schwere Unfälle** sind häufige und potenziell kritische medizinische Situationen auf der Intensivstation. Jede dieser Kategorien von Erkrankungen kann lebensbedrohlich sein und erfordert eine schnelle, intensive und spezialisierte Pflege, um den Zustand des Patienten zu stabilisieren, die zugrunde liegende Ursache zu behandeln und Komplikationen zu verhindern. Im Folgenden erhalten Sie einen Überblick über jede dieser Situationen, ihre Behandlung und die spezifischen Herausforderungen, die sie mit sich bringen.

Erkrankungen der Atemwege

Atemwegserkrankungen können Patienten aller Altersgruppen betreffen, von Säuglingen bis hin zu älteren Menschen, und sind eine Hauptursache für die Aufnahme in die Intensivstation. Zu diesen Erkrankungen gehören Zustände wie **akute** Ateminsuffizienz, **schweres Asthma**, **Bronchiolitis**, **Lungenentzündung** und andere Störungen, die die Fähigkeit der Lunge beeinträchtigen, Sauerstoff und Kohlendioxid richtig auszutauschen.

1. **Akute Ateminsuffizienz**: Eine **akute Ateminsuffizienz** tritt auf, wenn die Lunge nicht mehr in der Lage ist, das

Blut ausreichend mit Sauerstoff zu versorgen oder Kohlendioxid ausreichend zu entfernen. Sie kann durch verschiedene zugrunde liegende Erkrankungen verursacht werden, wie eine schwere Lungeninfektion, eine Exazerbation der COPD (chronisch obstruktive Lungenerkrankung), ein Thoraxtrauma oder neuromuskuläre Erkrankungen, die die Atmung beeinträchtigen. In der Intensivpflege beruht die Behandlung in der Regel auf einer **mechanischen** (invasiven oder nicht-invasiven) **Beatmung** zur Unterstützung der Atmung, die je nach Ursache mit spezifischen Therapien kombiniert wird (Antibiotika bei einer Infektion, Bronchodilatatoren bei Asthma usw.).

2. **Schweres Asthma**: **Schwere Asthmaanfälle** können schwerwiegend und gegen herkömmliche Behandlungen resistent sein. Wenn das Asthma schlecht kontrolliert wird oder eine Exazerbation akut auftritt, kann der Patient eine **Ateminsuffizienz** entwickeln, die eine Notfallbehandlung erfordert. Auf der Intensivstation werden inhalative bronchienerweiternde Medikamente, intravenöse Kortikosteroide und manchmal auch Mittel wie Magnesiumsulfat eingesetzt, um die Atemwege zu öffnen. In extremen Fällen können eine Intubation und eine mechanische Beatmung erforderlich sein, um den Anfall unter Kontrolle zu bringen.

3. **Schwere Pneumonie**: Eine **Pneumonie**, eine Infektion der Lunge, kann sehr schwer verlaufen, insbesondere bei gebrechlichen oder immungeschwächten Patienten. Wenn sich die Lungenentzündung zu einer Ateminsuffizienz entwickelt, kann eine Verlegung auf die Intensivstation erforderlich sein, um eine mechanische Beatmung, eine hochkonzentrierte Sauerstofftherapie oder unterstützende Maßnahmen wie Infusionen und starke Antibiotika zu erhalten. Eine Lungenentzündung ist auch ein Risikofaktor für das **akute** Atemnotsyndrom (**ARDS**), ein Zustand, der häufig eine schwere Lungenentzündung

kompliziert und ein komplexes Management erfordert, um eine weitere Schädigung der Lunge zu verhindern.

4. **Bronchiolitis bei Säuglingen** : Die **Bronchiolitis** betrifft vor allem Säuglinge und wird häufig durch das Respiratory Syncytial Virus (RSV) verursacht. Obwohl sie oft harmlos ist, kann sie bei jüngeren Kindern schwerwiegend werden, mit Symptomen wie ausgeprägter Atemnot, Atemmüdigkeit und der Unfähigkeit zu essen. Auf der Intensivstation besteht die Behandlung häufig aus **atemunterstützenden Maßnahmen** (Sauerstofftherapie, manchmal nichtinvasive Beatmung) und einer genauen Überwachung, um eine Dekompensation zu verhindern.

Schwere Infektionen

Schwere Infektionen, ob lokal oder systemisch, sind ein häufiger Grund für die Verlegung auf die Intensivstation oder die Intensivpflege. Diese Infektionen können sich schnell zu kritischen Zuständen wie **Sepsis** oder **septischem Schock** entwickeln, die eine aggressive Behandlung erfordern, um die Infektion unter Kontrolle zu bringen und die Vitalfunktionen zu stabilisieren.

1. **Sepsis und septischer Schock**: Die **Sepsis** ist eine systemische Infektion, die durch die Verbreitung einer lokal begrenzten Infektion über das Blut im gesamten Körper entsteht. Wenn sich die Sepsis verschlimmert, kann sie zu einem **septischen Schock** führen, einem Kreislaufversagen, das trotz angemessener Flüssigkeitsreanimation durch eine schwere Hypotonie gekennzeichnet ist. Der septische Schock kann zu einem Multiorganversagen führen, das die Nieren, die Leber, die Lunge und andere Organe in Mitleidenschaft zieht. Auf der Intensivstation beruht die Behandlung auf einer raschen und angemessenen Verabreichung von **Breitbandantibiotika**, einer **volämischen** Reanimation zur Stabilisierung des Blutdrucks und manchmal dem

Einsatz von **Vasopressoren** zur Unterstützung des Blutkreislaufs.

Die **genaue Überwachung der Vitalparameter** und Biomarker ist entscheidend für die Anpassung der Behandlung. Maßnahmen zur Unterstützung der Organfunktionen, wie mechanische Beatmung oder Dialyse, sind bei Atem- oder Nierenversagen häufig erforderlich.

2. **Bakterielle Meningitis**: Die **bakterielle Meningitis** ist eine Infektion der Hirnhäute, die sich vor allem bei Säuglingen und Kleinkindern schnell zu einer lebensbedrohlichen Situation entwickeln kann. Sie erfordert eine schnelle Diagnose und eine Notfallbehandlung mit starken **intravenösen Antibiotika** und häufig eine Reanimation, um die damit verbundenen Komplikationen wie ein Hirnödem oder einen septischen Schock in den Griff zu bekommen. Die Intensivpflege kann eine engmaschige neurologische Überwachung und unterstützende Maßnahmen zur Verhinderung oder Behandlung von erhöhtem Hirndruck und Krampfanfällen umfassen.

3. **Nosokomiale Infektionen**: Patienten auf der Intensivstation sind besonders anfällig für **nosokomiale** Infektionen, insbesondere für Infektionen der Lunge, der Harnwege oder der intravenösen Zugänge. Diese Infektionen, die häufig durch antibiotikaresistente Bakterien verursacht werden, erfordern äußerste Wachsamkeit bei der Prävention (strenge Hygiene, Pflege von Kathetern usw.) und eine schnelle Behandlung, wenn Anzeichen einer Infektion auftreten. Die Behandlung nosokomialer Infektionen beruht auf der Verwendung spezieller Antibiotika, die auf die resistenten Keime abgestimmt sind, und auf einer intensiven Unterstützungspflege.

Schwere Unfälle

Eine weitere häufige Ursache für die Aufnahme in die Intensivpflege sind **schwere Unfälle**, sei es aufgrund von körperlichen Verletzungen oder Unfällen im Haushalt. Die sofortige Versorgung und die anfängliche Reanimation sind entscheidend, um langfristige Komplikationen zu vermeiden und das Leben zu erhalten.

1. **Polytrauma**: **Polytrauma** zeichnet sich durch schwere Verletzungen aus, die mehrere Körpersysteme als Folge eines Unfalls betreffen, z. B. eines Verkehrsunfalls oder eines Sturzes aus großer Höhe. Zu diesen Verletzungen können mehrere Knochenbrüche, Schädelverletzungen, innere Blutungen, Lungenverletzungen (wie ein Pneumothorax) oder Rückenmarksverletzungen gehören. Auf der Intensivstation beruht die Behandlung auf einer **anfänglichen Stabilisierung** (Wiederbelebung, Blutstillung, Atemwegsmanagement), gefolgt von möglichen chirurgischen Eingriffen und einer Intensivpflege zur Aufrechterhaltung der Vitalfunktionen und zur Vermeidung von Komplikationen wie Infektionen oder Organversagen.

2. **Schädel-Hirn-Trauma** : Mäßige bis schwere Kopfverletzungen können zu schweren Hirnschäden und Komplikationen wie erhöhtem Hirndruck, subduralen Hämatomen oder Hirnödemen führen. Das Management auf der Intensivstation umfasst eine engmaschige **neurochirurgische Überwachung**, die Senkung des intrakraniellen Drucks (medikamentös oder chirurgisch) und eine ständige neurologische Überwachung, um Anzeichen einer Verschlechterung zu erkennen. Die Patienten benötigen möglicherweise eine mechanische Beatmung, wenn ihre Atemfunktion beeinträchtigt ist.

3. **Schwere Verbrennungen**: **Schwere Verbrennungen**, insbesondere wenn mehr als 20 % der Körperoberfläche

betroffen sind oder wenn die Verbrennungen die Atemwege beeinträchtigen, erfordern eine komplexe Versorgung. Neben der speziellen Versorgung von Verbrennungen (wie Hauttransplantationen oder lokale Wundversorgung) ist das Flüssigkeitsmanagement entscheidend, um einen hypovolämischen Schock zu verhindern. Infektionsprävention, Schmerzmanagement und eine unterstützende Atem- und Nierenpflege sind in schweren Fällen häufig erforderlich.

- Der Umgang mit Säuglingen und Kleinkindern auf der Intensivstation.

Die **Betreuung von Säuglingen und Kleinkindern auf der Intensivstation** ist ein heikler Bereich, der Fachkenntnisse, ständige Aufmerksamkeit und einen multidisziplinären Ansatz erfordert. Diese jungen Patienten sind aufgrund ihrer physiologischen Unreife und ihrer Unfähigkeit, ihre Bedürfnisse oder Symptome klar zu äußern, besonders gefährdet. Die pädiatrische Intensivpflege erfordert daher eine Betreuung, die auf ihre spezifischen Bedürfnisse zugeschnitten ist und die anatomischen, physiologischen und emotionalen Unterschiede zwischen Kindern und Erwachsenen berücksichtigt.

Physiologische Unterschiede und Besonderheiten von Säuglingen und Kleinkindern

1. **Unreife der Körpersysteme** : Säuglinge, insbesondere Neugeborene, haben Körpersysteme, die sich noch in der Entwicklung befinden. Ihr Atem-, Herz-Kreislauf-, Verdauungs- und Immunsystem ist anfälliger als das von Erwachsenen, was sie bei schweren Erkrankungen oder längerer Intensivpflege einem erhöhten Risiko aussetzt. Zum Beispiel :

- Ihre **Lungen** reifen noch, was sie anfälliger für Atemwegsinfektionen (wie Bronchiolitis) und Ateminsuffizienz macht.
- Ihr **Herz-Kreislauf-System** ist weniger in der Lage, einen Blutdruckabfall oder einen Flüssigkeitsverlust auszugleichen. Das bedeutet, dass es sehr schnell zu einer kardiorespiratorischen Dekompensation kommen kann.
- Da ihr **Immunsystem** noch unreif ist, sind sie besonders anfällig für Infektionen, selbst bei strenger Krankenhauspflege.

2. **Stoffwechselreaktionen**: Kleine Kinder haben einen **schnelleren Stoffwechsel** als Erwachsene, was ihre Reaktion auf medikamentöse Behandlungen beeinflusst. Die Dosisberechnung sollte sich strikt an ihrem Körpergewicht orientieren, um Überdosierungen zu vermeiden. Da ihre Glykogenreserven begrenzt sind, sind sie außerdem anfälliger für Hypoglykämien bei Stress oder falscher Ernährung.

3. **Thermoregulation**: Säuglinge haben eine **begrenzte Fähigkeit, ihre Körpertemperatur zu regulieren**, was bedeutet, dass sie empfindlicher auf Temperaturschwankungen reagieren, sei es Hypothermie oder Hyperthermie. In der Intensivpflege ist das Temperaturmanagement daher eine Priorität, die manchmal den Einsatz geeigneter Wärme- oder Kühlsysteme erfordert.

Medizinische Versorgung

1. **Intensive Überwachung**: Bei Säuglingen und Kleinkindern auf der Intensivstation müssen die

Vitalparameter (Herzfrequenz, Sauerstoffsättigung, Blutdruck, Temperatur) **ständig überwacht werden.** Ihre Vitalzeichen können schnell schwanken und die Anzeichen einer Dekompensation können subtil sein. Die Verwendung von **Multiparameter-Monitoren** ist daher unerlässlich, um eine Verschlechterung des Zustands der Patienten frühzeitig zu erkennen.

- Aufgrund ihrer anfälligen Lungen ist die **Überwachung der Atmung** besonders wichtig. Dies kann die Verwendung von Sensoren für die Sauerstoffsättigung (Pulsoximetrie), die Überwachung der Atemfrequenz und in einigen Fällen die Unterstützung der Atmung durch nichtinvasive oder invasive Beatmung umfassen.
- Die **hämodynamische Überwachung** ist ebenfalls entscheidend, vor allem bei Kindern mit septischem Schock oder Herzinsuffizienz, die manchmal intravenöse Infusionen mit inotropen Medikamenten zur Unterstützung der Herzfunktion benötigen.

2. **Atemwegsmanagement und** Beatmung: **Ateminsuffizienz** ist eine der häufigen Ursachen für die Aufnahme von Säuglingen in die Intensivstation. In schweren Fällen wie einer schweren Bronchiolitis oder einem akuten Atemnotsyndrom (ARDS) kann eine **mechanische Beatmung** erforderlich sein. Das Management der Atemwege bei Kleinkindern erfordert aufgrund ihrer unterschiedlichen Anatomie mit engeren Atemwegen und weicheren Strukturen besondere Aufmerksamkeit, wodurch sie anfälliger für Obstruktionen und Komplikationen bei der Intubation sind.
Die Entscheidung zwischen einer nicht-invasiven Beatmung (wie Sauerstoffmasken) und einer **trachealen Intubation** hängt vom Schweregrad der Situation ab. Wenn eine mechanische Beatmung erforderlich ist,

müssen spezielle Einstellungen je nach Gewicht und Alter des Patienten angepasst werden.

3. **Wiederbelebung und unterstützende Pflege**: Bei Atem- oder Herzversagen muss die Wiederbelebung bei Kindern nach Protokollen durchgeführt werden, die dem Alter und Gewicht des Kindes angepasst sind. Dazu gehören die Verwendung **kleiner Medikamentendosen**, angepasste Wiederbelebungsmanöver (wie eine leichtere Thoraxkompression) und eine genaue Überwachung der Nebenwirkungen der Maßnahmen.

    Die Verwaltung von **Flüssigkeiten und Elektrolyten** ist ebenfalls ein wesentlicher Aspekt der pädiatrischen Intensivpflege. Säuglinge und Kleinkinder können aufgrund ihrer geringen Größe und ihres schnellen Stoffwechsels schnell Elektrolytungleichgewichte entwickeln. Der Überwachung des Flüssigkeitshaushalts wird besondere Aufmerksamkeit gewidmet, insbesondere um Flüssigkeitsüberlastungen oder gefährliche Ungleichgewichte (wie Hypernatriämie oder Hyponatriämie) zu vermeiden.

4. **Medikamente und Behandlungen** : Die Medikamentendosen müssen **genau** nach dem Gewicht des Säuglings oder Kindes **berechnet werden**, da Dosierungsfehler schwerwiegende Folgen haben können. Spezielle Medikamentenklassen wie Beruhigungsmittel, Antibiotika und Schmerzmittel erfordern sorgfältige Anpassungen, um unerwünschte Nebenwirkungen zu vermeiden.

    Die Behandlung von **Infektionen** bei Säuglingen auf der Intensivstation beruht häufig auf Breitbandantibiotika in Verbindung mit bakteriologischen Kulturen zur Identifizierung des Erregers. Aufgrund ihrer Anfälligkeit erhalten Kinder häufig prophylaktische Antibiotika oder eine Intensivbehandlung gegen schwere Infektionen wie Meningitis oder Lungenentzündung.

Schmerzmanagement und Komfort

1. **Schmerzmanagement**: Säuglinge und Kleinkinder empfinden Schmerzen genauso intensiv wie Erwachsene, sind aber oft nicht in der Lage, diese verbal auszudrücken. Die **Schmerzbehandlung** beruht daher auf der Beobachtung von Verhaltenszeichen (Weinen, Unruhe, Grimassen) und physiologischen Zeichen (Tachykardie, Bluthochdruck), um ihr Schmerzniveau einzuschätzen.
   Auf der Intensivstation werden Schmerzen mit altersgerechten **Schmerzmitteln** wie Paracetamol oder angepassten Dosen von Opioiden bei starken Schmerzen behandelt. **Nicht-pharmakologische Methoden** wie Haut-zu-Haut (Känguru) oder Sucralose (Zucker auf die Zunge gelegt) werden ebenfalls eingesetzt, um Säuglinge während der Pflege oder kleinerer Eingriffe zu beruhigen.

2. **Komfort und Umgebung** : Der Komfort von Säuglingen ist eine Priorität in der Intensivpflege. Säuglinge reagieren besonders empfindlich auf ihre Umgebung, und Pflegemaßnahmen wie die **richtige Lagerung,** die Aufrechterhaltung einer **stabilen Körpertemperatur** und die **Reduzierung von Lärm und** übermäßigem **Licht** tragen dazu bei, Stress zu verringern. Einfache Maßnahmen, wie den Eltern zu ermöglichen, ihr Kind zu berühren und mit ihm zu sprechen, sind ebenfalls wichtig, um die **emotionale Beruhigung** zu fördern.

Rolle der Familie

Die **Einbeziehung der Eltern** ist bei der Pflege von Säuglingen auf der Intensivstation von entscheidender Bedeutung. Eltern, die häufig Momente großer emotionaler Not erleben, spielen eine wichtige Rolle, indem sie helfen, ihr Kind zu beruhigen, und indem sie sich an bestimmten Aspekten der Pflege beteiligen, wie z. B. Haut-zu-Haut-Behandlungen oder die Teilnahme an der Sondenernährung.

1. **Emotionale Unterstützung für Eltern** : Die Eltern eines Kindes auf der Intensivstation empfinden oft **Angst, Sorge und Hilflosigkeit**. Es ist von entscheidender Bedeutung, ihnen psychologische Unterstützung zu bieten, sie regelmäßig über die Entwicklung ihres Kindes zu informieren und sie in Pflegeentscheidungen einzubeziehen. Eine starke Bindung zu den Eltern aufzubauen, hilft auch dabei, die Bedürfnisse und Vorlieben des Kindes besser zu verstehen und ein familiäreres Pflegeumfeld zu fördern.

2. **Aktive Beteiligung**: Wenn es der Zustand des Kindes zulässt, können die Eltern dazu angehalten werden, sich an bestimmten Aspekten der Pflege zu beteiligen. Dazu können einfache Gesten gehören, wie das Halten der Hand des Babys, die Unterstützung bei der Ernährung über eine Sonde oder die Mithilfe bei der Hygiene. Diese Beteiligung fördert nicht nur die Eltern-Kind-Bindung, sondern hilft auch, **die elterliche Angst zu verringern**, indem sie ihnen ermöglicht, eine aktive Rolle bei der Genesung ihres Kindes zu spielen.

Kapitel 9

Die Besonderheiten der geriatrischen Intensivpflege

Herausforderungen bei der Behandlung älterer Patienten in der Intensivpflege

- Altersspezifische Komplikationen (Gebrechlichkeit, Polypathologie, Verletzlichkeit).

Altersspezifische Komplikationen wie **Gebrechlichkeit**, **Mehrfacherkrankungen** und **Verletzlichkeit** stellen die medizinische Versorgung vor einzigartige Herausforderungen, insbesondere bei älteren Menschen, die auf der Intensivstation eines Krankenhauses behandelt werden. Mit der steigenden Lebenserwartung entwickeln immer mehr ältere Menschen multiple chronische Erkrankungen, die eine komplexe Pflege erfordern. Der Umgang mit älteren Menschen erfordert einen ganzheitlichen Ansatz, der nicht nur ihre spezifischen Krankheiten, sondern auch ihren Allgemeinzustand, ihre physiologische Anfälligkeit sowie ihre emotionale und soziale Verwundbarkeit berücksichtigt.

Zerbrechlichkeit

Gebrechlichkeit ist ein Syndrom, das ältere Menschen kennzeichnet, die anfällig für äußere Einflüsse sind, seien sie physiologischer oder umweltbedingter Art. Sie ist definiert als eine Abnahme der **Funktionsreserve** mehrerer Organe, wodurch ältere Menschen anfälliger für Dekompensationen als Reaktion auf Stressfaktoren wie Infektionen, Operationen oder Traumata werden.

1. **Pathophysiologie der** Gebrechlichkeit: Gebrechlichkeit ist das Ergebnis einer **fortschreitenden Schwächung** der Körpersysteme, insbesondere der Muskeln, des Herz- und Atmungssystems und des Immunsystems. Sie wird häufig begleitet von :

    - Eine **Sarkopenie** (Verlust von Muskelmasse), die zu verminderter Kraft und Beweglichkeit führt.
    - Eine **Verringerung der Herz-Kreislauf- und Atemkapazität**, wodurch ältere Menschen

anfälliger für Atemwegsinfektionen und Herzversagen werden.
- Eine **verminderte Immunantwort**, die das Risiko schwerer Infektionen erhöht. Diese physiologischen Veränderungen führen dazu, dass ältere Menschen ein höheres Risiko haben, bei einem Krankenhausaufenthalt Komplikationen zu entwickeln, selbst wenn es sich bei jüngeren Menschen um harmlose Erkrankungen handelt.

2. **Umgang mit Gebrechlichkeit**: In der Intensivpflege ist es von entscheidender Bedeutung, Gebrechlichkeit zu erkennen, um die Maßnahmen anzupassen. Dazu gehören:

    - **Intensive Unterstützungspflege**, z. B. angepasste Ernährung, sanfte Mobilisierung und Sturzprophylaxe.
    - Präventives Management von Komplikationen wie z. B. **Druckgeschwüren**, die bei bettlägerigen und gebrechlichen Menschen häufiger auftreten.
    - Die Reduzierung **invasiver Eingriffe**, wo dies möglich ist, unter Berücksichtigung des hohen Risikos postoperativer oder intensivpflegebedingter Komplikationen.

Die Polypathologie

Polypathologie bezieht sich auf das Vorhandensein **mehrerer chronischer Krankheiten** bei einem Patienten. Bei älteren Menschen sind Kombinationen von Krankheiten üblich, wie z. B.:

- **Bluthochdruck**, **Diabetes** und **Herzinsuffizienz**.
- **Arthrose, Osteoporose** und **chronische Atemwegserkrankungen** (wie COPD).
- **Chronische Niereninsuffizienz** und **kognitive Störungen** (wie Demenz).

1. **Wechselwirkungen zwischen Pathologien** : Die zahlreichen Erkrankungen, die bei älteren Menschen vorliegen, können miteinander interagieren, wodurch sich die Symptome verschlimmern oder das Management der Behandlungen erschwert wird. Ein Patient mit Diabetes und Niereninsuffizienz hat beispielsweise besondere Anforderungen an das Blutzuckermanagement, und Medikamente, die zur Behandlung einer Erkrankung eingesetzt werden, können eine andere verschlimmern (z. B. können entzündungshemmende Medikamente zur Behandlung von Osteoarthritis die Nieren schädigen).

2. **Umgang mit Mehrfacherkrankungen**: Der Umgang mit älteren Menschen mit Mehrfacherkrankungen in der Intensivpflege erfordert einen ganzheitlichen und multidisziplinären Ansatz. Zu den wichtigsten Betreuungsschwerpunkten gehören :

    - **Optimierung der** Medikation: Häufig sind ältere Menschen polymediziert, was das Risiko von Arzneimittelwechselwirkungen und unerwünschten Nebenwirkungen erhöht. Das medizinische Team sollte die Medikation regelmäßig neu bewerten, um eine medikamentöse Überlastung zu vermeiden, indem es unentbehrlichen Medikamenten den Vorzug gibt und Medikamente vermeidet, die ein unverhältnismäßiges Risiko für den Patienten darstellen.
    - **Individuelle Betreuung**: Jeder ältere Mensch hat ein einzigartiges Krankheitsbild, das eine auf seinen Krankheitskomplex und seinen funktionellen Zustand abgestimmte Betreuung erfordert. Der Umgang mit chronischen Therapien, wie Antikoagulantien bei Vorhofflimmern oder blutdrucksenkende Behandlungen, muss fein abgestimmt werden, um das Risiko einer Unter- oder Überbehandlung zu vermeiden.

3. **Erhöhtes Dekompensationsrisiko**: Bei älteren polypathologischen Menschen besteht ein **erhöhtes** Risiko für eine **schnelle Dekompensation**. Ein kleines Ereignis wie eine Harnwegsinfektion oder ein Sturz kann eine Kaskade komplexer Ereignisse wie dekompensierte Herzinsuffizienz, akutes Nierenversagen oder eine COPD-Exazerbation auslösen. In der Intensivpflege ist es daher von entscheidender Bedeutung, genau auf Anzeichen einer Dekompensation zu achten und schnell einzugreifen, um eine Verschlechterung zu verhindern.

Anfälligkeit

Die **Vulnerabilität** älterer Menschen ist ein umfassendes Konzept, das nicht nur physiologische Gebrechlichkeit und Mehrfacherkrankungen, sondern auch **psychologische und soziale Vulnerabilität** einschließt. Ältere Menschen in Krankenhäusern, insbesondere solche, die auf der Intensivstation aufgenommen werden, sind häufig von ihrer vertrauten Umgebung isoliert und einem hohen Maß an emotionalem Stress ausgesetzt.

1. **Psychologische Anfälligkeit**: Das hohe Alter ist häufig mit kognitiven Störungen wie **Demenz** oder Stimmungsstörungen wie **Angstzuständen** und **Depressionen** verbunden. In einer Intensivpflegesituation können diese Störungen durch die stressige Umgebung, den Mangel an Vertrautheit und die Isolation verschärft werden. Häufig entwickeln ältere Menschen im Krankenhaus ein **Verwirrungssyndrom** oder ein **Delirium**, insbesondere nach einer Operation oder einer akuten Erkrankung.

    ◦ Das **Delirium** ist ein akuter Zustand geistiger Verwirrung, der durch Störungen des Bewusstseins, der Aufmerksamkeit und der Wahrnehmung gekennzeichnet ist. Es wird häufig unterdiagnostiziert, kann aber schwerwiegende

Folgen haben, u. a. einen längeren Krankenhausaufenthalt oder langfristige kognitive Beeinträchtigungen.
- Die Behandlung des Deliriums beruht auf **Prävention**, indem Risikofaktoren vermieden werden (sedierende Medikamente, längere Immobilisierung) und die Orientierung des Patienten gefördert wird (Anwesenheit der Uhr, angemessene Beleuchtung, Unterstützung durch die Familie).

2. **Soziale Verwundbarkeit**: Viele ältere Menschen im Krankenhaus leiden unter **sozialer Isolation**, was ihre emotionale Notlage während eines Krankenhausaufenthalts in der Intensivpflege noch verschlimmern kann. Die Rolle des Pflegepersonals und der Familie ist entscheidend für die Aufrechterhaltung einer sozialen und emotionalen Bindung, insbesondere wenn der Gesundheitszustand des Patienten ihn in eine Position großer Abhängigkeit bringt. Die **Anwesenheit der Familie** und **psychologische Unterstützung** können dazu beitragen, den emotionalen Zustand des Patienten zu verbessern und den negativen Auswirkungen der Isolation vorzubeugen.

3. **Schwierige funktionelle Erholung**: Bei älteren Menschen ist es auch wahrscheinlicher, dass sie nach einem Krankenhausaufenthalt auf der Intensivstation **ihre Selbstständigkeit verlieren**. Längere Bettlägerigkeit, medizinische Komplikationen und körperliche Dekonditionierung können zu einem erheblichen Verlust der Mobilität und der Fähigkeit, die Aktivitäten des täglichen Lebens auszuführen, führen. **Frühe Rehabilitation** und ein multidisziplinärer Ansatz unter Einbeziehung von Physio- und Ergotherapeuten sowie Ernährungswissenschaftlern sind entscheidend, um die funktionelle Erholung zu maximieren und langfristiger Abhängigkeit vorzubeugen.

- Anpassung der Intensivpflege an die Bedürfnisse älterer Menschen.

Die Anpassung der Intensivpflege an die Bedürfnisse älterer Menschen ist zu einer entscheidenden Herausforderung in den Gesundheitssystemen geworden, da die Bevölkerung immer älter wird und immer mehr ältere Menschen eine Intensivpflege benötigen. Ältere Menschen weisen häufig eine **erhöhte Gebrechlichkeit**, **Mehrfacherkrankungen** sowie eine **physische und psychische Verletzlichkeit** auf, die einen spezifischen, multidisziplinären Ansatz in der Intensivpflege erfordern. Das Hauptziel besteht darin, eine personalisierte Pflege anzubieten, die den Besonderheiten des Alters Rechnung trägt und gleichzeitig die Lebensqualität und Würde der Patienten aufrechterhält.

Hier sind die wichtigsten Strategien, um die Intensivpflege an die Bedürfnisse älterer Menschen anzupassen.

1. Umfassende geriatrische Beurteilung

Einer der ersten Schritte zur Anpassung der Intensivpflege an ältere Menschen ist die Durchführung eines **umfassenden geriatrischen Assessments (GGA)**. Diese Art von Assessment ermöglicht ein besseres Verständnis des allgemeinen Zustands des Patienten über die klassischen medizinischen Diagnosen hinaus, indem mehrere Aspekte seiner Gesundheit beurteilt werden :

- **Funktionaler Zustand**: Fähigkeit, die Aktivitäten des täglichen Lebens auszuführen (essen, sich bewegen, sich kleiden).
- **Ernährungszustand**: Ältere Menschen sind häufig von **Unterernährung** bedroht, ein Faktor, der Komplikationen im Krankenhaus verschlimmern und die Genesung verlängern kann.
- **Kognitiver Status**: Die Beurteilung der kognitiven Funktion ist von entscheidender Bedeutung, da viele ältere Menschen auf der Intensivstation an **Delirium** oder

- **kognitiven Störungen** leiden, die ihre Behandlung beeinflussen können.
- **Psychischer Zustand**: Depressionen und Angstzustände sind bei älteren Menschen häufig und sollten erkannt werden, um angemessene emotionale Unterstützung zu bieten.
- **Chronische** Erkrankungen: Besondere Aufmerksamkeit sollte der **Polypathologie** gewidmet werden, d. h. dem gleichzeitigen Auftreten mehrerer chronischer Erkrankungen (Diabetes, Bluthochdruck, Herzinsuffizienz, COPD usw.), die die Behandlung oft erschweren.

Diese Beurteilung hilft, die Pflege zu personalisieren und die anfälligsten Patienten zu identifizieren, sodass die Interventionen besser angepasst und realistische Ziele gesetzt werden können.

2. Personalisierung der medizinischen Versorgung

Die **Mehrfacherkrankungen** und die **Gebrechlichkeit** älterer Menschen bringen es mit sich, dass jeder Patient ein einzigartiges Krankheitsbild aufweist. Dies erfordert eine personalisierte Pflege, um übermäßige oder unverhältnismäßige Eingriffe zu vermeiden und gleichzeitig eine angemessene Betreuung zu gewährleisten.

1. Optimierung der medizinischen Behandlung :

    - **Polymedikation**: Ältere Menschen nehmen oft mehrere Medikamente gleichzeitig ein (Polymedikation), was das Risiko von Arzneimittelwechselwirkungen erhöht. Es ist von entscheidender Bedeutung, die Verschreibungen zu bewerten, um sicherzustellen, dass jede Behandlung unerlässlich ist, die Dosis entsprechend der Nieren- und Leberfunktion des Patienten anzupassen und unerwünschte Nebenwirkungen zu vermeiden.
    - **Neubewertung der Behandlungen** : Die Behandlung sollte regelmäßig neu bewertet

werden, um die Dosis anzupassen und eine Übermedikation zu vermeiden. Dies ist besonders wichtig bei Medikamenten, die bei älteren Menschen schädliche Auswirkungen haben können, wie z. B. Beruhigungsmittel, Diuretika oder Antikoagulantien.

2. **Weniger invasiver" Ansatz** : Der Ansatz der Intensivpflege bei älteren Menschen erfordert häufig **weniger invasive Eingriffe**, da ältere Patienten eine geringere Erholungsfähigkeit und ein höheres Risiko für Komplikationen nach der Operation oder nach invasiven Eingriffen haben.

   - **Nicht-invasive** Beatmung: Wenn möglich, werden **nicht-invasive Beatmungstechniken** der trachealen Intubation vorgezogen, die bei älteren Patienten riskanter sein kann. Sauerstofftherapie oder Masken mit positiver Beatmung werden häufig als erste Wahl eingesetzt.
   - **Konservative Pflege**: Bei schweren Erkrankungen ist es manchmal besser, sich für eine konservative Pflege (Einschränkung der invasiven Behandlungen) zu entscheiden, um die Lebensqualität zu erhalten, als aggressive Behandlungen hinzuzufügen, die möglicherweise mehr Leid als Nutzen mit sich bringen.

3. Umgang mit Gebrechlichkeit und Vermeidung von Komplikationen

Komplikationen treten bei älteren Menschen aufgrund ihrer Gebrechlichkeit und geringen Funktionsreserve häufiger auf. Die Pflege sollte daher eine **aktive Prävention** von Komplikationen umfassen, die mit längerer Bettlägerigkeit, medizinischen Eingriffen und Intensivpflege verbunden sind.

1. **Vorbeugung von Infektionen** : Ältere Menschen sind besonders anfällig für **nosokomiale Infektionen** (im Krankenhaus erworbene Infektionen), insbesondere für Lungen-, Harnwegs- und katheterbedingte Infektionen. Um diesen Infektionen vorzubeugen, ist es wichtig, strenge Hygieneprotokolle einzuhalten und die Verwendung invasiver Geräte, wie z. B. Harnkatheter, nach Möglichkeit einzuschränken.

2. **Vorbeugung von** Druckgeschwüren: Längere **Immobilität** bei älteren Patienten erhöht das Risiko der Entwicklung von Druckgeschwüren (Dekubitus). Um diesen Hautschäden vorzubeugen, ist eine spezielle Pflege erforderlich, z. B. häufige Positionswechsel, die Verwendung geeigneter Matratzen (dynamische Luftmatratzen) und eine regelmäßige Hautpflege.

3. **Prävention von Delirium**: Ein **Delirium** oder akuter Verwirrtheitszustand tritt häufig bei älteren Menschen in Krankenhäusern auf, insbesondere auf Intensivstationen. Das Delirium ist oft mit Faktoren wie Immobilisierung, Infektionen, Schmerzen oder sedierenden Medikamenten verbunden. Seine Prävention beruht auf einfachen Interventionen wie :

    - **Zeitliche Orientierung aufrechterhalten**: Sichtbare Uhren anbringen, dem Patienten deutlich erklären, wo er sich befindet und was gerade passiert.
    - **Sedativa einschränken** : Setzen Sie Sedativa mit Bedacht ein und bevorzugen Sie nicht-pharmakologische Ansätze, um unruhige Patienten zu beruhigen.
    - **Kognitive Stimulation**: Ermutigen Sie die Familie zur Teilnahme, ermöglichen Sie regelmäßige Besuche von Angehörigen und sorgen Sie für sensorische Stimulation (Geräusche, natürliches Licht), um sensorische Isolation zu vermeiden.

4. **Frühmobilisierung**: **Frühmobilisierung** ist entscheidend, um dem Verlust der körperlichen Funktion, der Sarkopenie (Verlust an Muskelmasse) und dem Muskelschwund vorzubeugen, die mit längerer Bettlägerigkeit verbunden sind. Selbst in intensivmedizinischen Kontexten ist es wichtig, Programme zur **funktionellen Rehabilitation** durchzuführen, die passive und aktive Mobilisierungsübungen beinhalten, sobald der Zustand des Patienten es zulässt, um eine schnelle Genesung zu fördern und die mit Immobilität verbundenen Komplikationen zu verringern.

5. Psychologische und emotionale Unterstützung

Ältere Menschen, die auf der Intensivstation eines Krankenhauses behandelt werden, sind aufgrund von Orientierungsverlust, Isolation und der Ungewissheit über ihren Gesundheitszustand **psychologisch** und **emotional** besonders gefährdet. Eine angemessene **psychologische Unterstützung** ist von entscheidender Bedeutung, um Störungen wie Angstzuständen, Depressionen oder Delirien vorzubeugen oder sie zu behandeln.

1. **Anwesenheit der Familie**: Die **Anwesenheit von Angehörigen** ist für die emotionale Unterstützung des älteren Patienten von entscheidender Bedeutung. Wenn möglich, sollten die Betreuer regelmäßige Besuche der Familie fördern, auch auf der Intensivstation. Die Familie spendet emotionalen Trost und hilft, den Stress und die Verwirrung des Patienten zu reduzieren.

2. **Spezielle psychologische** Unterstützung: Der Einsatz eines **Krankenhauspsychologen** kann dazu beitragen, frühzeitig emotionale oder kognitive Störungen bei älteren Patienten zu erkennen, insbesondere bei Patienten mit chronischen Krankheiten oder am Lebensende. Die psychologische Unterstützung zielt darauf ab, **Ängste** zu lindern, dem Patienten bei der Bewältigung der Krankheit

zu helfen und die Anpassung an die Krankenhausumgebung zu verbessern.

6. Palliativmedizinische Betreuung und Ethik

In bestimmten Fällen, insbesondere bei **fortgeschrittenen chronischen Krankheiten** oder in kritischen Situationen, in denen keine Hoffnung auf Heilung besteht, muss eine **palliative** Behandlung in Betracht gezogen werden. Das Ziel besteht dann darin, die **Lebensqualität** des Patienten zu verbessern, indem Schmerzen und Symptome gelindert werden, während gleichzeitig eine therapeutische Verbissenheit vermieden wird.

1. **Therapeutische Härte einschränken**: In der Intensivpflege ist es manchmal notwendig, die Frage nach der **Verhältnismäßigkeit der Pflege zu** stellen. Bei gebrechlichen älteren Menschen können bestimmte intensive Maßnahmen das Leben verlängern, ohne seine Qualität zu verbessern, oder sogar das Leiden verschlimmern. Durch das Treffen ethischer Entscheidungen in Zusammenarbeit mit dem Patienten, der Familie und dem Pflegeteam können **invasive Eingriffe begrenzt werden**, wenn die Prognose schlecht ist und der Patient es vorzieht, dem Komfort den Vorzug zu geben.

2. **Palliativmedizinische Versorgung** : Wenn eine Heilung nicht mehr möglich ist, zielt die **Palliativmedizin** darauf ab, Schmerzen zu lindern und den Patienten in seinen letzten Momenten zu begleiten, wobei sein Wille respektiert und seine Würde gewahrt wird. Dazu gehören eine wirksame Behandlung von Schmerzen, Atemwegssymptomen und eine kontinuierliche emotionale Unterstützung für den Patienten und seine Angehörigen.

Ethische Probleme am Lebensende bei älteren Patienten

  ○ Antizipation von Entscheidungen am Lebensende bei älteren Menschen auf der Intensivstation.

Die Antizipation von Entscheidungen am Lebensende für ältere Menschen auf der Intensivstation ist ein komplexer und sensibler Prozess, der einen menschlichen, ethischen und multidisziplinären Ansatz erfordert. Mit zunehmendem Alter der Bevölkerung werden immer mehr ältere Menschen in die Intensivpflege aufgenommen, häufig in einem fragilen Gesundheitszustand oder mit mehreren Komorbiditäten. In diesen Situationen ist es von entscheidender Bedeutung, zu einem bestimmten Zeitpunkt eine **Behandlungsbegrenzung** oder eine **palliative Betreuung** in Betracht zu ziehen, wenn die kurative Versorgung nicht mehr angemessen ist oder die Lebensqualität des Patienten nicht verbessern kann. Wenn Sie diese Entscheidungen vorwegnehmen, können Sie den Willen des Patienten besser respektieren und eine entspanntere Betreuung für die Familie und das Behandlungsteam gewährleisten.

1. Bedeutung der Antizipation von Entscheidungen

Die Antizipation von Entscheidungen am Lebensende beruht auf mehreren grundlegenden ethischen Prinzipien, wie der **Achtung der Autonomie des Patienten**, der **Verhältnismäßigkeit der Pflege** und der **Würde am Lebensende**. Auf diese Weise kann **therapeutisches Hararnement** vermieden und eine auf das Wohlbefinden des Patienten ausgerichtete Begleitung angeboten werden, wenn kurative Behandlungen als unverhältnismäßig oder unwirksam erachtet werden.

Achtung der Autonomie des Patienten

Eine der Prioritäten bei der Antizipation von Entscheidungen am Lebensende ist es, den **Willen und die Vorlieben** des älteren Menschen zu respektieren. Diese Entscheidungen sollten idealerweise getroffen werden, bevor der Patient die Fähigkeit verliert, sich selbst zu äußern. Dies unterstreicht die Bedeutung von **Patientenverfügungen** und der **Benennung einer Vertrauensperson**.

- Patientenverfügung: Mit diesem Dokument kann der Patient im Voraus seine Wünsche bezüglich der medizinischen Versorgung äußern, die er erhalten oder vermeiden möchte, wenn sich sein Gesundheitszustand verschlechtert. Es kann z. B. angegeben werden, ob der Patient im Falle eines Herz-Lungen-Stillstands reanimiert, intubiert oder maschinell beatmet werden möchte.
- **Vertrauensperson**: Wenn der Patient nicht mehr in der Lage ist, sich selbst zu äußern, kann die von ihm benannte Vertrauensperson (häufig ein Familienmitglied oder ein naher Angehöriger) in seinem Namen Entscheidungen treffen und dabei seine Wünsche und Werte berücksichtigen.

Verhältnismäßigkeit der Pflege

Bei der **Verhältnismäßigkeit der Pflege geht** es darum, gemeinsam mit dem Pflegeteam zu beurteilen, ob die laufenden oder geplanten medizinischen Maßnahmen für den Patienten in Bezug auf die Lebensqualität von Vorteil sind. Auf der Intensivstation muss manchmal in Frage gestellt werden, ob es sinnvoll ist, aggressive Behandlungen fortzusetzen, die das Leben ohne echte Hoffnung auf Heilung oder funktionelle Erholung verlängern und gleichzeitig zusätzliches Leid verursachen.

Verhinderung von therapeutischer Härte

Therapeutische Überanstrengung liegt vor, wenn die medizinische Versorgung unverhältnismäßig umfangreich ist und dem Patienten keinen wirklichen Nutzen bringt. Im Vorfeld von Entscheidungen am Lebensende können Pflegekräfte und Familienangehörige vereinbaren, bestimmte Behandlungen wie

Intubation, Reanimation oder Dialyse **einzuschränken**, wenn diese Maßnahmen als zu invasiv oder unnötig erachtet werden.

2. Gemeinsamer Entscheidungsprozess

Der Prozess der Entscheidungsfindung am Lebensende bei einem älteren Menschen auf der Intensivstation sollte kollaborativ sein und den Patienten (sofern er dazu in der Lage ist), seine Familie und das medizinische Team einbeziehen.

Kommunikation mit dem Patienten und der Familie

Eine **offene und ehrliche Kommunikation** ist von entscheidender Bedeutung, um Entscheidungen am Lebensende vorwegzunehmen. Patienten und ihre Familien müssen umfassend über den Gesundheitszustand des Patienten, die Prognose und die verschiedenen Pflegeoptionen informiert werden. Dazu gehört auch eine klare Erklärung der Folgen der verschiedenen medizinischen Maßnahmen, ihres potenziellen Nutzens und ihrer Risiken.

- **Erklärung der Optionen** : Der Arzt sollte die Möglichkeiten der kurativen und palliativen Versorgung erläutern und die Abwägung zwischen Nutzen und Schaden der Behandlungen erörtern. Beispielsweise kann die Fortsetzung einer längeren mechanischen Beatmung das Leben verlängern, jedoch ohne Aussicht auf Heilung oder funktionelle Wiederherstellung.
- **Sich die Sorgen anhören** : Pflegende sollten sich auch die Sorgen und Erwartungen der Familie anhören, ihre Ängste und Hoffnungen verstehen und sie dabei begleiten, die medizinischen Grenzen zu verstehen.

Ethische Beratung

Wenn der Gesundheitszustand des Patienten kritisch und die Prognose schlecht ist, müssen **ethische Überlegungen** die Entscheidungen leiten. In der Intensivpflege muss die Entscheidung, die kurative Behandlung einzuschränken oder zu beenden, in einem ethischen Rahmen diskutiert werden, oft mit Hilfe von **Ethikkommissionen** oder Beratungstreffen zwischen medizinischen und paramedizinischen Teams.

- **Multidisziplinäre Besprechungen**: Diese Besprechungen ermöglichen es dem medizinischen Team, die Situation des Patienten gemeinsam zu beurteilen, ihre Standpunkte auszutauschen und sicherzustellen, dass die Entscheidung unter Berücksichtigung aller medizinischen und ethischen Aspekte gemeinsam getroffen wird.

3. Behandlungsbegrenzung und Palliativmedizin

Wenn die Entscheidung getroffen wird, die kurative Versorgung nicht mehr fortzusetzen, ist es von entscheidender Bedeutung, die Betreuung auf die **palliative** Versorgung umzustellen. Das Ziel besteht dann darin, die Symptome zu lindern, den Komfort des Patienten aufrechtzuerhalten und das Lebensende gelassen zu begleiten.

Palliativmedizinische Betreuung auf der Intensivstation

Die **Palliativmedizin** wird auf der Intensivstation oft nicht ausreichend genutzt, spielt aber eine entscheidende Rolle, wenn entschieden wird, die kurative Versorgung einzuschränken. Die Palliativpflege zielt darauf ab, Schmerzen zu lindern, unangenehme Symptome (wie Atemnot oder Angstzustände) zu bewältigen und dem Patienten und seiner Familie emotionale Unterstützung zu bieten.

- **Schmerzlinderung**: Eine wirksame Schmerzbehandlung ist für ein würdiges Lebensende von entscheidender

Bedeutung. Starke Schmerzmittel wie Opioide (Morphin, Fentanyl) werden häufig zur Linderung starker Schmerzen eingesetzt, wobei die Dosis angepasst wird, um Nebenwirkungen zu vermeiden und gleichzeitig den Komfort für den Patienten zu maximieren.
- **Symptommanagement**: Häufige Symptome am Lebensende wie Kurzatmigkeit (Dyspnoe), Angstzustände oder Unruhe werden proaktiv mit Sedativa, Anxiolytika oder ggf. Sauerstofftherapie behandelt.

Psychologische Begleitung und Unterstützung der Familie

Die **Familie** spielt eine zentrale Rolle am Lebensende älterer Patienten in der Intensivpflege. Ihre emotionalen und psychologischen Bedürfnisse müssen während des gesamten Prozesses berücksichtigt werden. Die Unterstützung der Familie ist von entscheidender Bedeutung, damit sie die getroffenen Entscheidungen akzeptieren und den Patienten in seinen letzten Momenten begleiten kann.

- **Anwesenheit der Familie**: Auf der Intensivstation ist es wichtig, dass die Familie nach Möglichkeit bei dem sterbenden Patienten anwesend sein kann. Die Anwesenheit der Angehörigen spendet nicht nur dem Patienten Trost, sondern auch den Familienmitgliedern, die diese Zeit brauchen, um Abschied zu nehmen.
- **Psychologische Unterstützung**: Psychologische Unterstützung ist sowohl für den Patienten als auch für die Familie von entscheidender Bedeutung. In Palliativmedizin ausgebildete Psychologen oder Pflegekräfte können helfen, die Familie auf das Lebensende vorzubereiten und mit den oft intensiven Emotionen umzugehen, die mit diesen schwierigen Momenten einhergehen.

4. Herausforderungen und Hindernisse bei der Antizipation von Entscheidungen am Lebensende

Entscheidungen am Lebensende vorausschauend zu treffen, kann sowohl für Patienten als auch für Familien schwierig sein, und mehrere Hindernisse können diesen Prozess erschweren.

Widerstand, sich mit dem Lebensende auseinanderzusetzen

Einige Familien oder auch Patienten können Schwierigkeiten haben, den Gedanken an den bevorstehenden Tod zu akzeptieren, und hoffen noch auf eine Verbesserung des Gesundheitszustands, selbst wenn die Prognose sehr schlecht ist. Dieser Widerstand kann Entscheidungen im Zusammenhang mit der Einschränkung der Pflege verzögern, was potenziell unnötige Eingriffe zur Folge haben oder das Leiden des Patienten verlängern kann.

Mangel an Patientenverfügungen

Viele ältere Menschen haben keine **Patientenverfügung** verfasst, was die Entscheidungsfindung erschwert, wenn sich ihr Gesundheitszustand plötzlich verschlechtert. Das Fehlen einer klaren Patientenverfügung zwingt dann Pflegekräfte und Familien dazu, Entscheidungen zu treffen, ohne sich über den Willen des Patienten im Klaren zu sein, was zu Spannungen oder Konflikten führen kann.

Ethische und emotionale Herausforderung für Pflegende

Für die Pflegenden selbst kann es eine emotional und ethisch schwierige Aufgabe sein, Entscheidungen am Lebensende zu antizipieren und umzusetzen. Sie können mit moralischen Dilemmata konfrontiert werden, wenn es darum geht, den richtigen Zeitpunkt für die Beendigung der kurativen Versorgung zu bestimmen und gleichzeitig sicherzustellen, dass die getroffenen Entscheidungen den Wünschen des Patienten entsprechen und mit der besten medizinischen Praxis übereinstimmen.

- ◦ Arbeiten Sie mit der Familie und dem Patienten zusammen, um den Willen zu respektieren.

Mit der Familie und dem Patienten zusammenzuarbeiten, um die Wünsche zu respektieren, ist ein wesentlicher Ansatz bei der Betreuung von Patienten auf der Intensivstation, insbesondere wenn sich die Frage nach dem Lebensende stellt. Um die Wünsche des Patienten zu respektieren und gleichzeitig die Familie in diesem Prozess zu unterstützen, bedarf es einer **offenen Kommunikation**, einer **engen Zusammenarbeit** und einer **gemeinsamen Entscheidungsfindung**. Dadurch wird sichergestellt, dass die geleistete Pflege mit den Werten und Vorlieben des Patienten in Einklang gebracht wird, während die Angehörigen in einer oft schwierigen und emotional belastenden Zeit emotional unterstützt werden.

1. Offene und transparente Kommunikation

Der erste Schritt, um den Willen des Patienten zu respektieren, besteht darin, eine **offene und transparente Kommunikation** zwischen dem Patienten (sofern er in der Lage ist, sich zu beteiligen), der Familie und dem Behandlungsteam herzustellen. Eine klare Kommunikation hilft, Missverständnisse zu vermeiden und ein Klima des Vertrauens zu schaffen, das für eine gemeinsame Entscheidungsfindung unerlässlich ist.

- **Aktives Zuhören**: Pflegende sollten den Wünschen des Patienten und der Familie aufmerksam zuhören. Dazu gehört, dass sie nicht nur den Worten, sondern auch den zugrunde liegenden Emotionen und Sorgen zuhören. Die

Familie sollte die Möglichkeit haben, ihre Ängste, Fragen und Bedürfnisse zu äußern.

- **Zugängliche Erklärungen**: Das medizinische Personal sollte die **Behandlungsoptionen**, **Risiken** und **Vorteile** der vorgeschlagenen Eingriffe einfach und verständlich erklären. Es ist wichtig, dass medizinische Fachbegriffe entschlüsselt werden, um ein gutes Verständnis der Herausforderungen zu ermöglichen. Beispielsweise ist es von entscheidender Bedeutung, die Folgen einer längeren mechanischen Beatmung oder die Optionen der Palliativmedizin zu erklären.

- **Regelmäßige Aktualisierungen**: Familien und Patienten sollten kontinuierlich über die Entwicklung der klinischen Situation informiert werden. Es ist wichtig, sie regelmäßig über Veränderungen im Zustand des Patienten, Untersuchungsergebnisse und notwendige Anpassungen in der Pflege auf dem Laufenden zu halten.

2. Gemeinsame Entscheidungsfindung

Die **gemeinsame Entscheidungsfindung** ist ein kollaborativer Prozess, bei dem der Patient, die Familie und das Behandlungsteam zusammenarbeiten, um fundierte Entscheidungen zu treffen, die den Willen des Patienten respektieren. Dadurch wird sichergestellt, dass die geleistete Pflege den Wünschen des Patienten entspricht und gleichzeitig die medizinischen Gegebenheiten berücksichtigt werden.

Einbeziehung des Patienten

- **Wünsche des Patienten** : Wenn der Patient noch in der Lage ist, sich zu äußern, ist es von entscheidender Bedeutung, ihm Fragen zu seinen Pflegepräferenzen zu stellen. Dazu können Gespräche über die Intensität der Behandlung gehören, die er im Falle einer Verschlechterung seines Zustands wünscht, z. B. -Herz

Wiederbelebung-Lungen, Intubation oder Dialyse. Wenn der Patient eine **Patientenverfügung** verfasst hat, sollte diese konsultiert werden, um die Pflegeentscheidungen zu lenken.

- **Achtung der Autonomie**: Selbst in kritischen Situationen ist es von entscheidender Bedeutung, die **Autonomie** des Patienten zu respektieren. Das bedeutet, dass er so weit wie möglich in die Entscheidungen über seine Behandlung einbezogen werden sollte. Wenn der Patient den Wunsch äußert, bestimmte Behandlungen wie Intubation oder Reanimation einzuschränken, müssen diese Wünsche respektiert werden, auch wenn sie für die Familie schwer zu hören sind.

Beteiligung der Familie

In Situationen, in denen sich der Patient nicht mehr äußern kann (Koma, schwerer kognitiver Verfall), wird die **Familie** zu einem zentralen Ansprechpartner bei der Entscheidungsfindung. Sie vertritt die Interessen des Patienten und hilft dabei, die Pflegeentscheidungen auf den mutmaßlichen Willen des Patienten auszurichten.

- **Vertrauensperson**: Wenn der Patient eine **Vertrauensperson** benannt hat, sollte diese Person im Mittelpunkt der Diskussionen und Entscheidungen stehen. Die Vertrauensperson ist in der Regel mit den Werten und Wünschen des Patienten vertraut und kann in kritischen Situationen, in denen der Wille des Patienten nicht klar ist, als Vermittler fungieren.

- **Familien ohne Richtlinien**: Wenn der Patient **keine** klaren Wünsche geäußert hat (weil eine Patientenverfügung fehlt), muss die Familie begleitet werden, um darüber nachzudenken, was der Patient wahrscheinlich gewollt hätte. Dies erfordert Fragen zu den Werten des Patienten, seinen religiösen oder kulturellen

Überzeugungen und seinen allgemeinen Präferenzen in Bezug auf die Pflege.

Ethische Reflexion und Anpassung der Pflege

Wenn sich die Familie und das Pflegeteam nicht einig sind, wie sie vorgehen sollen, oder wenn es zu Spannungen kommt, kann es notwendig sein, ethische Überlegungen anzustellen. **Ethische Komitees in Krankenhäusern** können bei der Navigation durch diese schwierigen Entscheidungen helfen, indem sie sicherstellen, dass die geleistete Pflege den **ethischen Grundsätzen** und den **Wertvorstellungen des Patienten** entspricht.

3. Psychologische und emotionale Unterstützung für die Familie

Entscheidungen am Lebensende oder über die Einschränkung der Pflege sind für die Angehörigen oft äußerst schwierig. Sie müssen sich nicht nur mit der Aussicht auf den Tod ihres Angehörigen auseinandersetzen, sondern auch mit Gefühlen der Schuld, des Zweifels oder der Verzweiflung umgehen. Daher ist es von entscheidender Bedeutung, dass sie während des gesamten Entscheidungsprozesses **psychologische Unterstützung erhalten**.

- **Emotionale Begleitung**: Pflegekräfte sollten empathisch sein und die **emotionale Notlage** der Familien verstehen. Es kann hilfreich sein, einen **Psychologen** oder **Sozialarbeiter** hinzuzuziehen, um die Familien in dieser schwierigen Zeit zu unterstützen. In Nachbesprechungen oder regelmäßigen Gesprächen mit dem Pflegeteam können ihre Fragen beantwortet, ihre Ängste gelindert und ihnen geholfen werden, mit ihren Emotionen umzugehen.

- **Ermutigung zu Bedenkzeit**: Manchmal braucht die Familie **Zeit zum Nachdenken**, bevor sie eine wichtige Entscheidung trifft. Es ist wichtig, dieses Bedürfnis zu respektieren und zu vermeiden, die Familie zu übereilten

Entscheidungen zu drängen. Wenn man ihnen die nötige Zeit einräumt, können sie die Informationen besser verarbeiten und sich mit den zu treffenden Entscheidungen wohler fühlen.

- **Konflikten vorbeugen**: In manchen Situationen kann es zu **Familienkonflikten** kommen, z. B. wenn verschiedene Familienmitglieder unterschiedliche Ansichten über die zu leistende Pflege haben. Das Pflegeteam sollte hier **vermitteln**, indem es den Dialog fördert und der Familie hilft, sich auf den Willen des Patienten und nicht auf ihre eigenen Gefühle oder Ängste zu konzentrieren.

4. Respektierung des Willens am Lebensende

Wenn die Entscheidung getroffen wird, **die Pflege einzuschränken** oder bestimmte Heilbehandlungen zu beenden, ist es von entscheidender Bedeutung, die Betreuung auf die **Palliativpflege** umzustellen, um dem Patienten ein angenehmes und würdiges Lebensende zu ermöglichen.

- **Palliativmedizinische Versorgung** : Die Palliativpflege zielt darauf ab, Schmerzen und Symptome (wie Atemnot, Angst oder Unruhe) zu lindern und gleichzeitig das Wohlbefinden des Patienten zu erhalten. Diese Versorgung ist patientenzentriert und zielt auf ein **friedliches Lebensende** ab, wobei der Wille des Patienten hinsichtlich der Beendigung invasiver Eingriffe oder unnötiger Behandlungen respektiert wird.

- **Begleitung der Familie**: Die Familie sollte ermutigt werden, während der letzten Momente des Patienten bei ihm zu bleiben. Emotionale Unterstützung und Kommunikation sind entscheidend, damit die Familie Abschied nehmen und sich an der Begleitung des Patienten beteiligen kann.

- **Rituale und Achtung des Glaubens**: Manche Familien legen am Lebensende besonderen Wert auf **religiöse** oder spirituelle **Rituale**. Das Behandlungsteam sollte sich bemühen, diese Praktiken zu respektieren und zu erleichtern, indem es sicherstellt, dass der Patient und die Familie ihren Glauben in Würde und Respekt beobachten können.

Schlussfolgerung

Die Berufung des Pflegehelfers in der Intensivpflege

- Auf die Bedeutung der Funktion des Pflegehelfers für das Gleichgewicht des Pflegeteams zurückkommen.

Die **Funktion des** Pflegehelfers ist für das reibungslose Funktionieren eines Pflegeteams von entscheidender Bedeutung, insbesondere in so anspruchsvollen Umgebungen wie der Intensivpflege. Pflegehilfskräfte spielen eine zentrale Rolle bei der täglichen Betreuung von Patienten, indem sie direkte Pflege leisten und Krankenschwestern und Ärzte bei ihren Aufgaben unterstützen. Obwohl ihre Rolle oft als Ergänzung gesehen wird, ist sie in Wirklichkeit **von grundlegender** Bedeutung für die Aufrechterhaltung des **Gleichgewichts** und der **Effizienz** des Pflegeteams, wodurch sowohl die Qualität der geleisteten Pflege als auch das Wohlbefinden der Patienten gewährleistet werden.

1. Die direkte Verbindung zum Patienten

Pflegehilfskräfte sind oft diejenigen, die die meiste Zeit mit den Patienten verbringen. Sie sind an der Grundpflege wie Hygiene, Ernährung, Mobilisierung und Bequemlichkeit des Patienten beteiligt. Durch diese Nähe können sie eine entscheidende Rolle bei der **kontinuierlichen Beobachtung** des Zustands des Patienten spielen.

Beobachtung und Früherkennung

Durch ihre **ständige Anwesenheit** bei den Patienten sind Pflegekräfte oft die ersten, die subtile Veränderungen in deren Zustand bemerken. Sie können frühe Anzeichen einer Verschlechterung erkennen, wie z. B. eine veränderte Atmung, Unruhe oder Anzeichen von Schmerzen. Diese **wertvollen klinischen Beobachtungen** sind entscheidend, um Komplikationen vorzubeugen und das Pflege- oder Ärzteteam schnell zu informieren, was eine schnelle und angemessene Behandlung erleichtert.

Begleitung und Vertrauensverhältnis

Krankenpflegehelfer bauen eine **vertrauensvolle Beziehung** zu den Patienten auf, da sie sich um ihre täglichen Bedürfnisse kümmern. Dadurch wird eine Umgebung geschaffen, in der sich der Patient sicher, zugehörig und respektiert fühlt. Diese **emotionale Bindung** hilft, die Pflege in oft als sehr technisch empfundenen Umgebungen wie der Intensivstation menschlicher zu gestalten, und trägt zum psychologischen Wohlbefinden des Patienten bei.

2. Eine unverzichtbare Unterstützung für Krankenschwestern

Die Pflegehilfe arbeitet **eng mit den Krankenpflegern zusammen** und erleichtert so den reibungslosen Ablauf der Pflege. Diese Komplementarität ermöglicht eine effiziente Aufgabenverteilung innerhalb des Pflegeteams, wodurch eine optimale und reibungslose Pflege gewährleistet wird.

Delegation von technischen Aufgaben

Wenn Krankenpfleger bestimmte Aufgaben an Pflegehilfskräfte delegieren, wie z. B. Hygiene, Ernährung und Mobilisierung der Patienten, können sie sich auf die eher technischen und spezialisierten Aspekte der Pflege konzentrieren, wie z. B. die Verabreichung von Medikamenten, die Verwaltung von medizinischen Geräten und die gründliche klinische Überwachung. Diese **Aufteilung der Zuständigkeiten** optimiert die Wirksamkeit der Pflege und ermöglicht ein besseres Zeitmanagement, insbesondere in Abteilungen mit hoher Arbeitsbelastung.

Enge Zusammenarbeit und Weitergabe von Informationen

Pflegehilfskräfte spielen auch eine wichtige Rolle bei der **Weitergabe von Informationen** an Krankenpfleger und Ärzte.

Indem sie Beobachtungen über den Zustand des Patienten oder über Veränderungen in seinem Verhalten mitteilen, ermöglichen sie es dem Pflegeteam, fundierte Entscheidungen zu treffen und bei Bedarf schnell zu reagieren. Diese **aktive Zusammenarbeit** stärkt die Qualität der Pflege und die Sicherheit des Patienten.

3. Beitrag zur Organisation und zum Betrieb der Einheit

Über die direkte Pflege hinaus tragen Pflegehilfskräfte zum **reibungslosen organisatorischen** Ablauf auf der Intensivstation bei. Sie beteiligen sich an der Verwaltung des Pflegeumfelds, indem sie auf die Hygiene, die Verfügbarkeit von Material und die tägliche Logistik achten.

Verwaltung des Pflegematerials und der Pflegeumgebung

Die Pflegekraft ist für die **Vorbereitung, Aufbewahrung und Desinfektion** der medizinischen Geräte zuständig, die bei der täglichen Pflege verwendet werden. Dazu gehört auch die Überprüfung und Wartung von Betten, Infusionspumpen und Pflegewagen sowie die Verwaltung des Vorrats an Verbrauchsmaterial. Diese Funktion ist entscheidend für die Aufrechterhaltung einer **sicheren und effizienten** Umgebung für Patienten und das Pflegeteam, insbesondere in Situationen, in denen Schnelligkeit und Organisation von entscheidender Bedeutung sind.

Hygiene und Infektionsprävention

Pflegehilfskräfte spielen eine Schlüsselrolle bei der **Verhütung von Infektionen**, indem sie für eine gründliche Hygiene der Patienten und ihrer unmittelbaren Umgebung sorgen. In der Intensivpflege, wo die Patienten besonders anfällig für nosokomiale Infektionen sind, ist diese Rolle von grundlegender Bedeutung. Die Einhaltung **aseptischer** Protokolle, die

Desinfektion von Medizinprodukten und die Abfallentsorgung sind alles Aufgaben, die das Infektionsrisiko begrenzen.

4. Emotionale Unterstützung für Patienten und Familien

Aufgrund ihrer Nähe zum Patienten sind Pflegekräfte oft eine **Quelle emotionalen Trostes** für Patienten und ihre Familien. Ihre Rolle beschränkt sich nicht nur auf die körperliche Pflege; sie sind auch eine moralische und psychologische Stütze in oftmals beängstigenden und unsicheren Zeiten.

Einfühlsame Beziehung zu den Patienten

Pflegekräfte entwickeln oft eine **einfühlsame** Beziehung zu den Patienten, hören ihnen zu und unterstützen sie in Momenten der Not. Indem sie sich die Zeit nehmen, mit den Patienten zu sprechen, sie zu beruhigen und wohlwollend auf ihre täglichen Bedürfnisse einzugehen, tragen sie dazu bei, die Pflege **humaner zu gestalten** und das Wohlbefinden der Menschen im Krankenhaus zu verbessern, insbesondere in Umgebungen wie der Intensivstation, in denen Stress und Angstzustände häufig auftreten.

Begleitung von Familien

Pflegehilfskräfte können **den Familien** der Patienten auch **moralische Unterstützung** bieten. Indem sie ihre Fragen beantworten, ihnen praktische Informationen geben oder ihnen in kritischen Momenten wie der Sterbebegleitung zur Seite stehen, tragen sie dazu bei, die **emotionale Belastung** der Angehörigen **zu lindern**. Dies ist besonders auf der Intensivstation wichtig, wo die Familien mit schwierigen Entscheidungen und Momenten großer Unsicherheit konfrontiert werden können.

5. Beitrag zur Teamarbeit und zum Zusammenhalt

Pflegehilfskräfte sind **vollwertige Mitglieder des Pflegeteams** und ihr Beitrag geht weit über die Grundpflege hinaus. Sie tragen aktiv zum **Zusammenhalt** des Teams bei, indem sie eine gute Kommunikation fördern, mit allen Teammitgliedern zusammenarbeiten und eine reibungslose und effiziente Versorgung der Patienten gewährleisten.

Unterstützung in Zeiten hoher Arbeitsbelastung

In Zeiten der Arbeitsüberlastung, z. B. bei Notfällen oder einer Intensivierung der Pflege, spielen Pflegehilfskräfte eine entscheidende Rolle, indem sie dabei helfen, das **Pflegepersonal** von bestimmten Aufgaben zu **entlasten**, sodass es sich auf die technische oder vorrangige Pflege konzentrieren kann. Ihre Anwesenheit bietet eine direkte operative Unterstützung, die es dem Team ermöglicht, reibungsloser und reaktionsschneller zu arbeiten.

Stärkung der Solidarität im Team

Durch die Zusammenarbeit mit Krankenpflegern, Ärzten, Physiotherapeuten und anderen Gesundheitsfachkräften fördern Pflegehilfskräfte die **Solidarität** innerhalb des Teams. Teamarbeit ist auf der Intensivstation von grundlegender Bedeutung, da hier jede Minute zählt und die Zusammenarbeit entscheidend ist, um eine schnelle und effektive Pflege zu gewährleisten. Pflegehilfskräfte beteiligen sich aktiv an dieser Dynamik, indem sie eine **verbindende** Rolle innerhalb des Teams spielen und so die Qualität der Pflege insgesamt steigern.

- Ermutigung der jüngeren Generation, sich in diesem anspruchsvollen und lohnenden Fachgebiet weiterzubilden und zu entfalten.

Die Ermutigung der jüngeren Generation, sich im Beruf des Krankenpflegehelfers, insbesondere in der Intensivpflege, auszubilden und zu entfalten, ist eine entscheidende Herausforderung, um die Zukunft dieses Berufs zu sichern, der einen grundlegenden Teil des Gesundheitssystems darstellt. Obwohl der Beruf oft als anspruchsvoll empfunden wird, ist er auch menschlich und beruflich äußerst befriedigend. Hier erfahren Sie, wie Sie junge Menschen inspirieren und motivieren können, diesen Weg zu wählen und sich in diesem Fachgebiet weiterzuentwickeln.

1. Den menschlichen Wert des Berufs hervorheben

Eine der wichtigsten Triebfedern, um die jüngere Generation für den Beruf des Krankenpflegehelfers zu begeistern, ist es, den **menschlichen Wert** dieses Berufs hervorzuheben. Der Krankenpflegehelfer, insbesondere in der Intensivpflege, spielt eine zentrale Rolle im Leben der Patienten, oft in kritischen Momenten. Er leistet nicht nur körperliche Pflege, sondern auch wesentliche moralische und emotionale Unterstützung.

- **Direkte Auswirkungen auf die Patienten** : Der Beruf des Krankenpflegehelfers bietet die Chance, sich **direkt und unmittelbar auf** die Lebensqualität der Patienten auszuwirken. Junge Menschen sollten dazu ermutigt werden, dies als eine Quelle des Stolzes und der Befriedigung zu sehen. Für jemanden da zu sein, der eine schwierige Phase seines Lebens durchmacht, sei es Krankheit oder Genesung, ist eine **zutiefst menschliche** und bereichernde **Handlung**.

- **Ein Kontaktberuf**: Für diejenigen, die gerne **mit anderen Menschen zusammenarbeiten** und menschliche Beziehungen aufbauen möchten, bietet dieser Beruf viele Möglichkeiten, eine Beziehung zu Patienten und ihren Familien aufzubauen. Der Umgang mit Menschen steht im Mittelpunkt dieses Berufs, was oft einer der lohnendsten Aspekte ist.

2. Betonen Sie die erworbenen Fähigkeiten und das entwickelte Fachwissen

Obwohl das Bild des Krankenpflegehelfers oft mit praktischen und alltäglichen Aufgaben in Verbindung gebracht wird, ist es wichtig, jungen Menschen zu zeigen, dass dieser Beruf auch wertvolle **technische und klinische Fähigkeiten** entwickelt, insbesondere in der Intensivpflege, wo Fachwissen und Reaktionsfähigkeit von entscheidender Bedeutung sind.

- **Entwicklung technischer Kompetenzen**: In der Intensivpflege arbeiten Krankenpflegehelfer/innen in einem stark medizinisch geprägten Umfeld, wo sie spezifische **technische Kompetenzen** erwerben, die mit der Verwendung medizinischer Geräte, komplexer Pflege und der Überwachung kritischer Patienten zusammenhängen. Diese Fähigkeiten können ein **Sprungbrett für andere Spezialisierungen** oder Karriereentwicklungen sein, wie z. B. die Weiterbildung zum Krankenpfleger.

- **Klinische Beobachtung**: Jugendliche sollten verstehen, dass sie zwar nicht für die Verschreibung oder Verabreichung von Medikamenten verantwortlich sind, aber eine entscheidende Rolle bei der **klinischen Beobachtung** von Patienten spielen. Ihre Fähigkeit, subtile Veränderungen bei einem Patienten zu erkennen, seien es Verhaltensänderungen, Anzeichen von Schmerzen oder veränderte Lebenszeichen, ist eine Schlüsselqualifikation, insbesondere auf der Intensivstation.

3. Förderung des beruflichen Aufstiegs und von Entwicklungsmöglichkeiten

Es ist von entscheidender Bedeutung, jungen Menschen zu zeigen, dass der Beruf des **Pflegehelfers** kein Selbstzweck ist, sondern eine **Tür zu vielen anderen Möglichkeiten** im Gesundheitsbereich darstellt. Die Laufbahn eines Krankenpflegehelfers kann sich durch Weiterbildung weiterentwickeln, sodass junge Menschen sich weiterbilden und ehrgeizigere Karriereziele erreichen können.

- **Fortbildungen**: Zahlreiche **Fortbildungen** ermöglichen es Krankenpflegehelfern, sich zu spezialisierteren Positionen weiterzuentwickeln oder neue Kompetenzen zu erwerben, z. B. in der Betreuung älterer Menschen, in der Schmerzbehandlung oder in der funktionellen Rehabilitation. Diese Spezialisierungen ermöglichen es nicht nur, sich in einem bestimmten Bereich weiterzubilden, sondern auch, **seinen** beruflichen **Werdegang zu diversifizieren**.

- **Entwicklung zu anderen Berufen** : Krankenpflegehelfer/in zu sein kann auch ein **Sprungbrett zu einem Beruf als Krankenpfleger/in**, Gesundheitsmanager/in oder auch zu einer Tätigkeit als Ausbilder/in sein. Immer mehr Krankenpflegehelfer entscheiden sich für eine berufliche Weiterentwicklung, indem sie erneut ein Studium aufnehmen, um Krankenpfleger zu werden, oder indem sie an beschleunigten Ausbildungsprogrammen teilnehmen.

4. Die Dimension der Teamarbeit und der Gruppenzugehörigkeit aufwerten

Die Arbeit als in/Pflegehelfer in der Intensivpflege ist Teil einer **multidisziplinären Zusammenarbeit**, bei der man mit Krankenpflegern, Ärzten, Physiotherapeuten und vielen anderen Berufsgruppen zusammenarbeitet. Für die jüngere Generation, die die **Zusammenarbeit** immer mehr schätzt, ist es wichtig, den **Teamaspekt** dieses Berufs hervorzuheben.

- **Teil eines Pflegeteams** sein : Junge Menschen sollten darauf aufmerksam gemacht werden, dass die Pflegekraft ein integraler Bestandteil des **Pflegeteams** ist und einen aktiven Beitrag zur Patientenversorgung leistet. Diese **Solidarität** unter den Angehörigen der Gesundheitsberufe ist ein motivierender Faktor für diejenigen, die Teamarbeit und Zusammenarbeit mögen.

- **Geteilte Verantwortung** : Auf der Intensivstation hat jedes Teammitglied eine entscheidende Rolle. Als Krankenpflegehelfer in diesem Umfeld zu arbeiten, führt **zur Entwicklung eines starken Verantwortungsbewusstseins**, da jeder Handgriff für das Überleben und das Wohlbefinden des Patienten zählt. Dieses Konzept der gemeinsamen Verantwortung trägt **zur beruflichen Entfaltung** bei, da es der täglichen Arbeit einen tieferen Sinn verleiht.

5. Zeigen, dass es ein Beruf ist, in dem man einen Unterschied macht

Viele junge Menschen suchen nach einem Beruf, der einen **positiven Einfluss auf die Gesellschaft** hat. Als Krankenpflegehelfer steht man im Zentrum des Gesundheitssystems und trägt direkt dazu bei, das Leben anderer Menschen zu verbessern, oft in den kritischsten Momenten ihres Lebens.

- **Im Leben anderer einen Unterschied machen**: Jeden Tag trägt ein/e Intensivpflegehelfer/in dazu bei, Leiden zu lindern, die Genesung zu begleiten oder ein würdiges Lebensende zu ermöglichen. Dieser **konkrete Einfluss** auf die Patienten ist einer der befriedigendsten Aspekte des Berufs. Junge Menschen müssen verstehen, dass sie durch die Wahl dieses Berufswegs einen **echten Unterschied** im Leben anderer Menschen machen können, und diese persönliche Befriedigung ist unbezahlbar.

- **Inspirierende Erfahrungsberichte** : Erfahrungsberichte von erfahrenen Pflegehelfern zu teilen, die von ihren Erfahrungen, ihrem Werdegang und den erfüllenden Momenten, die sie erlebt haben, berichten, kann für junge Menschen, die erwägen, diesen Beruf zu ergreifen, sehr motivierend sein. Erzählungen darüber, wie sie einem Patienten bei der Überwindung einer Krankheit geholfen oder Trost am Lebensende gespendet haben, können neue Berufe inspirieren.

6. Praktika und Einblicke in die Berufsrealität anbieten

Die jüngere Generation schätzt es oft, **einen Beruf ausprobieren** zu können, **bevor sie sich voll engagiert**. Das Angebot von **Praktika** oder **Einsätzen** in Krankenhausabteilungen, insbesondere in der Intensivpflege, ist eine hervorragende Möglichkeit, ihnen einen Einblick in die Realität des Pflegeberufs zu ermöglichen.

- **Praktische Erfahrung**: Praktika ermöglichen es jungen Menschen, aus nächster Nähe zu sehen, was es bedeutet, auf einer Intensivstation zu arbeiten, die Herausforderungen und Belohnungen des Alltags zu verstehen und sich eine Vorstellung von dieser Karriere zu machen. Praktische Erfahrungen können oft überzeugender sein als theoretische Erklärungen.

- **Begleitung durch Mentoren**: Zusätzlich zu den Praktika können die Jugendlichen von erfahrenen Pflegekräften **als Mentoren** betreut werden, die sie anleiten, ihre Fragen beantworten und ihre Leidenschaft für den Beruf teilen können.

- Perspektiven für die zukünftige Entwicklung des Berufs eröffnen.

Der Beruf des Pflegehelfers ist zwar in grundlegenden und humanen Praktiken verankert, befindet sich jedoch in einem ständigen Wandel. Die **Zukunftsaussichten** für diesen Beruf werden von mehreren Faktoren geformt: den sich ändernden Bedürfnissen der öffentlichen Gesundheit, dem technologischen Fortschritt, der steigenden Nachfrage nach personalisierter Pflege und der Notwendigkeit, die Unterstützung für Pflegeteams zu verstärken. Im Folgenden werden einige Entwicklungsmöglichkeiten für den Beruf des Pflegehelfers vorgestellt, die nicht nur die Qualität der Pflege verbessern könnten, sondern den Pflegehelfern auch **neue Möglichkeiten zur beruflichen Weiterentwicklung** bieten.

1. Kompetenzaufbau und Spezialisierung

Eine der wichtigsten Entwicklungslinien des Pflegeassistentenberufs ist die **Stärkung der Kompetenzen** und die **Spezialisierung** in bestimmten Bereichen der Pflege, um den immer komplexeren Bedürfnissen der Patienten gerecht zu werden.

Entwicklung fortgeschrittener Fähigkeiten

Die Entwicklung des Gesundheitswesens mit gebrechlicheren und häufig polypathologischen Patienten erfordert Pflegehilfskräfte, die in der Lage sind, **fortgeschrittene Fähigkeiten** zu erwerben und anzuwenden. Es könnten dedizierte Ausbildungsprogramme entstehen, in denen sich Pflegehilfskräfte auf bestimmte Bereiche spezialisieren können, z. B. :

- **Palliativmedizinische Versorgung** : Die Betreuung von Patienten am Lebensende erfordert eine besondere

Aufmerksamkeit für die emotionalen und körperlichen Aspekte der Pflege. Eine Spezialisierung auf Palliativpflege würde es Krankenpflegehelfern ermöglichen, ein verstärktes Fachwissen in die Betreuung dieser Patienten einzubringen.
- **Geriatrie**: Da die Bevölkerung immer älter wird, werden auf Geriatrie spezialisierte Pflegehilfskräfte eine zentrale Rolle bei der Betreuung von älteren, mehrfach behinderten oder chronisch kranken Patienten spielen.
- **Intensivpflege und Wiederbelebung**: Pflegehilfskräfte in der Intensivpflege könnten sich stärker in Technologien zur Überwachung kritischer Patienten sowie in komplexer technischer Pflege schulen lassen, um ihre Rolle in multidisziplinären Teams zu stärken.

Zertifizierung und Anerkennung von Spezialisierungen

Diese Spezialisierungen könnten **durch** offizielle **Zertifizierungen anerkannt** werden, wodurch Pflegehilfskräfte zusätzliche Qualifikationen erwerben könnten. Diese offizielle Anerkennung in Form von Diplomen oder Weiterbildungen würde den Pflegehelfern einen **Rahmen für ihre berufliche Entwicklung** bieten und ihre Rolle innerhalb der Pflegeteams stärken.

2. Integration neuer Technologien

Gesundheitstechnologien spielen eine immer wichtigere Rolle im Krankenhausumfeld, und auch die Pflegekräfte werden bei diesem Wandel nicht zurückstehen. Die Integration neuer Technologien bietet verschiedene Möglichkeiten, den Beruf des Pflegehelfers zu bereichern und gleichzeitig die Qualität der Pflege zu verbessern.

Einsatz intelligenter medizinischer Geräte

Die **Verbreitung von künstlicher Intelligenz** und vernetzten medizinischen Geräten, wie Sensoren zur Überwachung von

Vitalzeichen oder vorausschauende Alarmsysteme, eröffnet neue Möglichkeiten für Pflegekräfte. In der Intensivpflege können diese Technologien die Pflegeteams auf subtile Veränderungen im Zustand des Patienten aufmerksam machen, bevor dieser kritisch wird.

Pflegekräfte könnten im Umgang mit diesen Technologien geschult werden, nicht nur, um die **Überwachung** der Patienten zu verbessern, sondern auch, um besser mit Pflegekräften und Ärzten zusammenzuarbeiten, indem sie **genaue und aktuelle Daten** über den Zustand der Patienten liefern.

Robotisierung und Unterstützung

Die **Robotisierung** und der Einsatz von Hilfsmitteln wie Exoskeletten zur Unterstützung der Mobilisierung von Patienten oder Soft-Robotik zur Unterstützung bei der Körperpflege oder Hygiene könnte die körperliche Belastung von Pflegekräften verringern. Dies würde das Pflegepersonal bei den körperlich anstrengendsten Aufgaben entlasten, das Risiko von Muskel- und Skelettverletzungen verringern und gleichzeitig eine ergonomischere Patientenversorgung gewährleisten.

Digitalisierung der Pflege und Telemedizin

Pflegehilfskräfte könnten auch eine Schlüsselrolle bei der Überwachung von Patienten über **Telemonitoring-Tools** oder spezielle **mobile** Gesundheitsanwendungen spielen. Die Verwaltung **digitaler Patientenakten** und die Nutzung sicherer Kommunikationsplattformen würde es Pflegekräften ermöglichen, sich aktiver in den digitalisierten Behandlungspfad einzubringen.

3. Entwicklung zu mehr Verantwortung

Mit der Entwicklung der Gesundheitssysteme und der zunehmenden Komplexität der Pflege könnte sich die Rolle der Pflegeassistenten erweitern und mehr Verantwortung in bestimmten Bereichen umfassen, z. B. bei der **Koordinierung der Pflege** oder der **Betreuung chronischer Patienten**.

Delegation von Aufgaben durch Krankenschwestern

In einigen Gesundheitseinrichtungen könnten Pflegeassistenten Aufgaben übertragen werden, die heute den Krankenpflegern vorbehalten sind, sofern sie eine **spezielle Ausbildung** erhalten. Beispielsweise könnten einfache technische Handlungen wie das Messen der Vitalwerte oder die Unterstützung bei technisch anspruchsvolleren Pflegemaßnahmen verstärkt an Pflegehilfskräfte übertragen werden, um eine bessere Arbeitsteilung innerhalb der Pflegeteams zu ermöglichen.

Übernahme der Kosten für häusliche Pflege

Mit dem Ausbau der häuslichen Pflege für ältere und chronisch kranke Menschen könnten Pflegekräfte eine immer wichtigere Rolle bei der **Koordinierung der häuslichen Pflege** in Zusammenarbeit mit den medizinischen Teams spielen. Sie könnten eine **kontinuierliche Überwachung der Patienten** außerhalb des Krankenhauses sicherstellen und dabei auf die ordnungsgemäße Durchführung der Pflege, die Einhaltung der Behandlung und die Beobachtung der Entwicklung des Zustands des Patienten achten.

4. Anerkennung und Aufwertung des Berufs

Eine der zukünftigen Erwartungen von Pflegekräften ist eine bessere **berufliche Anerkennung** und eine **Aufwertung** ihres Berufs. Die entscheidende Rolle, die sie in der Pflegekette spielen, erfordert eine Anerkennung, die über mehrere Achsen erfolgt.

Verbesserung der Arbeitsbedingungen

Der Beruf des Pflegehelfers, insbesondere in der Intensivpflege, kann körperlich und emotional anstrengend sein. Daher ist es von entscheidender Bedeutung, dass künftige Entwicklungen des Berufs eine Verbesserung der **Arbeitsbedingungen** beinhalten, mit einem besseren Gleichgewicht zwischen körperlicher und geistiger Belastung und geeigneten Instrumenten zur Vermeidung von Burnout (Ausbrennen).

Aufwertung von Gehalt und Status

Ein weiterer Aspekt der Anerkennung besteht in der **Aufwertung des Gehalts**. Pflegehilfskräfte sollten eine Vergütung erhalten, die ihrer Verantwortung und der Komplexität der von ihnen geleisteten Pflege entspricht, insbesondere wenn sie sich auf technische oder heikle Bereiche wie Intensivpflege, Notfälle oder Geriatrie spezialisieren.

Förderung des Berufsbildes

Schließlich muss sich das Image des Berufs des Pflegehelfers weiterentwickeln, um die Realität dieses Berufs besser widerzuspiegeln: ein anspruchsvoller, aber befriedigender Beruf, der **technische Fähigkeiten** und ein großes **Einfühlungsvermögen** erfordert. Kommunikations- und Sensibilisierungskampagnen für die breite Öffentlichkeit und die jüngere Generation könnten dieses positive Image des Berufs fördern und neue Berufe anziehen.

5. Integration einer stärkeren ethischen und relationalen Dimension

Da sich der Beruf weiterentwickelt, ist es wahrscheinlich, dass Pflegeassistenten eine noch stärkere Rolle bei der **ethischen Begleitung** und der **menschlichen Beziehung** zu den Patienten zugewiesen wird.

Begleitung am Lebensende

Pflegehilfskräfte, die bereits im Mittelpunkt der Patientenbetreuung stehen, könnten noch besser ausgebildet und in **ethische Entscheidungen** über das Lebensende einbezogen werden, insbesondere im Rahmen der Palliativmedizin. Durch ihre Nähe zu den Patienten können sie eine Schlüsselrolle bei der **emotionalen Begleitung** spielen und die Kommunikation mit der Familie erleichtern.

Ausbildung in Kommunikation und Hilfebeziehung

Die Beziehungsfähigkeit von Pflegekräften wird noch wichtiger werden, wenn sich der Beruf weiterentwickelt. Eine verstärkte Ausbildung in **Kommunikation** und **helfenden Beziehungen** könnte in die Curricula aufgenommen werden, sodass Pflegehilfskräfte die Patienten noch individueller und menschlicher betreuen können.

www.ingramcontent.com/pod-product-compliance
Lightning Source LLC
Chambersburg PA
CBHW052141220526
45471CB00004B/1471